全国普通高等院校生物医学工程规划教材

生物医学工程技术

主　编　顾月清　吴小玲

副主编　常　津　钱志余　苏绚涛　邓大伟

编　委　（按姓氏笔画排序）

王　伟（南京医科大学）　　　　王　鹏（中国药科大学）

王汉杰（天津大学）　　　　　　邓大伟（中国药科大学）

苏绚涛（山东大学）　　　　　　杨雅敏（南京航空航天大学）

李斯文（中国药科大学）　　　　吴小玲（南京医科大学）

陈海燕（中国药科大学）　　　　周宇轩（南京医科大学）

项荣武（沈阳药科大学）　　　　胡　克（南京医科大学）

顾月清（中国药科大学）　　　　钱志余（南京航空航天大学）

黄凤玲（南京航空航天大学）　　菅喜岐（天津医科大学）

常　津（天津大学）　　　　　　崔　勇（沈阳药科大学）

中国医药科技出版社

内 容 提 要

本书是全国普通高等院校生物医学工程规划教材，根据生物医学工程技术教学大纲基本要求和课程特点编写而成，内容上涵盖生物医学工程技术简介、生物医学传感技术、医学影像技术、显微成像技术、分子及细胞分析技术、纳米生物技术、生物芯片技术、生物医药三维打印技术和深度学习技术，突出了现代前沿技术在生命科学研究邻域中的广泛应用。本书可作为医药相关专业，如生物工程、制药工程、生物医学工程等专业的核心课程教材，也可以作为医学、药学和生命科学相关专业的基础课教材。适用于相关专业大专生、本科生、研究生学习使用，也可以作为从事相关领域的工程技术人员的参考用书。

图书在版编目（CIP）数据

生物医学工程技术/顾月清，吴小玲主编 . —北京：中国医药科技出版社，2017.6
全国普通高等院校生物医学工程规划教材
ISBN 978 - 7 - 5067 - 9377 - 3

Ⅰ.①生… Ⅱ.①顾… ②吴… Ⅲ.①生物工程 – 医学工程 – 医学院校 – 教材
Ⅳ.①R318

中国版本图书馆 CIP 数据核字（2017）第 139290 号

美术编辑 陈君杞
版式设计 张 璐

出版 中国医药科技出版社
地址 北京市海淀区文慧园北路甲 22 号
邮编 100082
电话 发行：010 - 62227427 邮购：010 - 62236938
网址 www. cmstp. com
规格 787×1092mm $^1/_{16}$
印张 17 $^3/_4$
字数 364 千字
版次 2017 年 6 月第 1 版
印次 2024 年 1 月第 3 次印刷
印刷 北京印刷集团有限责任公司
经销 全国各地新华书店
书号 ISBN 978 - 7 - 5067 - 9377 - 3
定价 **42.00 元**

前　言

　　生物医学工程是一门高度交叉的新兴学科，其主要特点是将工程学方法如电子学、化学、光学、机械工程学等应用于生物医药领域，从而理解、修复或改进、甚至控制生物系统，达到疾病防治，提高医疗水平的目的。

　　第二次世界大战后，人类科学技术的飞速发展及战争带来的医疗需求极大地推动了工程技术在医学领域的应用。电子技术、影像技术的发展和运用使得人们可以更好地在宏观尺度认识生物的结构和运行机理。2003 年以来随着人类基因组计划的完成，生物医学工程的焦点逐渐从单一的宏观组织器官水平转变为微观的细胞、分子水平，人类可以从多尺度认识自身，改变未来。在这样的时代背景下，生命科学的发展需要通过不断地革新生物医学工程技术从而获得理论和实践上的突破。

　　本教材根据生物医学工程技术教学大纲基本要求和课程特点编写而成，内容上涵盖生物医学工程技术简介、生物医学传感技术、医学影像技术、显微成像技术、分子及细胞分析技术、纳米生物技术、生物芯片技术、生物医药三维打印技术和深度学习技术。突出了现代前沿技术在生命科学研究领域中的广泛应用。

　　全书分为九章。第一章系统地对生物医学工程的定义、研究范围、发展历史和发展前沿进行了介绍。第二章中介绍的生物传感器是所有生物医学工程技术获取生物信息的"窗口"，根据获取生物信号的类型不同，将生物医学传感技术分别从电化学传感、力学传感和光学传感三方面进行介绍。第三章系统地讲解了常见的医学影像技术，主要介绍了 X – CT 成像技术、超声成像技术、磁共振成像技术、核素成像技术和光学成像技术。第四章介绍了常见的显微成像技术，包括光学显微技术、电子显微技术和原子力显微技术三部分。第五章介绍了细胞分析技术，主要包括荧光标记技术、流式细胞分析技术、细胞酶标技术和分子间相互作用力检测技术。第六章纳米生物技术是国际生物技术领域的前沿和热点问题，在医药卫生领域有着广泛的应用和明确的产业化前景，从纳米生物材料、纳米生物检测技术和纳米药物递送技术三个角度对纳米生物技术进行探讨。第七章中介绍的生物芯片技术可以实现对细胞、蛋白质、基因及其他生物组分的准确、快速、高通量的检测，对生物芯片技术中的基因芯片、蛋白质芯片和微流控技术也进行了介绍。第八章介绍了近年来新兴的三维打印技术在生物医药领域的应用，由于三维打印具有精度高、适用于复杂形状的个性化定制的特点，可以满足生物医药行业的个性化、精准化需求，势必将广泛地应用于人工假体、组织工程、制药工程等领域。第九章介绍了深度学习技术及其应用实例。

　　本书编写目的是使读者了解最新的生物医学工程技术，书中的内容大多浅显易懂，适用于不同专业背景的读者群，编者通过结合自身专业领域的研究工作并查阅大量文献，介绍了现代生物医学工程技术的基本原理、应用以及发展前沿。本书可作为医药相关专业，如生物工程、制药工程、生物医学工程等专业的核心课程教材，也可以作为医学、药学和生命科学相关专业的基础课教材。适用于高等院校相关专业师生学习使用，也可以作为从事相关领域的工程技术人员的参考用书。

　　由于生物医学工程涉及的学科范围广泛，我们希望本书可以从多方面提供最新的生物医学工程技术信息，扩展相关领域读者的视野。虽然已经经过多次审读，难免存在不当之处，恳请批评指正。最后对所有参与本书编写的作者表示衷心的感谢。

编　者

2017 年 2 月

目 录

第三章　医学影像技术 / 36
Chapter 3　Medical Imaging Technology / 36

第四章　显微成像技术 / 83
Chapter 4　Microscopic Imaging Techniques / 83

第五章　分子及细胞分析技术 / 109
Chapter 5　Molecule and Cell Analysis Technology / 109

第六章　纳米生物技术 / 152
Chapter 6　Nanobiotechnology / 152

第七章　生物芯片技术／190
Chapter 7　Biochip Technology／190

第八章　生物医药三维打印技术／221

Chapter 8　Three Dimensional Printing Technology in Biomedical Engineering／221

第九章　深度学习技术概述 / 251
Chapter 9　Overview of Deep Learning Technology / 251

第一章 生物医学工程技术简介

Chapter 1　Introduction of Biomedical Engineering Technology

摘要（Abstract）

随着科学技术的迅猛发展及人类健康需求的不断提高，生物医学工程已经渗透到生命科学的各个领域，从分子、细胞、组织、器官、人体系统等不同层次研究人类的生命活动及疾病的发生发展，已逐渐成为生命科学的重要支柱。针对生命活动各领域的研究，各种新技术、新方法、新仪器不断涌现，使对人类生命活动的认识更全面、更准确，也促进了生物医学工程学的快速发展。本章简单介绍了生物医学工程学的定义和内涵，回顾了生物医学工程学的发展历程，阐明了生物医学工程技术的研究范围及当今研究前沿，充分展现了生物医学工程技术在生命科学各领域的实际应用及广阔的发展前景。

With the development of science and technology and the increase demand on human health, biomedical engineering（BME）has gradually infiltrated into every field of life science and is becoming one of the most important pillars. It seeks to investigate the life activities, the occurrence and development of diseases from cellular level, tissue, organs to body system. The emergences of novel technologies, approaches or instruments facilitate the rapid development of biomedical engineering, rendering more complete and accurate understanding of life activities. This chapter will briefly introduce the definition and connotation of biomedical engineering. After a simple review of the development history, it will describe the study scope and the prominent frontiers of the subject. At last, the development trend of the subject will be presented, fully showing the significance and broad prospects of Biomedical Engineering.

学习目标

了解 生物医学工程学的定义、研究范畴；生物医学工程相关技术的研究现状及研究前沿。

生物医学工程学（Biomedical Engineering，BME）诞生于20世纪50年代，由美国电气和电子工程师协会（Institute of Electronic and Electrical Engineering，IEEE）提出。生物医学工程的起源和发展与社会的科技进步、经济发展等密切相关。特别是20世纪80年代以来，随着物质文明的快速发展，人们的生活环境、工作节奏发生了重大变化，人类对自身健康的关注与需求不断增加，加上计算机科学、信息科学、电子科学等高新技术的飞速发展，生物医学工程逐渐发展壮大并深入到生命科学、临床医学的各个领域。究竟什么叫生物医学工程学？它的研究范围是什么？生物医学工程技术的发展现状和趋势又有什么样的特点？

第一节　生物医学工程学概述
Section 1　What is Biomedical Engineering

生物医学工程的概念最早源于赫姆霍兹（Helmholtz Hermannvon，1821－1894），他提出"工程学将推动生物学和医学的发展，尤其是通过用于测量和成像的仪器"，预言了生物学、医学与工程学必将紧密结合而推动生命科学的发展。20 世纪 50 年代，美国电气和电子工程师协会正式提出"生物医学工程"一词，并初步定义为"应用工程学的原理和技术解决生物学和医学问题"。随着医学影像技术、生物医用材料及人工器官、医学电子仪器等的快速发展，生物医学工程突破了技术范畴，开始形成一门独立的学科。其核心内涵为"将工程学的原理和方法与生命科学的原理和方法相结合，研究生命运动的规律，维护人类健康"。

生物医学工程学是以对人的生命运动认识为核心的多学科交叉融合，是研究生物学、医学、行为科学与人类健康的一门典型交叉性学科。它综合了生物学、医学与工程学的理论和方法，并应用力学、物理学、化学、数学等基础学科及电子学、光学、材料学、计算机科学、信息科学等工程技术学科的原理与方法，来研究生命体构造、功能、状态和变化，是多种工程技术学科向生命科学渗透和相互交叉的结果，并已成为生命科学的重要支柱。生物医学工程学科的目标是进行从分子、细胞、组织、器官到整个人类系多层次上的基础和应用研究，形成和完善新的知识体系，致力于生物学、材料科学、过程控制、组织/器官移植、医学仪器科学和信息学中相关的创新性研究，服务于疾病的预防、诊断、治疗、康复，提高人类健康水平及生存质量。

自 20 世纪以来，介入治疗技术、影像诊断技术、人工组织器官技术等检测治疗技术快速发展，为许多疾病的诊断和治疗提供了新的途径和方法。X 射线计算机断层扫描（X－CT）、磁共振成像（MRI）、人工心脏瓣膜、人工肾、功能性假体等生物医学工程技术产物在医疗疾病的检测和治疗中起到了非常重要的作用。近年来，基因芯片、显微成像技术等的高速发展，使对人体生理变化与疾病形成过程的微观研究达到一个前所未有的水平，促进了精准医疗及预防医学的发展，必将极大地提高人类的生存质量。因此，生物医学工程深刻地改变了生命科学和医学本身，而且预示着生命科学和医学变革的方向。可以说，没有生物医学工程的发展就没有生命科学和临床医学的明天。

生物医学工程学的根本任务在于应用各种工程技术手段，建立适当的方法和装置，以最有效的途径，人为地调控这种变化，为疾病的预防、诊断、治疗和康复等提供新的理论和方法。生物医学工程的研究范围涉及生物力学、生物材料与组织工程、生物传感、医学成像及信号处理等诸多内容。例如，人工心脏起搏器是典型的生物医学工程产物，用于治疗某些心律失常（如严重心跳过慢、心脏收缩无力、心搏骤停等）所致的心脏功能障碍。人工心脏起搏器的设计及制作、质量控制、监测及信号分析等涉及一系列的工程问题及医学基本知识。其基本过程包括：

（1）了解心脏起搏器的工作原理（通过发放一定形式的电脉冲，刺激心脏，使之激动和收缩，即模拟正常心脏的冲动形成和传导）。

（2）解决心脏起搏器的材料问题（埋藏式心脏起搏器要求具备小、轻、薄、寿命长、多功能、生物兼容性好等特点）。

（3）了解心脏起搏器产生的生理效应及可能的不良反应。

（4）了解起搏器安装后的注意事项（避免心脏起搏器内精密的电子部件受到周围环境电磁辐射的干扰）。

（5）建立信号采集、监测及分析方法，评估心脏起搏器的可靠性及使用的安全性。

医药领域涉及的生物医学工程学的主要内容包括四个方面。

1. 生物力学（Biological Mechanics）及流变学

生物力学利用力学的基本原理，结合生理学、医学和生物学来研究人体的功能、生长、消亡及运动的规律，主要涉及骨力学、器官力学、软组织力学、呼吸力学、血液流变学、心血管流体力学、微循环力学、细胞力学等研究领域。生物流变学是研究血液、淋巴液等体液的宏观流动性质，包括血液的流动性、黏滞性、变形性及凝固性等，以及血液与血管、心脏之间相互作用，血细胞流动及变形、生物化学成分等等。了解这些变化的病理生理意义，以利于疾病的诊断、治疗和预防。自20世纪90年代以来，生物力学研究也逐渐深入到细胞分子层次，形成了新的学科分支领域——力学生物学，探讨力学环境（刺激）对生物体健康、疾病或损伤的影响，研究生物体的力学信号感受和响应机制，阐明机体的力学过程与生物学过程如生长、重建、适应性变化和修复等之间的相互关系，从而发展有诊断意义或有疗效的新技术，促进生物医学基础与临床研究的发展。

2. 生物材料学（Biomaterials）与组织工程

生物材料学是近年来快速发展的新兴学科，是材料学、生命科学、医学、工程学的交叉融合。生物材料广泛应用于临床医学、药物传输、生物技术等领域，实现组织或器官的修复、理疗、康复、诊断、治疗等，且对正常组织、器官和系统不致产生不良影响的功能材料。

现代生物材料的发展主要经历三个阶段：①19世纪50年代至80年代的生物惰性材料阶段。生物惰性材料是指一类生理环境组成与性质稳定，基本不发生化学或物理性质变化的生物材料。主要包括惰性高分子、金属合金材料、无机非金属材料和有机高分子材料等，开发出人工瓣膜、人工血管、人工心脏、人工角膜和人工晶体等产品。②19世纪80至90年代的生物活性材料阶段，将生物惰性材料活性化，在不破坏原有材料性能的基础上，通过表面改性设计使材料在使用过程中与组织亲和性好，不产生炎症反应、凝血、畸变，甚至癌变等不良反应。例如，在生物惰性材料表面引入活性药物如肝素、前列腺素、尿激酶等，材料在使用过程中表面能维持一定量的抗凝血活性药物。表面修饰特异性配体的生物材料在药物靶向递送中具有广阔的发展前景。

③20世纪以来的组织/器官再生用生物材料阶段。此类材料是指通过在分子水平上刺激细胞增殖和分化，或调节特定蛋白质合成与基因表达，从而促进机体自愈或组织再生的生物材料。已开发出许多含生长因子或特定药物的复合生物材料，实现体内器官修复或组织再生。

3. 生物医学传感器及生物信息处理

生物医学传感器具有获取各种响应相关生物信息及其变化、并将其转换成易于测量处理的电信号的装置，是生物医学信号检测的关键技术，在生命科学的基础研究及应用领域中有着广泛的应用。如人体常规生化参数（血压、血糖、血脂等）的检测，心电、脑电、肌电等电生理参数的检测等，为疾病的诊断和治疗提供临床检验数据。生物信息处理能够把所关注的信号从具有干扰的检测数据中选择性提取并呈现，并与人体生理、病理状态相关联。各种医学成像及图像处理技术从细胞、组织、器官、人体等不同层次，研究生理、病理条件下机体的动态变化，深入地了解疾病的发生发展过程，为疾病的诊断、治疗提供可视化的信息。

4. 生物系统的建模与仿真（Modeling of Bio - system）

生物系统建模与仿真是为了研究、分析生理系统而建立的一个与真实系统具有某种相似性的模型，然后利用这一模型对生理系统进行一系列实验。它涉及生物的各个领域，包括人体生理系统，生化、酶、蛋白质及分子生物学所研究的各个系统，将数学、物理和新兴计算机技术（如云计算、人工智能、深度学习等）融合应用到对生物体细胞、组织器官和整体系统层次进行研究，通过建模和仿真方法，分析和预测生物机体在不同条件下的不同状态和相关运行机制，对人体的生理、病理机制以及诊断、治疗、防护进行研究。例如药物代谢动力学研究中的房室模型，就是根据药物在不同组织器官的转运速率差异而建立的，便于研究药物在体内的吸收、分布、代谢、排泄等特性。

生物医学工程是一个快速发展的交叉学科，随着各种技术的不断交叉融合，新技术和新方法不断涌现，生物医学工程的研究对象和内容将不断拓宽及深化，将推动人类健康事业的发展。

第二节　生物医学工程技术发展史
Section 2　Development of Biomedical Engineering

生物医学工程技术的起源远早于生物医学工程学的建立，可以追溯到1895年伦琴（Röntgen）首次发现X射线。X射线穿透人体组织，诞生了人类第一张医学影像图片。随着钡盐等X射线无法穿透物质的发现，X射线机可以将人体所有器官可视化，极大地推动了临床医学的发展。同时期，爱因托芬（Einthoven）在1903年发明了第一台心电图机，用于测量心跳过程中的电流变化，开启了心血管医学和电测量技术的新时代。先进的科技同时还促进了复杂的外科手术的发展，1927年德林克（Drinker）发明了呼吸机，主要用于挽救脊髓灰质炎病人的生命。1939年创建了心肺搭桥术，用于改善心肌血液的供应，进而达到缓解心绞痛症状等功能。20世纪40年代心导管和心血管造影术快速发展，心血管研究进入了一个新时代。1926 年德国物理学家布施（Busch）发明了电子显微镜，并于 20 世纪 50 年代应用于医学领域，使人们能够观察到纳米级的微小个体，研究细胞的超微结构。第二次世界大战极大地刺激了科学技术的发展，其间出现的先进技术，促进了通信、自动化技术、生化、超声等领域的快速发展，带来了新的临床医学的进步。1948 年科学家发明了超声诊断仪，1958 年发明了可植入式心脏起搏器。20 世纪 50 年代第一例肾移植手术获得成功，生物医学材料和人工器官开始投入研制与使用，人工关节、人工心脏起搏器、人工心脏、人工肝、人工肺等在临床都得到应用，使千千万万的患者恢复了健康。

自 20 世纪 70 年代起，计算机技术的飞速发展促进了医学成像技术的发展。1963 年，美国物理学家科马克（Cormack）将图像重建数学理论应用于放射医学的研究。1972 年，英国工程豪恩斯菲尔德（Hounsfield）在美国科学家科马克研究的基础上发明了 X 射线计算机断层扫描仪（Computed Tomography，CT）。因此，豪恩斯费尔德和马克于 1979 年获得诺贝尔生理学和医学奖。1965 年，国际生物医学工程联合会（International Federation for Medical and Biological Engineering，IFMBE）成立。1973 年，美国科学家劳特布尔（Lauterbur）和英国科学家曼斯菲尔德（Mansfield）研制出临床实用的磁共振成像仪（Magnetic Resonance Imaging，MRI）。同期还成功开发了高频电刀、激光刀、X 射线刀和超声刀等医疗器械。20 世纪 80 年代随着生物医学工程的发展，高精度计算机化影像诊查仪器、数字减影血管造影、射频消融技术以及高分子新材料制备的介入技术使用的各种导管相继问世，使介入性诊疗技术发生了飞速进步，临床应用范围也不断扩大。20 世纪末，先后开发了单光子发射型计算机断层（Single Photon Emission Computed Tomography，SPECT or ECT）、正电子发射型断层（Positron Emission Tomography，PET）、电阻抗断层（Electronical Impedance Tomography，EIT），以及 PET 与 X – CT 联用设备，形成了完整的核医学成像技术体系。

20 世纪 90 年代以来，生物医学工程的研究已从器官水平发展到细胞分子水平。基因自动测序、PCR 技术、基因重组技术、蛋白质的分离纯化技术、抗体标记技术、流式细胞分析技术在不断完善和发展，使人们可以在分子水平上对基因进行分离、切割、重组和转移，并借此促进基因诊断、基因治疗和基因预防，是医学发展的未来方向。

综上可见，20 世纪以来的生物医学工程技术的快速发展，显著提高了医学诊断和治疗水平，有力地推动着医学科学向精准医学的发展步伐。

我国的生物医学工程起步于 20 世纪 70 年代，中国医学科学院、中国协和医科大学原校长、我国著名的医学家黄家驷院士是我国生物医学工程学科最早的倡导者。1977 年原中国协和医科大学创建生物医学工程专业，中国于 1980 年正式成立"中国生物医学工程学会"，并于 1986 年加入国际生物医学工程联合会，有力地推进了我国生物医学工程的发展。目前，我国许多高校科研单位均设有生物医学工程机构，从事着生物医学的科研教学工作，为我国生物医学工程科学事业的发展发挥着重要作用。

第三节 生物医学工程技术发展现状及研究前沿

Section 3 Development and Advancement of Biomedical Engineering Technology

生物医学工程已经渗透到生命科学的各个领域，各种新技术、新方法、新仪器的不断涌现，使人们能够从分子、细胞、组织、器官、人体系统等不同层次研究人类的生命活动及疾病的发生发展，促进人类健康的发展。

一、生物医学工程技术的发展现状（Development of Biomedical Engineering Technology）

1. 生物医学信号的检测及生物医学仪器（Biomedical Instrument）

生物医学信号检测技术是生物医学工程学科研究中的一个先导技术，它与生物医学电子学、生物力学、生物材料与人工器官、生物物理化学、生物效应等研究直接相关，并支撑着这些领域的深入研究，其研究成果即是生物医学仪器的诞生。这些生物医学仪器又反过来为生物医学各领域的研究提供新技术、新方法，为人类疾病的诊断和治疗提供指导。不断提高及拓宽生物医学信号的检测类型、范围、检测灵敏度、准确性等是生物医学检测的永久热点。

从医学应用角度，可以将生物医学信号的检测及仪器分为以下几类：

（1）在体检测类（*in vivo* Detection Series）包含各种生物电检测技术及仪器（心电、脑电、肌电、胃电、诱发电位、细胞电位），非电量的信号检测技术及仪器（各种压力：血压、颅内压、膀胱压等，各种流量、流速、血液、气体，血氧饱和度等），各种成像设备（X线、CT、MRI、PET、超声、红外等），各种单科测量技术及仪器（例如光学内窥镜等）。

（2）体外检验类（*in vitro* Detection Series）包含流式细胞技术、各种显微成像技术（生物显微镜、电子显微镜、共聚焦显微镜）、血液分析仪、分光光度计、电泳仪、色谱仪、质谱仪等。近几年迅速发展的即时检验（Point of Care Testing，POCT）体外诊断（*in vitro* Diagnostic，IVD）技术，其核心要素在于检测某些特定的生理、病理或生化指标，满足临床治疗或家用监护所需的快速诊断需求，以快速、即时得到可信赖的诊断结果为最终目标。POCT未来的发展将转向为设备小型化、微型化、便携化，如生物传感器、微流控芯片、可穿戴设备等，检测场所由临床科室、社区、基层医疗单位逐渐转向家庭及个人。

（3）治疗类（Therapy Series）包含各种抢救设备（除颤仪、呼吸机、麻醉机），植入式治疗装备（心脏起搏器），各种介入式治疗设备（微波治疗仪、红外线治疗仪），各种体外治疗仪器、理疗仪器（电疗仪）等。

生物微系统技术集微生物传感器、微驱动器、微流体系统、微光学系统及微机械元件于一体，用于体内外疾病的诊断、器官功能的修复或替代，可实现生物医学诊断和治疗的快速化、自动化、高通量、微型化、智能化、仿生化。利用生物技术、微电子、微制作技术，实现对人体生命活动变化的观察与调控。

2. 医学成像与图像处理技术（Medical Imaging and Image Processing Technology）

现代医学成像系统若按其信息载体可分为以下几种基本类型：①X 线成像：测量经不同组织吸收后穿过人体的 X 线；②核医学成像：测量放射性药物在体内放射出的 γ 射线；③超声成像：测量体内各组织及界面对超声的反射波或透射波；④核磁共振成像：测量人体组织中同类元素原子核的核磁共振信号；⑤热、微波成像：测量体表的红外信号和体内的微波辐射信号；⑥光学成像：直接利用光学及电视技术，观察人体浅表部分器官的形态。近年来，分子影像技术迅猛崛起，在医学影像与分子细胞生物学发展基础上，运用影像学手段显示组织水平、细胞和亚细胞水平的特定分子，反映活体状态下分子水平的变化，并对其生物学行为在影像方面进行定性和定量的研究。例如在细胞水平检测病变组织内的炎性细胞浸润及细胞移植治疗中移植干细胞在活体内的迁移、分化情况；在分子水平通过标记与靶组织特异性识别的分子，动态观察疾病的发生、发展过程，同时检测多个生物事件，并对其进行时间和空间上的研究。在基因水平应用报告基因成像可间接反映目的基因的表达情况，成功实现了对基因治疗过程的活体监测。各种图像处理技术使影像系统的成像分辨率更高、更准确。

分子影像学包括的分子成像技术和分子探针技术，一直是颇受关注的热点领域。自 2002 年波士顿会议成立了"美国分子影像学学会"以来，分子影像技术在生物医药各领域得到了广泛的应用，以其可视化的优势促进了生命科学的快速发展。

3. 组织工程和干细胞技术

组织、器官损伤修复以及功能重建一直是医学和生物材料学研究的重大课题。其基本的思路是利用"组织工程三要素"，即生物支架材料、细胞、调控因子，在体外生物反应器中构建出人工组织，再移植到体内进行损伤组织的替代或修复。随着高分子材料、特殊金属材料等生物相容性材料在医学领域内的广泛应用，以及对组织损伤、修复、再生等生理活动认识的不断深入，组织工程修复策略逐步更新、拓展和完善，形成"体内组织工程"（in vivo Tissue Engineering）的概念，即"再生医学"（Regenerative Medicine）修复策略。与传统组织工程概念不同的是，再生医学的基本思路是借助于体内生理微环境，在生物支架材料、细胞或调控因子的作用下诱导组织的原位再生修复。从历史发展来看，组织损伤修复方法经历了从切除（Resection）-修补（Repair）-替代（Replace）-再生（Regeneration）的发展过程。再生是组织损伤修复的理想追求和终极目标。组织损伤再生修复材料是当前也是未来生物医用材料发展的重点领域，并有望开发出新一代智能化的生物医用活性材料，颠覆传统组织修复医疗技术。

当前最有希望突破的是骨、软骨、肌腱、角膜、神经等组织工程化制品及组织工程化人工肝和肾。优选支架材料并优化其制备工艺，干细胞和成体细胞的提取和体外传代、增殖、模拟生物环境的体外细胞培养，以及生长因子的提取及生物衍生材料免疫原性消除和防钙化技术等是其发展的关键核心技术。2007 年，美国科学家在《自然》杂志中刊载文章称，他们找到了一种在实验室培育内脏器官细胞的方法，可以将胚胎干细胞培育成为人体不同类型的内脏器官细胞。目前，英国科学家培植出了世界上第一个人造肝脏。预计未来 10 ~ 20 年内，组织工程产业将形成稳定的市场。

干细胞由于具有自我更新、多能分化等能力，被认为是组织工程和再生医学应用中最有前景的细胞来源，也是当今和未来组织工程研究最前沿、最热门的重点方向之一。干细胞移植治疗在肿瘤、退行性疾病、脊髓损伤等疾病治疗中显示出了积极的效果，被认为可能成为一种有效的疾病治疗手段。然而，目前临床上对干细胞治疗疾病的作用原理及潜在风险尚未完全理清，干细胞治疗技术还存在相当大的风险，相关临床研究和应用的国家审评和监管十分严格。因此，如何重建"干细胞微环境"调控外源或内源干细胞功能，实现组织再生修复，成为组织工程和再生医学研究当前和未来研究的重点。近年来，生物材料学家提出了"人工干细胞微环境"的创新思路，通过生物材料设计，而不是外加生长因子或活体细胞，递送物理、化学、生物调控信号指导干细胞的行为、命运和生物学功能，激活特定的干细胞响应达到诱导组织再生修复的目标。

4. 数字医疗技术（Digital Health）

数字医疗技术是把现代计算机技术、信息技术应用于整个医疗过程的一种新型的现代化医疗方式，是公共医疗的发展方向和管理目标。数字医疗设备的出现，大大丰富了医学信息的内涵和容量。从一维信息的可视化，如心电（ECG）和脑电（EEG）等重要的电生理信息；到二维信息，如 CT、MRI、彩超、数字 X 线机（DR）等医学影像信息；进而三维可视化，甚至可以获得四维信息，如实时动态显示的三维心脏。这些信息极大地丰富了医生的诊断技术，使医学进入了一个全新的可视化的信息时代。

数字化医院是现代医疗技术发展的新趋势，是医学信息工程技术成果实际应用的重要领域。数字化医院系统有助于医院实现资源整合、流程优化，降低运行成本，提高服务质量、工作效率和管理水平。互联网的广泛应用则推动了远程会诊、网络预约等医疗服务模式的兴起。远程医疗是指使用远程通信技术、全息影像技术、新电子技术和计算机多媒体技术，发挥大型医学中心医疗技术和设备优势，对医疗卫生条件较差的特殊环境提供远距离医学信息和服务。它包括远程诊断、远程会诊及护理、远程教育、远程医疗信息服务等所有医学活动。目前，远程医疗技术已经从最初的电视监护、电话远程诊断发展到利用高速网络进行数字、图像、语音的综合传输，并且实现了实时的语音和高清晰图像的交流，为现代医学的应用提供了更广阔的发展空间。根据 HIMSS Analytics 对医院信息技术应用的统计显示，除了传统的以太网、数据仓库、条形码、分布式计算等技术以外，XML 技术、SOA 架构、移动计算、搜索引擎、数据挖掘、人工智能等都已成为医疗行业新兴的热门技术。

二、生物医学工程技术的研究前沿（Advancement of Biomedical Engineering Technology）

1. 分子、细胞水平分析技术

从分子或细胞水平研究生命过程中分子间或分子与细胞间的相互作用及动态变化，可从根本上了解人体系统、器官或组织的生理、病理的发生发展过程，对推动人类健康具有重要的作用。近几年，各种分子间或分子与细胞间相互作用力的检测技术不断涌现，如基于质量变化的表面等离子共振（SPR）检测技术，基于微量热泳动迁移变化的检测技术等，能够定量地检测出分子与分子之间的相互作用及结合常数，为疾病机理研究、药物作用靶点的确认、药物筛选、药效监测等提供了有力的技术支持。而流式细胞技术、各种显微成像技术等，能够看到分子与细胞或细胞与细胞之间的相互作用，对于细胞的分选、鉴定、分子与细胞动力学监测、疾病机制分析、药物研发等提供了可靠的方法。这些新技术、新仪器的出现，使人们能够从微观层面上研究生命体的活动过程，有力推动生命科学的基础研究。

2. 纳米生物技术

纳米生物技术是纳米科学与生命科学交汇所产生的重要研究领域，它在基础医学、药学、临床医学和预防医学等各方面都有重要的作用，是国际生物技术领域的前沿和热点问题，在医药卫生领域有着广泛的应用和明确的产业化前景。特别是纳米药物载体、纳米生物传感器和成像技术以及微型智能化医疗器械等，将在疾病的诊断、治疗和卫生保健等方面发挥重要作用。美国、日本、德国等国家均已将纳米生物技术作为21世纪的科研优先项目予以重点发展。

纳米生物材料由于存在纳米效应展现出了诸多独特的性质，如粒径小、比表面积大、生物亲和性好、可定向修饰、毒性低、磁响应性强、发光强度高而稳定，且荧光波长可调等，因此，广泛应用于生物检测、疾病诊断及治疗中。与传统方法相比，纳米生物技术具有稳定、高精度、高度灵活性和低成本等突出优点，并以极快的速度增加和发展。

纳米生物检测技术是多学科、多技术的交叉融合，已成为现代生物分析领域最具活力的研究方向。特别适合检测如DNA、蛋白和病毒等纳米尺度的目标物。纳米技术与传统生物检测技术相结合，如光学（吸收、荧光、化学发光等）检测技术、电化学检测技术，大大提高了生物检测的灵敏度和特异性，在环境污染、疾病诊断等方面发挥着重要的作用。

纳米给药系统（Nanoparticale Drug Delivery System，NDDS）是指药用纳米材料形成的纳米级药物输送系统（DDS），包括纳米粒、纳米球、纳米囊、纳米脂质体和纳米级乳剂等。由于纳米尺度下的DDS及其所用材料表现出特殊性质（如表面效应、量子尺寸效应和宏观量子隧道效应等）、表面可修饰性等，NDDS在实现靶向性给药、缓释药物、提高难溶性药物与多肽药物的生物利用度、降低药物的毒副作用等方面表现出良好的应用前景。自21世纪初纳米药物的概念提出至今，纳米药物的技术及发展领域不断创新。1990年底，第一个脂质体药物输送系统两性霉素B制剂（AmBisome，美国NeXstar制药公司），首先在爱尔兰得到批准上市销售，随后在欧洲上市。1995年广为人知的阿霉素脂质体Doxil由美国Sequus公司开发上市，主要用于治疗复发性卵巢癌和人体免疫缺乏病毒（HIV）引起的难以医治的卡巴氏肉瘤。此后，纳米医药的研发进入了一个空前繁荣的阶段。目前临床常见的纳米药物还有：紫杉醇脂质体（Taxol），于1992年由美国FDA批准上市，用于治疗化疗失败后的转移性卵巢癌；白蛋白结合紫杉醇纳米粒注射混悬液（Paclitaxel，ABRAXANE），由美国FDA2005年批准上市，用于转移性乳腺癌联合化疗失败后或辅助化疗6个月内复发的乳腺癌；基于聚乙二醇－聚乳酸共聚物（PEG－PLA）的载有紫杉醇（PTX）的胶束药物（Genexol－PM）自2007年已在韩国用于临床治疗乳腺癌、肺癌和卵巢癌等。目前，提高纳米药物疗效的新策略成为药物研究的前沿和热点。

生物医药纳米技术的另一研究热点——纳米机器人，是纳米技术应用于医学领域中最具有诱惑力的内容。纳米机器人，是根据分子水平的生物学原理为设计原型，设计制造可对纳米空间进行操作的"功能分子器件"。纳米机器人也称分子机器人，是纳米机械装置与生物系统的有机结合。在生物医学工程中可充当微型医生的角色，解决传统医生难以解决的问题。目前，谷歌正在设计一种纳米磁性粒子（纳米机器人），这种粒子可以进入人体循环系统，进行癌症和其他疾病的早期诊断。

3. 生物芯片技术（Biochip Technology）

生物芯片是20世纪80年代末迅速发展起来的一项高新生物技术，它的内涵是指利用微机械或微电子技术在平方厘米量级的固相载体表面构建成千上万个不同探针分子微点阵的微型生物化学分析系统，以实现对细胞、核酸、蛋白质、糖类及其他生物组分准确、快速和大信息量的检测。经过了十多年的发展，人们已将生物芯片的定义外延扩展到高通量筛选和测试的生物技术。以生物芯片为代表的高通量测试技术包含以下特征：高通量、微型化和自动化。

基因芯片测序是一种新型基因检测技术，能够从血液或唾液中分析测定基因全序列，预测罹患多种疾病的可能性、个体的行为特征等，如癌症或白血病，运动天赋，酒量等。1977年Sanger等发明的双脱氧核苷酸末端终止法和Gilbert等发明的化学降解法，标志着第一代测序技术的诞生。在基因芯片的基础上，科学家和一些公司合作，发展了高通量测序技术，即第二代测序技术。该技术的典型代表是罗氏公司的454测序仪（Roch GS FLX sequencer），Illumina公司的Solexa基因组分析仪（Illumina Genome Analyzer）和ABI的SOLiD测序仪（ABI SOLiD sequencer）。最近，Helicos公司的单分子测序技术、Pacific Biosciences公司的单分子实时（Single Molecule Real Time，SMRT）测序技术和Oxford Nanopore Technologies公司正在研究的纳米孔单分子测序技术被认为是第三代测序技术。测序在生命科学研究中一直发挥着重要作用。人类基因组草图绘制完成后，人类基因组计划依旧是生命科学发展的主线。

蛋白质芯片是由基因芯片技术直接发展而来的，它是沟通基因组学和蛋白质组学的工具和桥梁，目前仍处于发展过程中。蛋白质芯片具有快速、准确和并行检测等优点，作为检测蛋白质存在和运动变化的高效工具，它将为人类社会急需的疾病诊断和治疗、新药开发、分子生物学、食品卫生及环境监测等领域带来变革。蛋白质芯片可以直接测定蛋白质的相对水平及与其他分子的交互作用情况，也能反馈出基因的活动情况，因而蛋白质芯片有着比基因芯片更加直接的应用前景。比如，Zhu和Snyder等克隆了5800个酵母的开放阅读框，表达并纯化了相应的蛋白质，并将这些蛋白质固定在芯片上做成酵母的蛋白质组芯片，用来筛选与这些蛋白质作用的其他蛋白质和磷脂的活性。这是目前为止第一个生物的全蛋白质组芯片。

微流控芯片技术（Microfluidic Chip Technology）是在微米或亚微米尺度上对流体进行控制，并实现检测、分离等功能的集成芯片技术，也被称为芯片实验室（Lab - on - a - chip）技术。微流控芯片技术以其能控制检测样品流动的优势在医药、生化、环境与安全等领域具有广泛的应用前景。

4. 生物医药三维打印技术

三维（3D）打印技术与生物技术结合，可以仿生并个体化制造有生命的人体组织和器官，在生物医学领域（如组织工程、再生医学、肿瘤诊疗、药物合成等）具有广阔的应用前景，成为支撑第三次工业革命中生物材料科学与产业颠覆性变革的关键技术。生物三维打印（3D Printing）是指利用计算机辅助设计数据、通过成型设备以生物活性材料逐层堆积的方式实现实体的快速成型。堆积的生物材料可以是高分子聚合物、药物、活细胞、组织、生物活性因子等，打印产品可能是具有生物活性的人工器官、植入物、固体制剂、细胞结构等。其特点是成型速度快、可精确控制制造过程、实现个体化制造。

例如，导电聚合物具有独特的电活性和导电性特点，不仅作为药物、基因的载体，在电刺激条件下可调节细胞的黏附、迁移、增值、分化等其他功能。我国科学家采用3D打印技术将具有电活性的材料制备成生物医用支架，并实现调控和优化周围细胞和组织的生长，在器官替代、疾病治疗等方面具有广阔的应用潜力。

5. 深度学习技术

深度学习技术自2006年之后开始受到学术界广泛关注，到今天已经成为互联网大数据和人工智能的一个热潮。深度学习是机器学习研究中的一个新的领域，其动机在于建立、模拟人脑进行分析学习的神经网络，它模仿人脑的机制来解释数据，例如图像，声音和文本。深度学习虽然是一门前沿的科学技术，但是它在很多领域已投入实际使用并发挥了积极作用。目前，深度学习方法在生物医学研究领域中得到越来越广泛的应用。近年已有许多研究团队尝试将深度学习方法应用在生物医学数据分析处理中，为进一步的研究工作提供了重要的指引。

纵观生物医学新技术诞生和发展的历史，从伦琴发现X线到今天X射线诊疗技术的全面临床应用，从朗兹万发现超声波到今天B超诊断的广泛应用，从布洛赫和伯塞尔发现核磁共振到今天MRI的问世，从赫斯费尔德发明CT到今天CT成像系统的应用，都是以物理学工程技术为基础、医学需求为目标发展起来的医学新技术。

各种工程技术，如激光技术、纳米技术、信息检测技术、数据分析技术、微制造技术等不断渗透到生命科学领域，必将在生命科学领域，尤其是临床医学领域发挥越来越重要的作用，推动疾病诊断、治疗、预防、康复等领域的快速发展。

第二章 | 生物传感器技术

Chapter 2　Biosensor Technology

摘要（Abstract）

生物传感器是一类利用生物活性物质作为识别元件实现分析和检测功能的仪器。生物传感技术融合了生物学、化学、电子学、机械学、光学等多学科的技术进展，在生物安全以及医疗检测等领域有着广泛应用。本章首先对生物传感器的原理、分类以及医学应用作了概括介绍，然后分别具体阐述了电化学生物传感器的测量基础以及电压型和电流型电化学传感器的测量原理和葡萄糖电化学传感器的研究进展；压电生物传感器的压电效应、测量原理以及其在生物医学方面的应用；光学生物传感器的概念、原理、分类以及光学生物传感器在不同领域的重要应用。

Biosensor is an instrument that uses bioactive materials as recognition elements for analysis and detection. Biosensor technology integrates the multidisciplinary advancements of biology, chemistry, mechanics, electronics and optics, and has wide applications in many fields such as biosafety and medical detection. The principle and classification of biosensors and their applications in medicine are introduced at the beginning of this chapter. The following contents are then described, which include he basic knowledge of electrochemical measurement, measuring principle of the voltage type and current type of electrochemical sensor, and the progress of glucose electrochemical biosensor; the piezoelectric effect, the measurement principle of piezoelectric biosensor and its application in biomedicine; the concept, principle and classification of optical biosensors with their applications in various fields.

学习目标

1. **掌握** 电化学传感器基本概念、原理；各种葡萄糖生物传感器的测定原理与优缺点；石英晶体的压电效应及压电生物传感器的测量原理；光学生物传感器的基本概念以及几种常用传感器的检测原理。
2. **熟悉** 压电生物传感器的生物医学应用；光学生物传感器的应用。
3. **了解** 生物传感器的基本概念、结构、原理与分类，及其在生物医学领域的广泛应用。

第一节　生物传感技术概述

Section 1　Introduction of Biosensor Technology

生物传感器诞生于 20 世纪 60 年代，而对其研究的全面展开是在 20 世纪 80 年代，并迅速发展取得了显著的成绩。生物传感器是利用生物学原理来检测或计量化合物的装置，通常以生物活性单元（如酶、抗原、抗体、核酸、细胞、组织等）作为敏感基元，与被分析物产生高度选择性生物亲和或生物催化反应，产生的各种物理、化学变化被转换元件捕获，进而将这些捕获的生物学信息转换为可识别和测量的电信号。

生物传感器目前已经从传统的酶传感器发展到各种非酶传感器等，结合现代的新型固定化技术、纳米技术以及新型生物分子材料，生物传感器不仅在种类上大大增加，其应用实践领域也得以有明显的拓展。生物技术是一个非常活跃的工程技术研究领域，它与生物信息学、生物芯片、生物控制论、仿生学、生物计算机等学科一起处在生命科学和信息科学的交叉区域，是发展生物技术必不可少的一种先进的检测与监控技术。生物传感器以其操作简便、灵敏度高、选择性强、快速、可微型化及低成本等优点，现今已经被广泛应用于医学检查、疾病跟踪、食品工业、环境污染物检测及其他各种检测领域。

一、生物传感器的基本结构与原理（Basic Structure and Principle of Biosensor）

生物传感器由产生信号的敏感元件和信号分析的辅助仪器两部分组成（图 2 - 1）。其中具有分子识别能力的生物敏感元件是传感器的核心，是对目标物进行选择性作用的生物活性单元。最早被使用的活性单元是具有高度选择催化活性的酶。随着生物传感技术的发展，人们成功地把包括抗体、细胞受体、DNA 聚合物和完整细胞等具有特

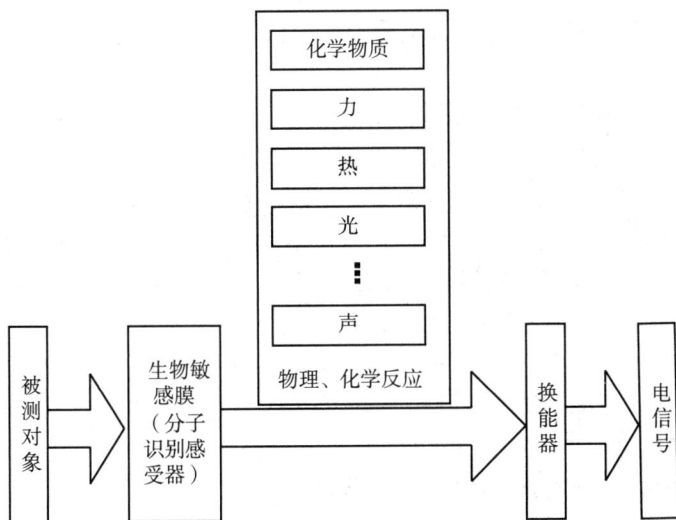

图 2 - 1　生物传感器示意图

异选择性作用功能的生物单元用作了敏感元件。信号分析部分通常又叫换能器，换能器是捕捉敏感元件与目标物之间的反应过程，并将其表达为物理信号的元件。最早应用的换能器是电化学传感器，随着各种物理手段的引入，测定生化反应的化学物质、热、压电、光、磁等物理化学性质将被分析物与生物识别元件之间反应的信号转变成易检测、量化的另一种信号，比如电信号、光信号等，再经过信号读取设备的转换过程，最终得到可以对分析物进行定性或定量检测的数据。为了将被检测信号的变化有效地取出，一般需要把生物敏感元件和信号处理装置一体化。利用一体化技术可以促进传感器响应的高速化、高灵敏化和微型化。

二、生物传感器的分类（Classification of Biosensor）

生物传感器的种类很多，目前尚无统一的分类方法，可以根据传感器的识别元素、转换器转换的对象、测量信号等不同进行分类。

（一）根据识别元素分类

1. 免疫传感器

免疫传感器是将高灵敏的传感技术与特异的免疫反应结合起来，用以检测抗原抗体反应的生物传感器。其问世使传统的免疫分析发生了显著变化。免疫传感器将传统的免疫测试和生物传感技术融为一体，集两者的诸多优点于一身，不仅减少了分析时间、提高了灵敏度和测试精度，也使得测定过程变得简单，易于实现自动化，有着广阔的应用前景。随着生物工程技术的发展，能对各种微生物、细胞表面抗原或各种融合细胞产生的单克隆抗体已经研制出来了，并已广泛进入生物学及其他领域。随着杂交瘤技术的发展，使得各种化合物都可能产生相应的抗体。这将会使免疫测试有更加广泛的应用前景。

2. DNA 传感器

DNA 传感器是把核苷酸序列的单链 DNA 分子固定在感受器的表面上的，按照碱基互补配对的原则杂交形成双链的 DNA，再经过换能器将杂交过程或者所产生的变化转化成电、光、声等物理量，并借助微电子技术分析响应信号和相关基因信息。

3. 细胞传感器

细胞传感器的分子识别元件采用动植物活细胞，并结合传感器和理化换能器，产生间断或连续的数字电信号。该传感器可检测的物质分为三类：①检测细胞内外环境，如检测细胞内部氯离子、钠离子等自由离子浓度，或检测细胞内生理状态的改变所引起细胞外代谢物的相应变化，直接测量代谢后培养基可间接检测细胞变化；②检测细胞特殊行为，即某些细胞具有特殊性质，如对外界重金属离子的浓度，pH 等外界刺激有特殊响应。如某些细菌对某些重金属敏感，从而发出荧光，可用于环境污染检测；③检测细胞电生理行为，面对外界光、电、药等刺激可使兴奋细胞如肌肉细胞、神经细胞等产生动作电位。

4. 微生物传感器

由固定化微生物、换能器和信号输出装置组成，以微生物活体作为分子识别敏感材料固定于电极表面构成的一种生物传感器。该传感器主要利用固定化微生物代谢消耗溶液中的溶解氧或产生一些电活性物质并放出热或光的原理实现待测物质的定量测定。

（二）根据测量信号分类

按测量信号不同生物传感器可分为6大类型：电化学生物传感器、热生物传感器、压电晶体生物传感器、半导体生物传感器、声生物传感器和光生物传感器。其中，电化学生物传感器占有重要位置。根据生物传感器中生物分子识别元件上敏感物质的不同，电化学生物传感器可分为酶传感器、免疫传感器、电化学DNA传感器等。

三、生物传感器在医学领域的应用（Application of Biosensor in Medicine Field）

医用生物传感技术是获取人体生理病理信息的关键技术，是生物医学工程学新的重要分支学科，是推进生命科学的驱动性技术。无论是在基础研究还是在临床医学研究等方面都充当着重要的角色。如基础研究方面可用电化学生物传感器测定艾滋病和乙肝病毒的DNA片段序列。临床医学方面，生物传感器可以广泛地应用于对体液中的微量蛋白（如肿瘤标志物、特异性抗体、神经递质）、小分子有机物（如葡萄糖、抗生素、氨基酸、胆固醇、乳酸及各种药物的体内浓度）、核酸（如病原微生物、异常基因）等多种生化指标检测。在现代医学检验中，这些项目是临床诊断和病情分析的重要依据。如利用丝网印刷电极构建用于检测血清中总免疫球蛋白E（IgE）水平的置换式安培型免疫传感器，最低检出浓度为90ng/L，线性范围为10 ~1500ng/L，反应时间为30分钟。血糖传感器和尿酸传感器使糖尿病和痛风患者能在家中对病情进行自我监测。

目前，我国已开发了多种用于临床诊断的生物芯片，如地中海贫血检测生物芯片、丙型肝炎病毒分型检测生物芯片、苯丙酮酸尿毒症检测生物芯片和肿瘤基因检测生物芯片等。生物传感器在基因诊断领域也颇有建树，具有极大优势，广泛应用于基因分析和肿瘤的早期诊断。石英晶体DNA传感器可用于遗传性地中海贫血的突变基因诊断。电化学生物传感器可应用于基因突变和损伤的检测，如直接用固定ds－DNA的微型电化学传感器，基于DNA中鸟嘌呤的氧化信号变化探讨了紫外光辐射引起的DNA损伤，包括DNA的构象变化及其鸟嘌呤的光致化学反应。此外，在法医学中，生物传感器可用于DNA鉴定和亲子认证等。

用于医学方面的传感器主要是电化学传感器、力学生物传感器、光学生物传感器等，本章主要对这几种传感器分别进行介绍。

第二节　电化学生物传感器
Section 2　Electrochemical Biosensors

电化学生物传感器是将电化学传感器与生物分子特异性识别相结合的一种生物传感装置。它是一种将生物体成分（酶、抗原、抗体、激素等）或生物体本身（细胞、细胞器、组织等）作为敏感元件，电极（固体电极、离子选择性电极、气敏电极等）作为转换元件，以电势或电流为特征检测信号的传感器。其对临床医学和遗传工程的研究具有深远的意义和应用价值，已逐渐成为分子生物学和生物技术研究一种必不可少的检测手段。

一、电化学测量基础（Basic of Electrochemical Measurement）

电化学生物传感器是一个由电解池和电极组成的电化学池（电池或电解池）装置（图2-2）。电池与电解池的区别在于不同的氧化还原反应的机理在电化学池中，电极上的电荷迁移是通过电子（或空穴）运动实现的，在电解液相中是通过离子运动来进行的。电化学关注电极/电解质两相界面间的电荷传递和界面上电荷的积累/耗散过程及影响因素，其中界面电荷传递涉及物质的氧化还原过程（电解或原电池行为），而界面电荷的积累/耗散过程类似于电容器的充放电行为。在电化学池中所发生的总化学反应是由两个独立的半反应构成，它们描述两个电极上的真实的化学变化。每个半反应（电极附近体系的化学组成）与相应电极上的界面电势相对应。

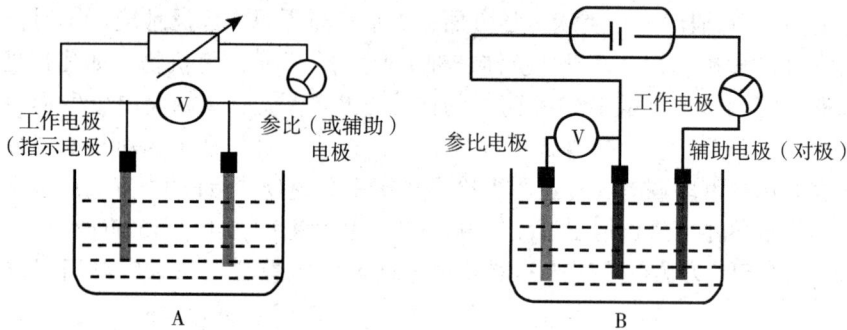

A. 二电极系统　B. 三电极系统

图2-2　电化学池装置示意图

（一）电化学基本概念

1. 电离常数

电解质溶于水中所构成的溶液称为电解质溶液。酸碱盐是电解质，在水溶液中电离成正、负离子导体。电解质有强弱之分，其电离能力可用电离常数 K 表示。

强电解质在水中全部电离成正、负离子，而弱电解质在水溶液中只有部分分子电离，未电离的分子与电离生成的离子之间存在动态平衡。设 $[AB]$ 表示平衡时未电离分子的浓度，$[A^-]$ 和 $[B^+]$ 表示平衡时 A^- 和 B^+ 离子的浓度，根据质量作用定律可得到电离常数 K

$$K = \frac{[A^-][B^+]}{[AB]} \tag{2-1}$$

上式表明，K 值愈大，达到平衡时离子浓度愈大，电离能力越强。

2. 活度和活度系数

在电解质溶液中，由于离子间及离子与溶剂分子间的相互作用，限制了彼此的活动，使真正能够表现出离子性质和行为的离子数目少于理论计算值，溶液浓度不能真正代表有效浓度。因此人们把溶液中能够表现出离子性质和行为并能发挥作用的那部分离子浓度称为有效浓度，通常用活度 a 表示。活度 a 和浓度 c 的比值为离子的活动系

数，用γ表示。即

$$a = \gamma \cdot c \qquad (2-2)$$

γ表示电解质溶液的浓度与有效浓度的偏差程度，即表示浓度有百分之几是有效的。通常γ < 1，当溶液无限稀释时γ→1。

单种离子的活度系数并不是严格意义的热力学概念，对电解质而言，正负离子总是同时存在的，无法测定某一种离子的活度系数，故一般以电解质两种离子（阳离子和阴离子）的平均活度 $a_\pm$ 和平均活度系数 $\gamma_\pm$ 来表示电解质或它的任一离子的活度和活度系数。$\gamma_\pm$ 可由实验确定，因此对已知浓度的电解质溶液可求出平均活度 $a_\pm$。

$$a_\pm = \gamma_\pm \cdot c \qquad (2-3)$$

$\gamma_\pm$ 除可由实验确定外，也可由经验公式求出，此即德拜 – 尤休克（Debye – Hückel）公式

$$\lg g_\pm = \frac{-AZ_+Z_-\sqrt{I}}{1 + Bd\sqrt{I}} \qquad (2-4)$$

其中 Z_+、Z_- 为正负离子所带的电荷；A，B 为与温度和溶剂介电常数有关的系数（25℃水溶液，$A = 0.509$，$B = 0.329 \times 10^8$）；d 为正负离子有效半径之和（$d = 3 \times 10^{-8} \sim 4 \times 10^{-8}$cm）；$I$ 为离子强度，表示溶液中离子所产生电场强度的量度。

$$I = \frac{1}{2}\sum C_i Z_i^2 \qquad (2-5)$$

式中，C_i 和 Z_i 分别为第 i 种离子的浓度和电荷数。

当浓度小于 0.05mol/L 时，可得德拜 – 尤休克极限公式

$$\lg \gamma_\pm = -A|Z_+ \cdot Z|\sqrt{i} \qquad (2-6)$$

在离子选择性电极的使用中，有时需要加入离子强度调节剂，其目的之一就是固定试液的离子强度，使活度系数保持为恒值。

（二）电极与电极电势

根据电极｜溶液界面是否涉及电子交换，电化学传感用电极可分为基于电子交换反应的电极和基于离子交换的膜电极（如一些离子选择性电极）。当电极体系处于平衡时，对于电极电势服从能斯特方程式（2 – 7）。

$$\varphi = \varphi^\ominus \pm \frac{RT}{zF}\ln\frac{[氧化型]}{[还原型]} \qquad (2-7)$$

式中，φ 为电对在某一浓度时的电极电势；$\varphi^\ominus$ 为电对的标准电极电势；R 为气体常数；F 为法拉第常数；z 为离子的价数；T 为绝对温度；［氧化型］或［还原型］表示电极反应中在氧化型或还原型一侧各物种相对浓度或相对压力幂的乘积。

将金属浸入电解质溶液时，金属晶格上原子被水分子极化、吸引，最终可能脱离晶格以水合离子的形式进入溶液。同时溶液中金属离子也可能被吸附到金属表面，最终二者平衡。荷电粒子在界面间的净转移会产生一定的界面电势差（图2 – 3A）。

一个选择性膜与两侧溶液相接触，膜两侧液相中的分子通过膜相发生交换反应，动态平衡后会在两个界面处形成液体接界电势（图2 – 3B）。从而膜电势表达为

$$\varphi_d = \varphi_{II} - \varphi_I = \frac{RT}{nF}\ln\left(\frac{a_2}{a_1}\right) \qquad (2-8)$$

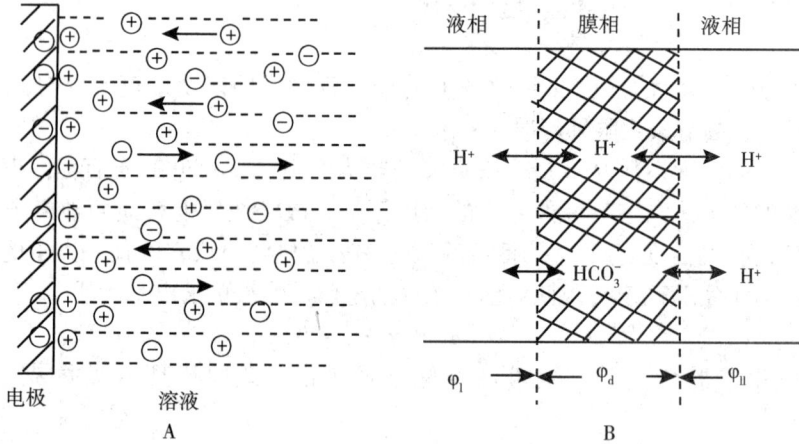

A. 固体电极与溶液的相间电势　B. 膜电极电势

图 2-3　电解池中的电极电势

如果膜一侧（内部）溶液中物质的活度为定值，则膜电势是膜另一侧（外部）溶液中活性物质活度的响应值，即

$$\varphi_d = k + \frac{RT}{nF}\ln a_2 \tag{2-9}$$

在金属与溶液的界面上发生化学反应而产生电极电势。电极和溶液间的电势差（电极电势）用单个电极无法测量，而两个电极之间的电势差是可以测量的，若其中一个电极的电势为零，则另一个电极的电势便可确定。国际上规定标准氢电极的电极电势为零。因此电极电势都是相对于标准氢电极来确定的。将被测电极与标准氢电极组成电池测定其电动势，该电动势就等于被测电极电势。25℃时，相对标准氢电极测量得到的电势差为电极的标准电极电势，通常用 E_0 表示。实际应用时，往往不是标准状态，电极电势将偏离标准电极电势，因此需要用能斯特方程确定电极电势。电极电势的大小与温度、电极材料以及参与电极反应物质的活度有关。

（三）电极、参比电极和辅助电极

电极是化学传感器最重要的敏感元件，根据其在化学传感器中所起的作用不同，可分为工作电极、参比电极和辅助电极。

1. 工作电极（或指示电极）

测定样品时须在电极上施加一定的电压使其电解，发生电化学反应，然后根据其电解电流的大小测定物质含量，这样的电极称为工作电极。一般对于平衡体系或在测量期间主体浓度不发生可察觉变化的体系，相应的工作电极也称为指示电极，常用于电势型换能器中属于此类电极的有离子选择性电极和一些用金属或非金属构成的电极，如 Au、Cu、Pt、石墨电极等。

若测量体系有较大的电流通过，主体浓度发生显著变化，则称为工作电极。指示电极一般用于离子选择电极和覆盖有离子选择性膜的这类有离子交换反应的敏感器件的换能器中。工作电极一般用于金属电极和碳质固体电极这类有电子转移反应的换能器中。

2. 参比电极

电化学池的电动势是两个电极的电势差。电势差是相对值，必须以一个电极的电势为标准。在测量电极电势时，用作基准电势的电极称为参比电极（图2－4）。常用的参比电极有：标准氢电极、甘汞电极、银/氯化银电极。标准氢电极是国际标准（一级标准）电极。它常采用铂黑（镀铂黑的目的是增大氢气吸附面积）电极且多采用 H$_2$ 源。由于使用麻烦，实际当中常采用二级标准电极（甘汞电极和银/氯化银电极）作为间接比较标准。

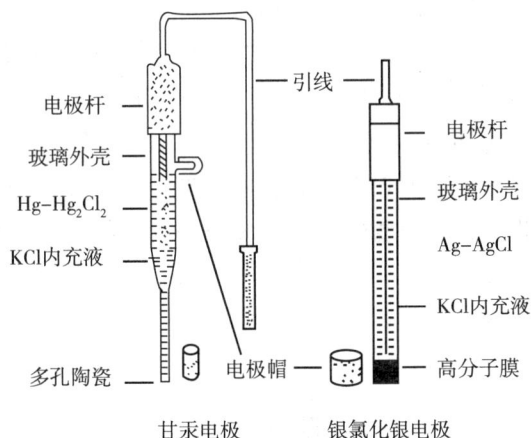

图2－4　参比电极的构造

甘汞电极由 Hg 和 Hg$_2$Cl$_2$ 的糊状物浸入含有 Cl 离子的溶液中，插入 Pt 导线构成。KCl 溶液除作为甘汞电极的一种成分外，还作为盐桥通过多孔陶瓷芯与外面被测溶液相连。

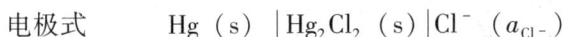

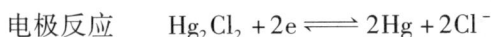

电极式　　　　Hg（s）│Hg$_2$Cl$_2$（s）│Cl$^-$（a_{Cl^-}）

电极反应　　　Hg$_2$Cl$_2$ + 2e $\rightleftharpoons$ 2Hg + 2Cl$^-$

电极电势　　　$E = E^0 - \dfrac{RT}{2F}\ln a_{Cl^-}$

当温度不变且浓度固定时，甘汞电极电势不变，可用其作为参比电极。溶液浓度不同，甘汞电极电势就不同。一般多使用饱和甘汞电极。

银/氯化银电极（Ag/AgCl electrode）是一种性能较好的参比电极。它结构简单，只需在银丝（或银薄膜）上镀一薄层氯化银，并浸入一定浓度的 KCl 溶液中，制成银/氯化银电极。

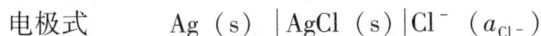

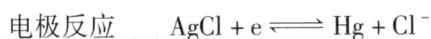

电极式　　　　Ag（s）│AgCl（s）│Cl$^-$（a_{Cl^-}）

电极反应　　　AgCl + e $\rightleftharpoons$ Hg + Cl$^-$

电极电势　　　$E = E^0 - \dfrac{RT}{F}\ln a_{Cl^-}$

银/氯化银电极是除氢电极外，稳定性、重复性较好的电极，且具有制备容易、使用方便、性能可靠的特点。广泛的用于各种离子选择性电极中作内参比电极；作为检测电极用于生物电检测；还可做成微电机用于细胞电势测定。

3. 辅助电极　辅助电极是提供电子传导的场所，与工作电极组成电化学池，形成电子通路，但电极反应不是所需的化学反应。当通过电化学池的电流很小时，一般由工作电极和参比电极组成测量电池。但是，当通过的电流很大时，参比电极将不能负荷，其电势不再稳定，此时可采用辅助电极构成三电极系统（图 2 - 2b）来测量或控制工作电极的电势。在不用参比电极的二电极（图 2 - 2a）系统中，与工作电极配对的电极常称为对电极，有时把辅助电极称为对电极或简称对极。

二、电化学生物传感器（Electrochemical Biosensor）

电化学传感器将被测的化学量转变成电学量可用不同的方法进行。根据转变方式和输出电信号的不同，可将化学传感器分为三种类型：电势型、电流型（燃料电池型）和电导型。电化学生物传感器主要涉及的是电势型（常为离子选择性）和电流型传感器。

（一）电势型化学传感器

电势型化学传感器是在电极和溶液界面上自发地发生化学反应，将被测化学量转变为电势信号的测定装置。在平衡的条件下，被测的化学物质量与电势之间的关系满足能斯特方程。电势型化学传感器测定离子浓度需将其余参比电极组成电池，通过测定电池电动势来测定离子浓度（图 2 - 5）。

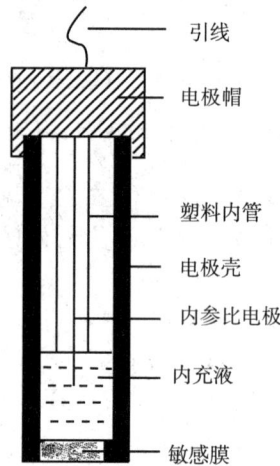

图 2 - 5　离子选择性电极的一般结构

通常用于生物电极的是气敏电极。气敏电极一般由复合离子选择电极、气透膜和内充液（图 2 - 5）三部分组成。复合电极由指示电极和参比电极构成，指示电极多用 pH 玻璃电极，参比电极常用 Ag/AgCl 电极。气透膜表面憎水，水溶液及离子均不能透过，但气体可以透过。内充液是被测气体参与界面反应的介质，一般为电解质水溶液。内充液通常含两种基本成分：①界面化学反应中需维持活度基本恒定的离子，如 NH_3 电极中的 NH_4^+、CO_2 电极中的 HCO_3^-；②对参比电极可逆并能使点位恒定的离子，如用 Ag/AgCl 作为参比电极，内充液应含一定浓度的 Cl^- 使参比电极电位恒定。

（二）电流型化学传感器

电流型化学传感器是在外加电压下，在电极/溶液界面上发生化学反应将被测化学量转变为电流信号的测定装置。电流型电极的基本构成包括 Pt 阴极或 Au 阴极和 Ag/

AgCl 阳极。电极与电路整合以达到两个目的：①在阳极和阴极间施加一定极化电压（0.6 ~ 0.7V）；②测定通过阴极的电流。

阴极在基质溶液中带有电子。由于在电极上施加电压，当氧扩散至阴极时会被还原成过氧化氢，

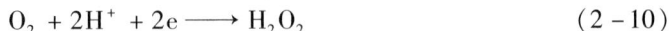

$$O_2 + 2H^+ + 2e \longrightarrow H_2O_2 \tag{2-10}$$

并以阴极铂丝为中心形成扩散层，这种扩散电流与试样溶液中氧分压形成线性关系。

扩散电流的形成使氧在阴极周围下降，这是因为在电极上氧消耗的速率超出氧从外部溶液中扩散的速率，一旦形成扩散层，氧扩散速率就变成氧在电极上反应的限制因素，到达电极的氧将产生电流，该电极电流直接与基质溶液中氧的浓度成正比的关系。

如果 Pt 电极为阴极（-0.6V），Ag/AgCl 电极为阳极（+0.6V），电极就能对氧响应产生电流。如果反过来，电极则对氧不敏感，而对 H_2O_2 响应，此时，H_2O_2 在 Pt 电极上失去电子被氧化为 H_2O。由于氧是生物氧化反应中的普遍电子受体，电流型电极在生物电极制作中应用最广泛。

三、葡萄糖电化学生物传感器（Glucose Electrochemical Biosensor）

电化学生物传感器的应用广泛，如细菌及病毒感染类疾病诊断、基因诊断、药物分析、DNA 损伤研究等。在众多的电化学生物传感器中，葡萄糖传感器是该领域研究最多、商品化最早的生物传感器。

血糖葡萄糖的测定为糖尿病和许多代谢紊乱疾病的诊断所不可缺少。在各种血糖测定方法中，酶电极法以其准确快速和低成本的特点，表现出良好的竞争性。1962 年，克拉克（Clark）和里昂斯（Lyons）发表了第一篇关于酶电极的论文。1967 年厄普代克（Updik）和希克斯（Hicks）首次研制出以铂电极为基体的葡萄糖氧化酶（GOD）电极，用于定量检测血清中的葡萄糖含量。这标志着第一代葡萄糖生物传感器的诞生。葡萄糖传感器工作原理是基于葡萄糖在有氧的环境下被 GOD 催化氧化生成葡萄糖酸和过氧化氢，如式（2-11）。

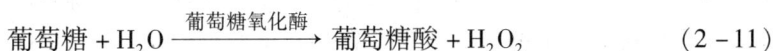

$$葡萄糖 + H_2O \xrightarrow{葡萄糖氧化酶} 葡萄糖酸 + H_2O_2 \tag{2-11}$$

葡萄糖浓度测试方法有三种：

①测耗氧量；

②测 H_2O_2 的生成量；

③测由葡萄糖酸产生的 pH 变化。

因此可以用氧电极或过氧化氢电极作为基础电极来设计 GOD 电极。第一代生物传感器属于经典葡萄糖酶电极的传感器，测定的是氧气消耗量的变化。该传感器的结构如图 2-6，由酶固定化膜和氧电极构成。GOD 固定在气体可渗透的聚四氟乙烯膜上，随后将此结构附着在 Pt 阴极的表面，该电极的阳极为 Ag 阳极。在施加一定电位的条件下，利用氧在电极上首先被还原的特性，溶液中的 O_2 穿过聚四氟乙烯膜到达 Pt 阴极上，当外加一个直流电压为氧的激化电压（如 +0.7V）时，则氧分子在 Pt 阴极上得到电子被还原，其电流值与含 O_2 的浓度成比例。因此可通过检测氧气的减少量来确定葡

萄糖的含量。

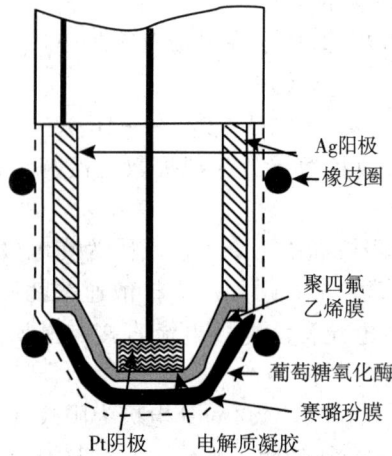

图 2-6　Clark 型葡萄糖电极示意图

此电极操作时会遇到许多问题，首先需要控制和恒定环境中的氧含量，否则电极对氧浓度减少的应答不会比例于葡萄糖浓度的减少，从而影响测定的准确性。为了避免氧干扰，随后发展了两种代替测氧气的方法：①测定 H_2O_2 的产生量；②GOD 电极中引入化学介体。

1970 年 Clark 对第一代葡萄糖酶传感器的装置进行改进，就可以较准确地测定 H_2O_2 的产生量，从而间接测定葡萄糖的含量。此后，许多研究者采用过氧化氢电极作为基础电极，其优点是葡萄糖浓度与产生的 H_2O_2 有当量关系，不受血液中氧浓度变化的影响。

在 GOD 电极中利用某种物质取代 O_2/H_2O_2，在酶反应和电极之间进行电子传递。这种替代物质被称作化学介体，利用这种原理构成的传感器称为介体生物传感器。介体酶电极的反应过程可用图 2-7 表示。介体的作用是把 GOD 氧化，使之再生后循环使用，而电子传递介体本身被还原，又在电极上被氧化，该电极称作介体葡萄糖酶电极。利用电子传递介体后，既不涉及 O_2，也不涉及 H_2O_2，而是利用具有较低氧化电位的传递介体在电极上产生的氧化电流，在测定葡萄糖时可以避免其他电活性物质的干扰，提高了测定的灵敏度和准确性。

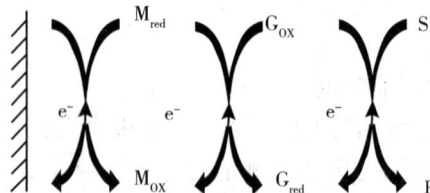

图 2-7　介体酶电极的反应过程

M_{red}：还原型介体；M_{ox}：氧化型介体；GOD_{ox}：GOD 氧化态；

GOD_{red}：GOD 还原态；S：酶底物；P：酶催化产物

随后研究者在此基础上研究发明了第三代直接葡萄糖酶电极电化学生物传感器。

第三代生物传感器是在无媒介体存在下，利用酶与电极间的直接电子传递设计制作葡萄糖传感器。与经典酶电极和介体酶电极相比，这种新型传感器既不需要氧分子，也不需要化学介体分子作为电子受体，通常也不需要固定化载体，而是将酶共价键合到化学修饰电极上，或将酶固定到多孔电聚合物修饰电极上，使酶氧化还原活性中心与电极接近，直接电子传递就能够相对容易地进行，从而使电极的响应速度更快、灵敏度更高，真正实现酶的专一和高效催化。比如采用葡萄糖氧化酶 - 石墨烯 - 壳聚糖修饰电极实现葡萄糖的直接电化学检测，借助于石墨烯的高比表面积和高导电性，实现葡萄糖氧化酶在电极表面的高吸附量，并加快了葡萄糖氧化酶与电极之间的电子传递速度。通常采用的固定化酶材料有有机导电聚合物膜、有机导电复合材料膜、金属纳米颗粒或金属和非金属纳米颗粒等。

从第一个生物传感器的诞生开始，葡萄糖传感器在整个生物传感器发展过程中的各个阶段都占有重要的地位。在商品化方面，葡萄糖生物传感器的应用是其他任何生物传感器所不能比拟的，如全世界每年用于血糖测试的酶电极产量已达到数十亿支。在研究领域，与其他生物传感器相比，葡萄糖传感器发表论文的比例一直占据首位。近年来，纳米生物传感器及 DNA 生物传感器的研究报道迅速增加，特别是纳米生物传感器的论文总量大大超过葡萄糖传感器，但葡萄糖生物传感器在整个传感器研究报道的比例没有大的变化。这是因为许多新型生物传感器的研究同葡萄糖传感器有关。随着纳米技术、微细加工等技术的应用，超分子化学的概念及分子识别、分子设计的技术已渗透到传感器的设计中，使葡萄糖生物传感器的制备及其应用更加广泛，在过程分析、活体检测等方面发挥越来越重要的作用。

第三节　力学传感器
Section 3　Mechanical Quantity Transducer

本节主要介绍压电晶体生物传感器（Piezoelectric Quartz Crystal Biosensor）。

压电（PZ）晶体生物传感器主要是指压电石英晶体传感器，是把电子学、机械学、分子生物学等学科结合在一起的新型生物传感器，作为生物传感器的一个重要分支，其具有装置简单、灵敏度高、选择性好、响应速度快以及实时动态检测等优点，压电晶体生物传感器现在已成为生物传感器的一个研究热点。

（一）检测原理

石英晶体，俗称水晶，具有良好的电学、光学、热学和机械性能，是制造频率元件、压电传感器、光学棱镜和宽频带窗口的基本材料。在石英晶体中，正电荷和负电荷随机分布在石英晶体表面（图 2 - 8a）。当在石英晶体表面施加一定的压力时，分子中的正电荷和负电荷将分离并产生极化现象（图 2 - 8c）。该极化将形成电场，并将石英材料变形产生的机械能转化为电能。晶体的压电效应是指某些晶体物质在沿一定方向受到外力作用时，晶体内部产生极化现象，在其表面产生电荷；当去除外力后，晶体表面又恢复到不带电的状态；且晶体表面所形成电荷的多少与外力呈正比。这种将机械能转化为电能的现象，称为"顺压电效应"。相反，在晶体极化的方向上施加电场，晶体会产生机械变形，这种将电能转化为机械能的现象，称为"逆压电效应"。石英晶体谐振测量技术应用的是"逆压电效应"。石英晶体对表面电极区附着质量的敏感性，并结合生物功能分子（如抗原和抗体）之间的选择特异性，使压电晶体表面产生微小的压力变化，引起其振动频率改变可制成压电生物传感器。

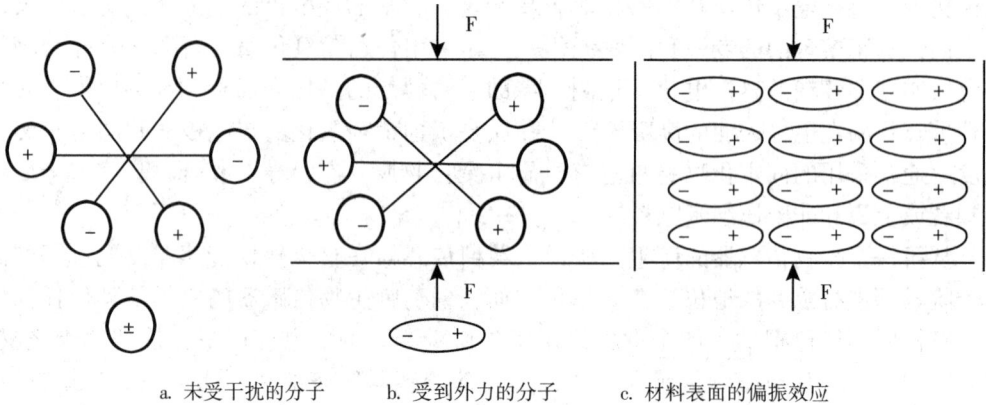

a. 未受干扰的分子 b. 受到外力的分子 c. 材料表面的偏振效应

图 2 - 8 解释 PZ 效应的简单分子模型

目前研究较多的压电晶体生物传感器主要由石英晶体、检测振荡电路、信号检测系统、计算机信号记录处理系统等组成，如图 2 - 9 所示。压电石英晶体生物传感器能否获得稳定的频率信号，关键在振荡电路能否有效地驱动石英晶体在谐振频率下振荡。因此，石英晶体传感器的发展，在很大程度上取决于振荡电路的研究进展。

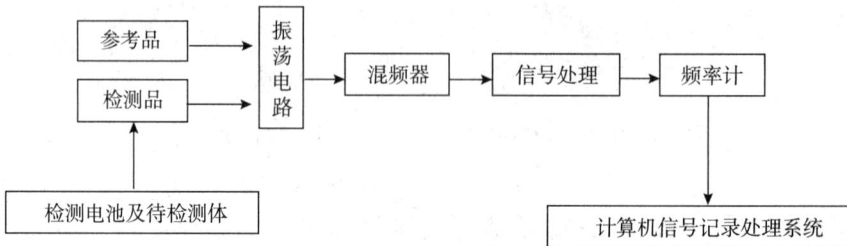

图 2 - 9 石英晶体检测电路流程图

压电晶体具有一定的谐振频率，通常为 9MHz。最常用的是石英晶体。振荡电路一般设置两个，一个是晶体检测振荡电路，一个是晶体参比振荡电路。参比电路是为了校正一些干扰（如温度、黏度、气压等）的影响，消除误差。压电晶体的谐振频率以及频率的改变由频率计数器完成，再经计算机进行实时数据处理。

德国物理学家绍尔布赖（Sauerbrey）对 AT 切向的石英晶体（即沿着与石英晶体主光轴成 35.4°方向切割而成）在气相中的振荡规律进行了系统的研究，导出了压电石英晶体频移与晶体表面均匀吸附的物质质量之间的变化关系，即 Sauerbrey 方程，从而建立了压电石英晶体谐振测量技术的理论基础。

压电石英晶体谐振测量技术是应用"逆压电效应"进行测量的。交变激励电压施加于石英晶体两侧的电极时，石英晶体会产生机械振荡。当交变激励电压的频率与石英晶体的固有频率相同时，振幅变大，比一般情况下的振幅要大得多，从而形成压电谐振。若石英晶体表面沉积了一定质量的物质，其振荡频率就会发生相应变化。频率的改变正比于压电石英晶体质量的增加。石英晶体谐振频率和晶体电极表面质量负载变化之间的关系可由 Sauerbrey 方程表示：

$$\Delta F = - KF^2 \Delta M / A \qquad\qquad (2-12)$$

式中，ΔF 为晶体吸附外来物质后振动频率的变化，Hz；

K 为常数；

A 为被吸附物所覆盖的面积，m^2；

F 为压电晶体的基本频率，MHz；

ΔM 为被吸附物质的质量，g。

由方程（2-12）可知，压电石英晶体振荡时，ΔF 与 ΔM 呈线性关系。如果让石英晶体选择性地吸附外源性生物活性物质，就能制成压电石英晶体生物传感器。压电石英晶体生物传感器选择的吸附物是酶、抗原、抗体等生物识别物质。将这些物质均匀地涂布在压电晶体上，利用酶与底物反应形成酶-底物复合物，抗原和抗体反应形成免疫结合物等性质，就可以实现吸附物与待测物的特异性结合。

通常将可选择性吸收待测物质的某种材料均匀地涂在压电石英晶体表面，得到一个基础频率 F_1，然后将其放到有待测物质的气体或液体中，压电石英晶体与被测物质作用而形成复合物，再对吸附了被测物质后的压电石英晶体进行频率测定，从而得到新的频率 F_2，振动频率的变化 $\Delta F = F_2 - F_1$，根据 Sauerbrey 方程就可以得到被测物质的质量 ΔM，这就是压电生物传感器设计的理论基础。压电生物传感器的选择性取决于生物识别物质，灵敏度取决于压电石英晶体的性质。如新加坡某实验室设计了一个压电检测系统来检测血清标本中 IgE 总量。将 IgE 抗体以自组装方式固定于 10MHz 的 AT 切向石英金膜表面，传感器的检测范围为 5～300IU/ml。传感器用尿素和甘氨酸缓冲液清洗可重复使用 5 次，其灵敏度和特异性无明显下降。

在石英晶体层表面涂有生物分子识别物质，从理论上讲，可允许检测 10^{-12}g 级的痕量物质。AT 型的石英晶体在电场激励下以厚度剪切方式振动，振荡频率取决于厚度并与厚度成反比，频率范围约为 1～30MHz。压电石英晶体谐振测量技术对石英晶体电极面质量负载和晶体的性状如密度、电导率等的变化非常敏感，具有 10^{-9}g 级的质量检测能力，因此被称为石英晶体微天平生物传感器（Quartz Crystal Microbalance，QCM）。

（二）压电晶体生物传感器的生物医学应用

1. 酶压电晶体生物传感器

基于高特异性酶促反应的酶生物传感器已被广泛应用于临床和食品分析中。通常情况下，压电酶生物传感器用于测量酶促反应中产物的分子质量的沉积。

现已对多种使用固定化脲酶和 GOD 的压电酶生物传感器进行研究。Wei 和 Shih 已经开发出一种富勒烯穴状配体涂层的压电尿素传感器，该传感器是通过脲酶催化水解尿素进行测定铵离子含量的一种产品。他们发现，表面覆盖富勒烯 C60-穴状配体的压电晶体检测系统，相对于水溶液中其他生物成分而言对尿素表现出良好的灵敏度和选择性。

2. 基于核酸的压电晶体生物传感器

用压电传感器进行 DNA 的检测是当前研究的一个热点。压电 DNA 传感器的设计原理是在传感器表面固定单链 DNA，通过 DNA 分子杂交，对另一条含有互补碱基序列的 DNA 进行识别，结合成双链 DNA。杂交过程的质量增加可以通过频率的改变来检测。与传统的 DNA 检测方法相比，压电传感器不需要标记，具有快速、操作简便的特点。压电 DNA 传感器的应用中，最常见的固定方法是生物素 – 亲和素法。Su 和 Thompson 等人将 PdO 溅射在传感器的金表面，然后把单链的 DNA 吸附在上面，进行杂化实验。另一中常见方法是用疏基修饰 DNA，再与金表面结合。压电 DNA 传感器的检测对象包括各种 DNA 片段如抗生素 M13、UV – C（紫外）导致的 DNA 损坏、药物、细菌以及病毒等。

3. 压电免疫生物传感器

1972 年，Shons 等人最早将压电传感器和免疫反应结合起来，研制了第一个压电免疫传感器。固定在石英晶体表面的抗体与溶液中抗原拥有很高的特异性反应，从而使得输出频率偏移，该方法就是基于这种反应产生的频率偏移的检测。到目前为止，压电免疫传感器已经被应用到临床诊断、工业控制、食品和药物分析、环境保护等众多领域。压电免疫传感器检测的对象包括细菌、病毒、蛋白质等微生物，如白色念珠菌、肠细菌、肝炎病毒、埃希菌属大肠菌，以及人体蛋白质 IgG、IgA、IgM、IgE、胰岛素、人体免疫血清蛋白和甲胎蛋白等。

4. 压电哺乳动物细胞生物传感器

检测细胞附着于各种基底的特性，在检测哺乳动物细胞行为对于生物材料和物质的生物特性非常重要。发现有利于细胞黏附的材料和研制不利于细胞黏附的材料都至关重要。压电哺乳动物细胞生物传感器是一种可检测细胞黏附而不需要将细胞从表面移除，也不需要使用任何标记的技术（图 2 – 10）。

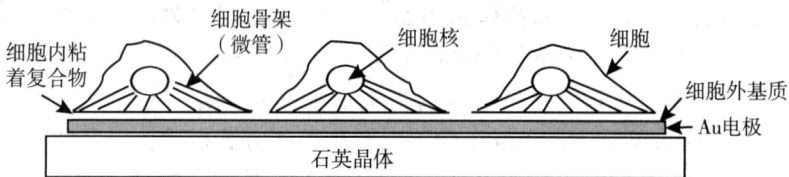

图 2 – 10　压电哺乳动物细胞生物传感器示意图

附着有活性细胞作为敏感元件的压电生物传感器可以提供许多有用的关于培养细胞特性的信息，如附着力、增殖能力以及不同环境下细胞 – 基底和细胞 – 药物的作用情况。细胞对于材料的行为在决定生物材料表面的相容性方面起着重要的作用。

第四节　光学生物传感器
Section 4　Optical Biosensors

一、光学生物传感器概念（Concept of Optical Biosensor）

光学生物传感器是一类利用光信号作为探测机制的生物传感器。在光学生物传感器中可产生包括散射光以及荧光等光学信号，这些光学信号通过常用的换能器，比如光纤、波导、光栅等传递到探测器，实现生物检测、分析功能。光学生物传感器具有灵敏度高、抗电磁干扰能力强等特点，在医疗卫生、环境安全等领域具有广阔的应用前景。表2-1给出了光学生物传感器与其他生物传感器相比较的优缺点。

表2-1　光学生物传感器的特点

优点	缺点
快速实时的测量并且灵敏度高和特异性强	价格较为昂贵，不能满足低成本的批量生产要求
非破坏性检测，允许多通道/多参数的并行测量	容易受到吸收，荧光和拉曼散射等背景信号干扰
除了基于量子点和荧光标记的传感器外，大部分传感技术是免标记检测	固定化敏感材料可能存在不稳定
不受电磁干扰影响	荧光标记检测技术中，荧光团的光漂白及标记指示剂的清除问题
可远程监测，尤其适用于有危险或无法靠近的环境	传质受限反应的响应时间的较长
集成化程度高，结构紧凑	

　　常见光学生物传感器主要包含以下部分：光源系统、生物识别系统、光学转换器、信号探测与分析系统。常用光学生物传感器的光源可选择激光或光电二极管。理想的光源应具备良好的稳定性、低背景噪音，同时还应考虑待测样本的性质以及探测器的检测能力。光学生物传感器中，光源对样本的有效激发通常需要借助相应的光纤、平面波导等传导装置。

　　光学生物传感器主要有三类生物识别机制，一类基于酶促反应，即通过检测高特异性酶促反应的中间产物或反应产物的颜色变化实现检测。其中有些反应需要辅酶的作用，利用反应过程中辅酶的光学性质的改变来实现检测；一类基于DNA杂交，即通过将固定在传感器表面上的单链DNA与分析物靶DNA杂交，形成双链DNA，杂交过程中产生的变化，实现对分析物的检测；还有一类基于免疫反应，即通过固定化抗原（或抗体）特异性结合对应的抗体（或抗原）使传感器表面的特性发生变化的原理来检测。光学换能器将发生生物识别反应后光学性质的变化转化为可探测的光信号。信号探测器将光信号转换为电信号，电信号经过放大滤波等数据处理过程，实现信息提取。光学生物传感器的探测器主要包括光电倍增管、电荷耦合元件、以及雪崩光电二极管。

二、光学生物传感器分类和检测原理（Classification and Principle of Optical Biosensor）

　　根据检测过程中是否使用标记物，光学生物传感器可分为荧光生物传感器和免标记生物传感器。荧光生物传感器通过对目标分子或者生物识别分子进行荧光标记（染色等）实现检测，其中荧光现象可表示目标分子的存在，同时还可以反映目标分子与生物识别分子之间的反应强度。免标记生物传感器主要是以入射光穿过生物识别层后发出的散射光等为检测对象，并利用表面等离子体共振、反射光干涉以及光纤技术等原理实现检测。与荧光生物传感器相比，免标记生物传感器具有操作方便、设备简单和信号稳定等优点。根据检测原理的不同，免标记生物传感器可分为折射率生物传感器、拉曼光谱生物传感器以及光吸收生物传感器。其中，折射率生物传感器应用最广泛，包括表面等离子体共振生物传感器、干涉生物传感器、光纤生物传感器以及波导生物传感器等。

下面分别介绍荧光生物传感器、反射光干涉生物传感器、表面增强拉曼散射生物传感器、表面等离子体共振生物传感器以及光纤生物传感器的检测原理。

（一）荧光生物传感器

荧光生物传感技术是以入射光激发的二次光为检测信号的间接分析方法。当分析物的参数（如浓度）发生变化时，荧光团的光学特性随之发生变化，包括荧光强度变化、荧光寿命变化，荧光偏振改变、荧光峰值偏移以及新荧光峰的出现等。荧光标记方法主要有两种，一种是用荧光标记物标记生物功能物质，并将其固定到生物识别层中，分析物与生物识别层反应后引起的化学环境改变将导致荧光标记物的荧光强度发生变化，而不同的荧光强度与分析物的浓度相对应；因此，通过检测荧光标记物的强度可得到分析物的浓度。这种方式要求荧光标记物对生物物质结合后引起的环境变化比较敏感。另一种是用荧光物质标记分析物，检测时将已知量的标记物与待测的未标记物混合，让其与生物识别层竞争结合，检测到的荧光强度能反映出最终结合到生物识别层上的标记物量，而它反比于待测物质的浓度，进而能对待测物质进行定量分析。

荧光生物传感器的优点是灵敏度非常高，而且探测极限达到单分子级别，但是荧光标记过程过于复杂，并且标记物可能干扰生物分子的功能。由于无法精确控制每个目标分子上的荧光团数量，因此荧光检测的定量分析具有一定的难度。此外，检测灵敏度容易受到背景荧光干扰，并且荧光寿命较短。一些新型的无机荧光标记物（如发光量子点等）的荧光寿命较长，利用这一点可以采用时间分辨荧光测试技术将信号荧光与背景荧光区别开来。荧光生物传感器融合了光物理化学、有机合成化学等，具备荧光分析法的高灵敏度特点。

（二）反射光干涉生物传感器

反射光干涉生物传感器是一种利用薄膜干涉原理的反射光干涉技术。传感器中的传感单元主要包括基底玻片和表面干涉层（图2-11）。表面干涉层一般为生物兼容性薄膜，如聚苯乙烯薄膜等。当抗原（或抗体）特异性结合抗体（或抗原）后可引起薄膜光学厚度的变化。通过检测薄膜的厚度变化可获取分析物的浓度信息。这种传感器概念的第一次实现是以多孔硅为干涉层，多孔硅的上、下表面分别作为两个反射面，当固定在多孔硅上的生物识别分子与分析物相互作用后，干涉信号出现偏移从而实现检测功能。

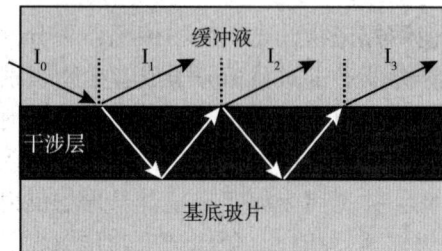

图2-11　反射光干涉生物传感器的传感单元示意图

反射光干涉生物传感器具有体积小、重量轻，能够对无标记的样本进行实时、原位地高稳定检测，以及抗电磁干扰能力强的优点；但是基片制备复杂，价格较贵，并且检测过程中样品通常需要处于流动状态。这类传感器主要用于对生物分子或者材料的动态检测。

（三）表面增强拉曼散射生物传感器

拉曼散射是光子与样品的振动分子相互作用的非弹性散射。在光子与振动分子的相互作用过程中，若分子吸收了部分来自光子的能量，这时分子的散射光频率小于入射光频率，出现的谱线称为拉曼 – 斯托克斯散射；相反，若分子转移了部分能量给光子，导致散射频率大于入射光频率，这时出现的谱线称为拉曼 – 反斯托克斯散射。由于反斯托克斯散射的强度较弱，因此在拉曼光谱分析中，通常测定的是斯托克斯线。将斯托克斯与反斯托克斯散射光的频率与入射光频率之差统称为拉曼位移（Raman Shift）。拉曼位移取决于样品的化学性质，例如原子类型、键合强度、键合角度、对称性等，因此拉曼光谱具有很强的化学特异性，能够对分子结构进行定性分析，被称为样品的化学指纹图谱。

拉曼光谱通过检测散射光谱中与入射光频率的不同从而得到分析物质的分子结构方面的信息。拉曼光谱技术被广泛地应用在分析检测领域，具有检测快速、准确，测量时通常样品不破坏的优点。由于水分子的拉曼散射很微弱，可以较容易地检测出水溶液中分析物的拉曼信息。拉曼光谱检测对制样要求低，且测量过程中不接触样品，不会引入污染，尤其对微量样品检测效果好。但是由于拉曼散射信号较弱，检测需具备高质量的激发光源和高灵敏的探测系统，并且信号容易受到干扰，不适用于细胞中低浓度分子的检测。

表面增强拉曼散射（Surface – Enhanced Raman Scattering，SERS）是一种有效的震荡光谱技术，利用局域表面等离子体共振产生的电磁场的放大作用实现对低浓度分析物的高灵敏检测，是解决拉曼散射信号弱问题的有效方法。其基本原理是当光照射到粗糙金属时，金属表面的自由电子发生震荡，如果振荡频率与电磁波频率一致，此时就会发生局域表面等离子体共振，增强了吸附在金属表面上的样品分子的激发光，从而产生的拉曼散射信号也被极大增强。表面增强拉曼散射的光增强强度与增强基底的性质和形状有关，常用的基底金（Au）、银（Ag）和铜（Cu）在大部分可见光和近红外范围内都具备局域表面等离子体共振，其中金和银在空气中比较稳定，因此更为常用。表面增强拉曼散射生物传感器具有灵敏度高、分辨率高、稳定性好等特点，被用于对各种生物样本和疾病的检测，包括各种癌症、阿兹海默症和帕金森症等。

（四）表面等离子体共振生物传感器

等离子态是物质除固态、液态和气态以外的第四态，通常是被电离的气体，如地球电离层等，但是某些固态导体如金属可看作一种特殊的等离子体。与气体离子体不同的是，金属等离子体的正离子无法自由移动，且金属呈现空间固定形态。等离子体的形态和性质受外加电磁场的强烈影响，并存在极其丰富的集体运动模式如各种静电波、漂移波等。当金属受到外来电场激励时，金属表面会产生等离子体，称为表面等离子体，而离子体内部带电粒子因为空间电荷电场的作用，会发生集体振荡而产生表面等离子体激元。根据麦克斯韦方程，可得到表面等离子体激元的传播常量，表示为：

$$\beta_{SP} = \frac{2\pi}{\lambda} \sqrt{\frac{\varepsilon_d \varepsilon_m}{\varepsilon_d + \varepsilon_m}} \qquad (2-13)$$

其中，ε_m 是金属介电常数，ε_d 是介质介电常数，λ 表示真空中的光波长。

表面等离子体激元沿着金属与电介质界面传播形成表面等离子体波，这种波是一种非辐射横磁波（TM），磁场矢量垂直于其传播方向，平行于两种介质的分界面。当入射角或波长为适当值的条件下，表面等离子体波与消逝波的频率和波数相等，此时二者将发生共振，产生表面等离子体共振（Surface Plasmon Resonance，SPR）吸收，使反射光强度急剧减小，达最低值时，反射光谱上出现共振吸收峰，吸收峰的幅度是入射角与波长的函数，此时的入射角称为共振角，对应波长为共振波长（图 2-12）。

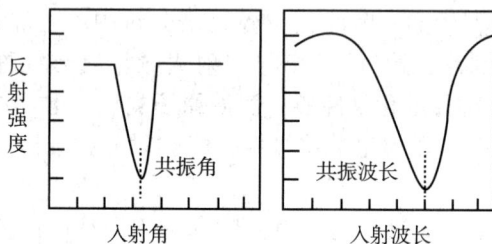

图 2-12　SPR 反射光谱

共振的产生与入射光的波长和入射角金属薄膜的介电常数及介质的折射率密切相关。如果传感器中紧靠在金属薄膜表面的介质折射率不同，共振条件发生变化，则共振吸收峰的位置就会发生偏移。不同物质折射率不同，同一物质的不同浓度的折射率也不同，因此，通过测量分析共振吸收峰的改变量可以实现信号测量，包括共振角度测量、共振波长测量以及共振强度测量等，可对附着在金属表面上的不同电介质或同一介质的不同状态进行区分。

表面等离子体波不能直接被入射光激发，需要通过棱镜、光纤、波导或光栅等结构使入射光产生消逝波激发表面等离子体激元，产生 SPR。根据 SPR 传感器光学耦合方式的不同，可以将其分为四类：棱镜耦合型、波导耦合型、光纤耦合型和光栅耦合型。

1. 棱镜耦合型

棱镜耦合型是应用最早、最多的 SPR 传感器激发装置，通常采用克雷奇曼（Kretschmann）型装置，如图 2-13 所示。在这种装置中，几十纳米厚的金属膜被直接镀于棱镜的底部表面，待测分析物置于金属膜下面，当入射光以合适入射角入射到棱镜后产生消逝波，消逝波激起金属薄膜表面等离子体波，调整入射光角度，当消逝波的传播常数和表面等离子体激元的传播常数匹配时，就会发生 SPR，即满足条件

$$\frac{2\pi}{\lambda}n_p\sin\theta = Re\{\beta_{SP}\} = Re\left\{\frac{2\pi}{\lambda}\sqrt{\frac{\varepsilon_d \varepsilon_m}{\varepsilon_d + \varepsilon_m}}\right\} \qquad (2-14)$$

上式中，θ 是入射角，n_p 是棱镜折射率，β_{SP} 是表面等离子体激元的传播常数。这种方法也被称作为衰减全反射法。棱镜耦合结构的表面等离子体共振拥有最低的检测下限，但棱镜体积过大不利于集成。

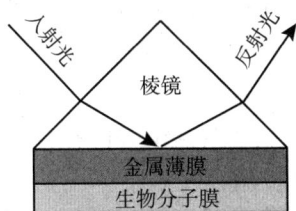

图 2 - 13 Kretschmann 型 SPR 传感装置

2. 波导耦合型

平面光波导耦合型（图 2 - 14）也可以激发 SPR。入射光在波导内部以全反射的方式传播，并在金属表面和波导层产生消逝波。同样地，如果消逝波的传播常数与表面等离子体激元的传播常数匹配，发生 SPR。波导耦合型的结构操作简单，稳定性好，具有很好的鲁棒性，而且可以很容易地集成其他光学或是电子元件，主要用于一些薄膜性质的研究。

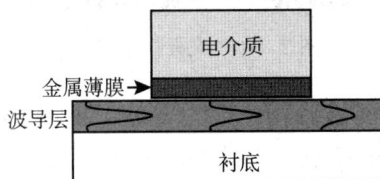

图 2 - 14 波导耦合结构

3. 光纤耦合型

光纤耦合型（图 2 - 15）是通过在光纤纤芯上覆盖金属使入射光可以在金属层和光纤芯的界面上产生消逝波耦合表面等离子体波，实现 SPR。光纤耦合型的 SPR 传感器具有体积小、重量轻、可远程数据采集等优点，适用于一些特殊情况下的测量。然而，由于光纤的入射角等参数限制，导致其检测分辨率较低。

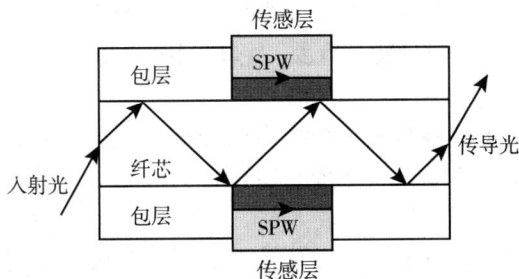

图 2 - 15 光纤耦合结构

4. 光栅耦合型

光栅耦合型（图 2 - 16）是通过金属光栅实现 SPR。当入射光垂直照射到周期调制的金属光栅表面时，反射光会发生衍射，不同的衍射角对应不同的衍射级。当衍射光的垂直波矢分量与入射光的垂直波矢分量相等时，平行波矢分量得到增强。当某一级衍射光的水平波矢分量与表面等离子波的传播常数相等时就会激发 SPR，该级衍射光强就会降低甚至消失。因此，通过检测各级衍射光的光强度分布情况可以提取待测物的相关信息。相比于棱镜型 SPR 传感器，以波长作为变量时，棱镜耦合型的灵敏度高于光栅型；以角度作为变量时，两种传感器具有相似的灵敏度。有研究表明，采用曲面衍射光栅可以提高信噪比，特别是在测定表面等离子体共振峰位置变化方面，测量灵敏度远高于棱镜型。但是这种传感器中入射光直射在金属光栅表面导致传感器的性能容易受到被测样品透光性的影响，因而测量过程中要求透明的样品液和测量池。加上金属光栅加工工艺较为繁琐，因此衍射光栅耦合型 SPR 传感器的研究与应用相对较少。

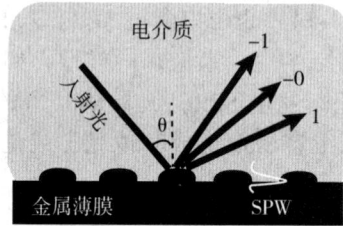

图 2 - 16　光栅耦合结构

　　表面等离子体共振生物传感器具有检测快速、灵敏度高，样品需要量少，抗电磁干扰能力强以及高通量检测的特点，能够实时检测，动态监测生物分子相互作用等优点，其缺点在于消逝波只在界面 100nm 内区域存在，因此无法检测细菌、细胞等较大的生物物质，也无法同时检测表面折射率的变化和溶液折射率的变化。

（五）光纤生物传感器

　　自 1975 年首个光纤生物传感器问世以来，光纤生物传感器以其独特的优点和巨大的应用价值引起广泛关注，越来越多的科研人员投入到光纤生物传感器的研发中。

　　光纤生物传感器通常由三部分组成：①探头，由半透明的套及参与化学反应的试剂等组成，实现与被检测物质发生反应从而引起光的变化的功能，是该传感器的核心部分；②光纤，入射光及待检测光的传导部件；③光源及检测装置。对传感器来说这三部分缺一不可，而探头的设计特别重要，它直接决定传感器的检测范围、灵敏度等，是该传感器研究的重点。

　　光纤由纯玻璃或其他材料制成，纤维表面的折射率比中心折射率低，使光线在纤维中多次全反射或呈曲线传播。光纤传感器可分为双芯和单芯，探头位于光纤端部的敏感部位又称为反应相。在双芯光纤中，光从一束纤维传至"探头"，再从另一束纤维传出。反应试剂或指示剂被固定在球形载体上，用管状膜将敏感物质及载体套在光纤端部，分析底物透过膜或敏感物质作用。在管状膜的顶端有一"黑塞"，它能阻止入射光作用于外部溶液样品，以避免潜在的干扰。球形载体除给反应提供基底以外，还能对入射光发生散射，使其改道从另一束纤维传导至检测器。图 2 - 27（b）和图 2 - 17（c）为单芯光纤传感器，它们适合于荧光测定。图 2 - 17（c）组件光纤的包层被剥去一部分，用反应相取代，这种结构利用了光纤的一种特性，即光在光纤中传导时，也会向包层穿射一小段距离，反应相产生的吸收现象或折射率的变化会改变传导光的辐射强度，此外也能从光纤表面的反应相激发荧光。

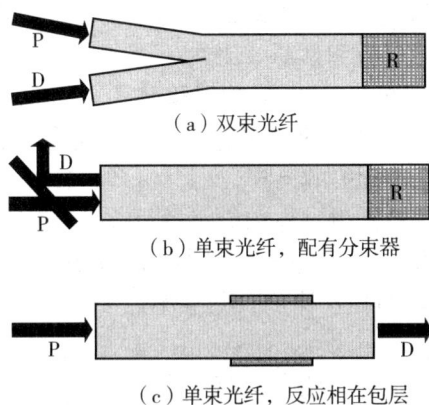

（a）双束光纤

（b）单束光纤，配有分束器

（c）单束光纤，反应相在包层

图 2-17 光纤传感器

P-入射光；D-检测辐射；R-反应相

在光纤生物传感器反应相（探头）发生的可以是酶促反应或生物亲和反应（如抗原抗体或受体配体特异性结合；核酸分子碱基互补配对；酶对底物作用专一性等），产生的生物化学信息调制光纤中传输光的物理特性如光强、光振幅、相位等。因此这种传感器有较强的选择性和很高的灵敏度，而且在分析过程中可省去对测试物分离提纯等繁琐工作，但上述形成的复合物或产生物产生的光谱行为相似，单靠光纤本身无法区分，常需使用酶、荧光物质、酸碱指示剂等指示剂或标记物。因此光纤生物传感器根据器件构造和传感原理不同可分为光纤荧光生物传感器、光纤 SPR 生物传感器、光纤 LSPR（贵金属局域表面等离子共振）生物传感器等。

三、光学生物传感器的应用（Application of Optical Biosensor）

不同检测原理的光学生物传感器各有优缺点，比如，荧光光谱由于谱形较宽、携带信息少，不适合直接探测物质的结构和成分信息，但是荧光强度高，特异性强，可用作物质的标记分子；SPR 技术的灵敏性很高，并且不需要标记，是检测蛋白和 DNA 最常用的方法，但是体积大，成本高；SERS 光谱能够反应物体的精细结构，可用于成分分析；光纤的优点是体积小、重量轻，在传输过程中损耗低，并且抗干扰能力强。利用不同类型传感器的特点，并与其他技术结合，发展更高性能的光学生物传感器，包括光纤荧光生物传感器、光纤 SPR 传感器、消逝波光纤传感器等，是光学生物传感器发展的重要趋势。光学生物传感器在食品安全、生命医学、环境监测等多个领域有着愈来愈广泛的应用。

在食品质量与安全方面，需要对食品进行基本成分分析、病原体检测、药物残留检测以及重金属或其他毒性成分分析等。SPR 免疫传感器可用于检测多种食源性病原体，如鸡肉中的沙门菌（Salmonella）以及嗜肺性军团菌（Legionella pneumophila）等。光纤光学生物传感器可用于对食物中的农药残留成分进行检测。利用消逝波光纤传感器结合免疫检测可对食物中是否含有毒性蛋白进行分析。

在生命医学方面，研究者利用纳米光纤生物传感器探测了酶 caspase-9 的活性，实现了对单个活体细胞内有机体凋亡的监测。小型的医用光纤 SPR 传感器可实时监测光纤端面处的活细胞，将此传感器和光纤嵌入内窥镜，可实现对人体组织病变细胞进行检测，适用于临床疾病的分析和诊断。比如，利用光纤 SPR 传感器实时检测前列腺特异抗原，可应用于临床上的前列腺病变检查和治疗。另外，因为 SERS 生物传感器对生化物质种类敏感，能够获得样品的结构信息，可识别不同的病毒，在临床上可应用于癌症、阿兹海默症、帕金森症等的检测。

在医药研究领域，连续监测生物体内微小活性物质之间相互作用的动态过程对药物作用机制的研究至关重要。基于 SPR 技术的 BIA（Biomolecular Interaction Analysis）技术可实时监测生物分子间的相互作用，并且不需要任何标记，可应用于药物开发、疫苗开发等。

目前，不同原理的光学生物传感器的商业化产品能够满足不同检测要求，广泛应用于不同领域。美国 Research International 公司研发的 PR610 - 2 消逝波荧光生物分析仪，主要用于食品中病原体及毒性成分的分析和检测，该公司的另一款光纤荧光传感器产品 Raptor 可实现多种病毒、细菌、核酸序列等的检测，也已广泛应用于食品安全、医学检测及国土安全等各个领域。瑞典的 Biacore 公司的 SPR 分析仪灵敏度高，自动化分析功能强大，是使用用户最多的商业化产品。另外，其他商业化的 SPR 分析仪还有 Biosensing Instrument 公司的 BI - SPR1000、IBIS Technologies 公司的 IBIS iSPR、Nomadic Inc. 的 SensiQ 产品等。表 2 - 2 列出了部分主要的光学生物传感器生产商。

表 2 - 2　部分光学生物传感器生产商

主要技术	生产厂商	网址
SPR	Biacore	https：//www. biacore. com
	Auto lab	http：//www. Metrohm - autolab. com
	IBIS	http：//www. ibis - spr. nl
	Bio - Rad	http：//www. bio - rad. com
	Graffinity Pharmaceuticals	http：//www. graffinity. com
	SensiQ（Nomadic Inc.）	https：//www. sensiqtech. com
Fiber Optic Biosensor	Research International	http：//www. resrchintl. com
Optical Interferometry	Silicon Kinetics	http：//www. silicankinetics. com
Waveguide	Microvacuum	http：//www. microvacuum. com
	Farfield Sensors	http：//www. farfield - sensors. com

综上，光学生物传感技术是多学科交叉的产物，随着光学技术、计算机技术以及材料科学相关研究的进展，该技术得到快速的发展和广泛的应用。光学生物传感器的发展趋势是低成本、微型化、集成化和智能化，并具备微量样本检测、多参数检测的能力。需要指出的是，高性能光学生物传感器的发展依赖于其集成化水平，包括：

（1）光学传感器本身结构的集成。将不同的光学结构集成到一个传感器上，发挥每种结构的优点使传感器具备更好的性能；甚至荧光光谱、拉曼光谱都可以集成到免标记生物传感器上，优势互补，提取更全面的生物信息。

（2）光学结构与微流控技术的集成。例如"光流体"技术就是微流体与光学探测的结合产物。

（3）光源和探测器直接集成到同一个传感器。传感器往微型化方向发展，但是光源和探测器体积仍然过大，因此将光源、探测器以及相应的光电控制芯片与传感器集成是便携装置发展至关重要的一步。

思考题

1. 定义"生物传感器"。生物传感器的两个主要由哪两部分组成？

2. 举例说明生物传感器在医学领域的应用。

3. 电化学传感器为什么需要参比电极？

4. 简述葡萄糖生物传感器的发展。

5. 什么是"顺压电效应"和"逆压电效应"，简述压电晶体生物传感器的检测原理。

6. 举例说明压电晶体传感器在生物医学领域的应用。

7. 什么是光学生物传感器？如何设计一个光学生物传感器？

8. 比较 SPR 生物传感器和 SERS 传感器的工作原理。

9. 查阅相关资料，简述一种光学生物传感器的最新应用。

第三章 | 医学影像技术

Chapter 3　Medical Imaging Technology

摘要（Abstract）

　　医学影像学是指为了医疗或医学研究，对人体或人体某部分，以非侵入方式取得内部组织影像的技术与处理过程。医学影像技术以观察人体信息为目的，作为疾病诊断的重要手段，推动了医疗水平的进步，为建设数字化医院提供了重要的技术基础。本章将介绍目前使用较为广泛的现代医学影像技术，包括 X 线及计算机体层成像、超声成像、核磁共振成像、放射性核素成像、光学成像等，并分别介绍这些医学影像技术的成像原理、成像设备的基本构造、在生物医学领域中的具体应用及最新技术进展等。

　　Medical imaging is the technique and process of creating visual representations of the interior of a body for clinical analysis and medical intervention, as well as visual representation of the function of some organs or tissues. Medical imaging seeks to reveal internal structures as well as to diagnose and treat disease, also establishes critical medical information and database for digital hospital development. This chapter will introduce the knowledge about various medical imaging technologies including X – ray radiography, X – ray computed tomography (CT), magnetic resonance imaging (MRI), ultrasonic imaging, radio nuclear imaging (RNI), nuclear medicine functional imaging techniques such as positron emission computed tomography (PET) and single – photon emission computed tomography (SPECT), as well as medical optical imaging technologies. In each section, fundamental principles of medical imaging, composition for imaging equipment, their applications in biomedical field and the latest advancement for each medical imaging technology will be introduced, respectively.

学习目标

1. **掌握** X 射线及计算机体层成像、超声成像、核磁共振成像及放射性核素成像的基本原理。
2. **熟悉** X 射线及计算机体层成像、超声成像、核磁共振成像及放射性核素成像在生物医学中的具体应用。
3. **了解** X 射线及计算机体层成像、超声成像、核磁共振成像设备的基本构造、核素成像的分类等。

第一节　概　　述
Section 1　Introduction

1895 年，德国物理学家伦琴发现 X 射线，医学影像学的帷幕正式拉起，以 X 射线及计算机体层成像、超声成像、核磁共振成像、放射性核素成像、光学成像为代表的医学影像技术在近数十年中得到了飞速发展。医学影像技术以非侵入方式取得内部组织影像，对疾病的诊断提供了科学和直观的依据，为最终准确诊断病情和治疗疾病起到不可替代的作用。生命科学的发展使得生物工程、基因工程和分子生物学等学科进一步深入揭示生物体内微观世界的规律，开拓了生物医学影像技术研究的新方向，分子影像学应运而生。分子影像学运用影像学手段显示组织水平、细胞和亚细胞水平的特定分子，反映活体状态下分子水平变化，从而对其生物学行为在影像方面进行定性和定量研究。医学影像的成像目标也从单纯的显示形态学的变化发展到通过影像手段将疾病的生理、功能、代谢等过程表现出来。

从生物医学工程学发展的角度看，由于医学影像能提供器官、组织、细胞甚至分子水平的图像，医学影像技术是生物医学工程各分支学科研究中不可或缺的重要手段。从临床诊断角度看，由于医学影像以非常直观的形式向人们展示人体内部的结构形态与脏器功能，已成为临床诊断中最重要的手段之一。

各种医学影像技术各有优缺点，选择何种成像方式取决于待检测对象的特点。为了更清晰的观察待检测部位，多种成像方式联合应用的方法被广泛应用。下面介绍常见几种医学影像技术的优缺点。

一、X 射线计算机断层成像技术（X-ray Computed Tomography, X-CT）

X-CT 成像技术的主要优点：密度分辨率比较高；所成图像为横断面图，可连续扫描若干层，可作冠状、矢状重建；图像由计算机重建，不与邻近体层的影像重叠；图像可由 CT 值量化提供诊断参考价值；增强扫描能了解肾脏、肝脏等脏器的病变的血液供应情况等。X-CT 成像技术的主要缺点：该种成像方式没有靶向指向性；X 光辐射对人体有害；软组织等部分分辨率不够高等。

二、超声成像技术（Ultrasonic Imaging Technology）

超声成像技术的主要优点：可发现腹部脏器的病变情况，且可以连贯地、动态地观察脏器的运动和功能，追踪病变，显示立体变化，而不受其成像分层的限制；超声技术可以对实质性器官（肝、胰、脾、肾等）以外的脏器进行检测，还可以结合多普勒技术监测血液流量、方向，从而辨别脏器的受损性质与程度；超声没有创伤并且设备价格比较低。超声成像技术的主要缺点：对某些部位的检查具有一定限制性；清晰度以及分辨率等方面都弱于 X-CT 和 MRI，并且超声图像缺乏对病灶的病例性质的特异性，受操作者的经验水平影响很大。

三、核磁共振成像技术（Magnetic Resonance Imaging Technology, MRI）

MRI 技术的主要优点：无辐射损伤；多参数成像对比度高；对水敏感性高，高场核磁共振对小囊肿诊断能力远高于其他技术；没有骨伪影，对组织学诊断水平较高；动态增强扫描可了解肾脏等脏器病变的血供特点。MRI 技术的主要缺点：扫描时间过长，对某些器官和疾病的检查还有一定限制；钙化、结石显示不佳，核磁共振图像表现比较复杂；影像受扫描参数、组织参数多重影响，图像解读困难；费用较高，相对禁忌证较多。

四、正电子发射断层扫描显像技术（Positron Emission Tomography, PET）

PET 技术的主要优点：所用放射性核素基本都是人体组成的基本元素，易标记各种生命必需的化合物及其代谢产物，且参加人体生理生化代谢过程；对生物体检测深度比较大，灵敏度比较高；PET 图像能反映人体生理、病理异常生化代谢情况，对疾病的早期诊断，确定治疗方案、监测疗效、判断预后等都有很大的实用价值。PET 技术的主要缺点：检测费用较高；放射性核素半衰期短，且都是加速器产生，对设备要求高。

五、单光子发射断层扫描显像技术（Single – photon Emission Computed Tomography, SPECT）

SPECT 技术的主要优点：利用三维图像进行水平、矢状及冠状图像重建，能检测出机体物质代谢变化的信息；能准确显示出局部的功能和代谢情况；对骨成像有着比较高的灵敏度；组织穿透力比较强。SPECT 技术的主要缺点：对人体组织结构及解剖学的变化分辨率不如 CT 和 MRI；对肺、肝、胃肠道肿瘤探查诊断不如 CT 和 MRI 等。

六、光学成像技术（Optical Imaging Technology）

光学成像技术的主要优点：对于待检测生命物质有着较高的灵敏度；对人体无毒无害，没有辐射等其他副作用；造价相对比较低，经过不同修饰可以对不同生物物质进行特异性检测。光学成像技术的主要缺点：光不能有效穿透组织到达深层次部位，从而限制了其临床转化的能力。

掌握各种成像技术的原理及应用范围，有助于选择或组合不同的方式对于生物体进行检测。本章将介绍 X 射线及计算机体层成像、超声成像、核磁共振成像、放射性核素成像、光学成像等医学影像技术的相关知识。

光学成像

优点： · 靶点确证以及化合物优化的高通量筛选 · 灵敏度高	缺点： · 临床转化有限 · 穿透深度低

PET成像

优点： · 临床转化能力强 · 高灵敏度，不受穿透深度影响	缺点： · 成本高

磁共振成像

优点： · 临床转化能力强 · 软组织对比度分辨率高	缺点： · 成本高 · 成像时间长

SPECT成像

优点： · 临床转化能力强 · 不受穿透深度影响	缺点： · 空间分辨率有限

超声成像

优点： · 临床转化能力强 · 时空分辨率高 · 成本低	缺点： · 受操作者影响大 · 靶向成像受血管影响较大

CT成像

优点： · 空间分辨率高（骨骼和肺） · 临床转化能力强	缺点： · 没有靶向特异性成像 · 有辐射 · 软组织对比度差

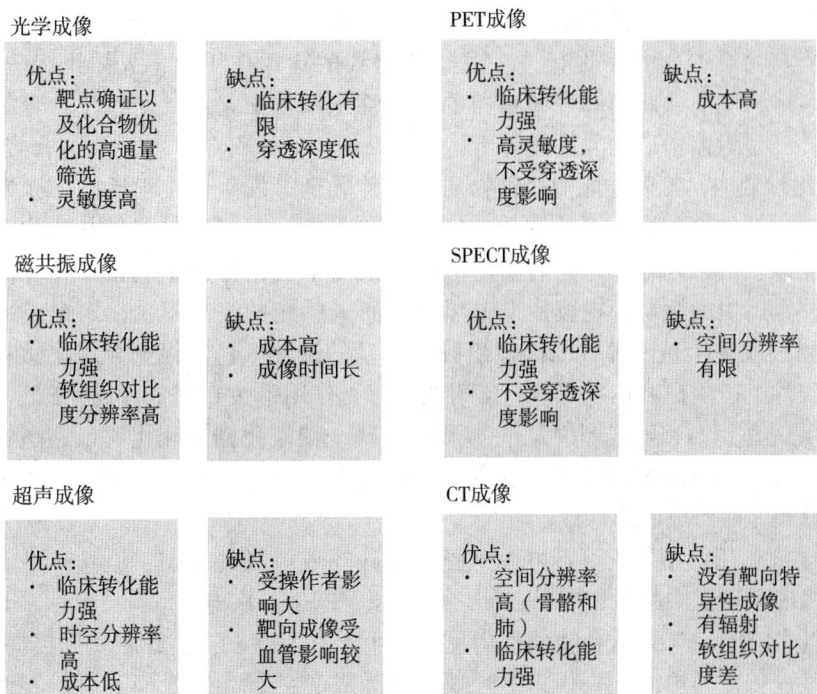

图3-1　各种医学影像技术优缺点比较图

第二节　X-CT成像技术

Section 2　X-ray Computed Tomography

一、X射线成像技术（X-ray Radiography）

（一）X射线成像基本原理（Basic Principles of X-ray Radiography）

1. X射线的基本特性

X射线是一种高频率、短波长的电磁波。图3-2为电磁波谱的频率及波长范围，X射线的频率约在 $3 \times 10^{16} \sim 3 \times 10^{20}$ Hz，波长约在 $10 \sim 10^{-3}$ nm。诊断常用的X射线波长范围为 $0.008 \sim 0.031$ nm。X射线具有电磁波的共同属性，在各向同性的均匀介质中，沿直线传播。除具有电磁波的一般性质外，X射线还有如下特性。

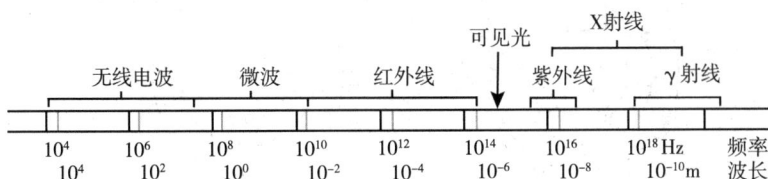

无线电波	微波	红外线	可见光	紫外线	X射线 γ射线

10^4	10^6	10^8	10^{10}	10^{12}	10^{14}	10^{16}	10^{18} Hz	频率
10^4	10^2	10^0	10^{-2}	10^{-4}	10^{-6}	10^{-8}	10^{-10} m	波长

图3-2　电磁波谱的频率及波长范围

（1）穿透效应。X 射线波长短，能量高，因此具有很强的穿透本领，其贯穿物质本领的强弱与物质本身的性质有关。根据 X 射线的穿透作用可将人体组织分为三类：一是体内气体、脂肪、肌肉和一些脏器等可透性组织；二是结缔组织、软骨等中等可透性组织；三是骨骼、矿物质盐类等不易透过性组织。

（2）化学效应。X 射线能使多种物质如胶片乳剂等发生光化学反应，称为 X 射线的感光作用。例如涂有溴化银的胶片，经 X 射线照射后，可以感光转化为卤化银，产生潜影，经显、定影处理，感光的溴化银中的银离子被还原成金属银，并沉淀于胶片的胶膜内。金属银的微粒，在胶片上呈黑色，而未感光的溴化银，在定影及冲洗过程中，从 X 射线胶片上被洗掉，因而显出胶片片基的透明本色。根据金属银微粒沉淀的多少，在胶片上产生黑和白的影像。X 射线的感光作用是 X 射线成像的基础。

（3）荧光作用。X 射线照射某些物质，如磷、铂氰化钡、硫化锌、钨酸钙等，能激发出可见荧光。医疗上的 X 射线透视，就是利用 X 射线的荧光作用在荧光屏上显示 X 射线透过人体后所成的影像。

（4）电离作用。X 射线不带电，不受外界磁场或电场的影响，但具有足够能量的 X 光子能够撞击原子中的轨道电子，使之脱离原子产生一次电离。

（5）生物效应。X 射线在生物体内也能产生电离及激发，使细胞受到损伤、抑制、死亡或通过遗传变异影响下一代，这种现象称为 X 射线的生物效应。由于人体各种组织细胞对 X 射线的敏感性不同，受到的损伤程度有所差异，利用这种性质可以用来杀死某些敏感性强、分裂旺盛的肿瘤细胞，从而应用在肿瘤的放射治疗中。

（6）热作用。X 射线被物质吸收，绝大部分最终都将变为热能，使物体温度升高。

2. X 射线的产生

产生 X 射线最简单的方法是用高速运动的电子流撞击金属靶。撞击过程中，电子突然减速，将电子的动能转变为 X 射线光子的能量，形成 X 光的连续谱，称为轫制辐射。通过加大加速电压，使电子携带的能量增大，则有可能将金属原子的内层电子撞出。于是内层形成空穴，外层电子跃迁回内层填补空穴，同时放出波长在 0.1nm 左右的光子。由于外层电子跃迁放出的能量是量子化的，所以放出的光子的波长也集中在某些部分，形成了 X 光谱中的特征谱，称为特性辐射。

X 射线是在能量转换中产生的，是由连续 X 射线、特征 X 射线两种成分组成的混合射线，如图 3-3 所示，连续 X 射线是高速电子与靶原子核相互作用时产生的、具有连续波长的 X 射线。特征 X 射线完全由靶材料性质决定，不同靶材料都有自己特定的线状光谱，它表征了靶物质的原子结构特性。

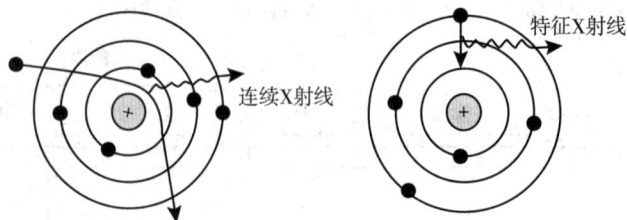

图 3-3　连续 X 射线和特征 X 射线

X射线管是产生X射线的关键部件，基本作用是将电能转换为X射线能。如图3-4所示，X射线管的基本构造包括：阴极、阳极和真空玻璃管。其中阴极灯丝通常由钨组成，其作用是发射电子；阳极作用为吸引和加速电子，接受高速运动电子轰击而激发X射线；真空玻璃管用来支撑阴、阳两极，并保持管内真空度，使电子运动不受阻挡。

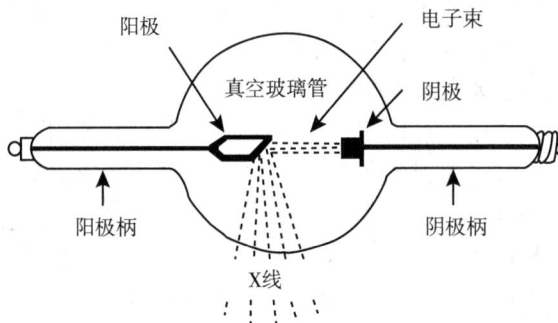

图3-4 X射线管的基本构造

3. X射线在物质中的衰减规律

X射线具有很强的穿透能力，X射线通过物质时，与物质发生相互作用的过程中，由于物质对X射线的吸收和散射，导致入射方向X射线强度减少。X射线穿过人体后的衰减遵循指数衰减规律：$I = I_0 \cdot e^{-\mu d}$，式中I为通过物体后X射线强度，I_0为入射X射线强度，d为物体厚度，μ为物体线性吸收系数。如图3-5所示，如果介质沿X射线路径的密度不均匀，则可将整个介质分成若干个很小的体积元，称为体素，其线度为l，每一个体积元可视为均匀介质，体积元中的μ值相同。

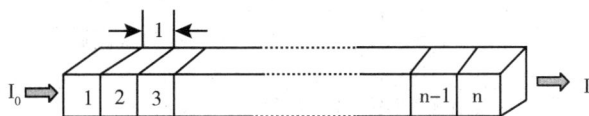

图3-5 X射线在物质中的衰减示意图

对于第一个体素有：
$$I_1 = I_0 e^{-\mu_1 l} \qquad (3-1)$$

对于第二个体素有：
$$I_2 = I_1 e^{-\mu_1 l} = (I_0 e^{-\mu_1 l}) e^{-\mu_2 l} = I_0 e^{-(\mu_1 + \mu_2) l} \qquad (3-2)$$

对于第n个体素有：
$$I_n = I_0 e^{-(\mu_1 + \mu_2 + \cdots + \mu_n) l} \qquad (3-3)$$

由于入射X射线强度I及物体厚度d均为已知数，只需通过探测器测出I值，根据上式可求出吸收系数的和为：
$$\mu = \mu_1 + \mu_2 + \mu_3 + \cdots + \mu_n = \frac{I}{l} \ln \frac{I_0}{I} \qquad (3-4)$$

该μ值为X射线贯穿该层面内各组织元素总的吸收系数。对于同一种物质来说，线性吸收系数μ与其密度成正比，吸收体密度越大，X射线在单位路程中被吸收或散射的概率就越大。

4. X 射线影像的形成

X 射线投照到人体上时, 由于人体各种组织、器官在密度、厚度等方面存在差异, 对于 X 射线的线性吸收系数 (μ 值) 不同, 对投照在其上的 X 射线的吸收、衰减各不相同, 使得透过人体的剩余 X 射线的强度分布发生变化。通过分析剩余 X 射线的强度分布情况, 即可获得组织对于 X 射线的吸收情况。然而, 由于 X 射线不能直接为人眼所见, 须通过一定的采集、转换、显示系统将 X 射线强度分布情况转换成可见光的强度分布, 形成人眼可见的 X 射线影像。

利用 X 射线的感光作用, 可以用具有感光特性的医用 X 射线胶片接收穿透人体的 X 射线, 胶片上接收 X 射线照射的部分产生化学反应, 形成潜影, 经过对有潜影的胶片进行处理, 使胶片上的潜影转变为可见的不同灰度分布像。

除了传统的医用 X 射线胶片, 非晶态硅平板探测器是以非晶硅光电二极管阵列为核心的 X 射线影像探测器, 如图 3 - 6 所示, 处于探测器顶端的碘化铯闪烁晶体层接受 X 射线照射后, 可将 X 射线转换为可见光, 激发非晶硅光电二极管阵列, 使光电二极管产生电流从而产生电信号, 通过外围电路检出及 A/D 变换, 获取的数字信号经通信接口电路传至图像处理器, 从而形成 X 射线数字图像。平板数字探测器是数字 X 射线摄影 (Digital Radiography, DR) 成像技术的关键。除此之外, 可以使 X 射线通过 X 射线电视系统等其他接收装置成像。除了以上由 X 线获得的直接图像外, 探测器接收透过某一层面的 X 射线后, 通过计算机处理计算该层面各体素的 X 射线衰减系数, 经过重建, 还可以获得反映该层面 μ 值分布的重建图像, 即 X - CT 图像。

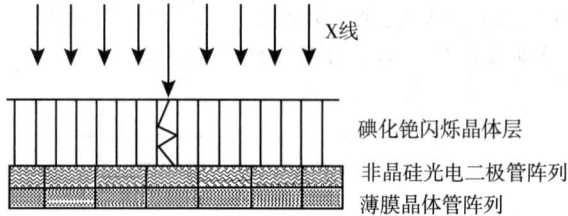

图 3 - 6　平板数字探测器

(二) X 射线成像技术的临床应用 (Clinical Applications of X – ray Radiography)

1. X 射线常规拍片检查

利用 X 射线穿透人体被检查部位并感光在胶片上形成影像而进行诊断的方法, 称为 X 射线拍片检查。X 射线常规拍片检查一般多用于胸部、头部、脊柱、四肢骨等部位。全胸片是临床 X 射线常规拍片检查最常用的一项, 用以观察胸部诸骨、双肺、心脏、大血管、纵隔、气管及横膈。拍片可以留下客观的记录, 有利于复查对比, 缺点是不能观察器官的运动功能。

2. 软 X 射线摄影

由 40kV 以下管电压产生的 X 线, 因其能量低, 波长较长, 穿透力较弱, 被称为软射线, 用软射线进行的 X 线摄影称为软 X 射线摄影。乳腺 X 射线摄影即是一种利用低剂量的 X 射线检查乳房的软 X 射线摄影技术, 能检测各种乳房肿瘤、囊肿等病灶, 有助于早期发现乳腺癌，并降低死亡率。乳腺 X 射线摄影采用的钼靶 X 线管，可以输出具有 17keV 的特征 X 射线，满足乳腺摄影的成像要求，能很好地显示乳腺的细微结构，迄今仍被公认为乳腺疾患影像学检查的首选方法。

3. 数字 X 射线摄影成像技术（DR）

DR 系统由 X 射线机、平板数字探测器、控制台、图像处理工作站、计算机网络服务器、胶片打印机和存储设备等组成（图 3-7）。利用平板数字探测器，DR 系统能直接把 X 射线能量转换成电子信号，并快速地经 A/D 转换形成数字化影像，实时地传输到影像工作站。DR 技术成像速度更快，X 射线照射剂量低，图像质量更清晰，具有更高的空间分辨率，并能减少工作流程，可以根据临床需要进行各种图像后处理，为影像诊断中的细节观察、前后对比、定量分析提供技术支持。DR 易于显示纵隔结构如血管和气管，在观察结节性病变、肠管积气、气腹和结石等含钙病变方面优于传统 X 射线图像。

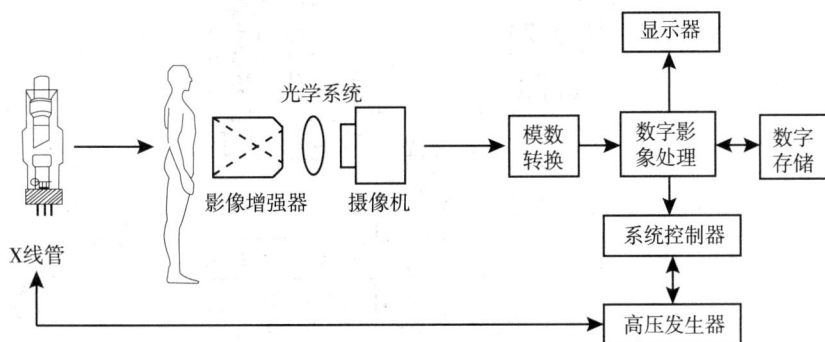

图 3-7 DR 系统组成示意图

4. X 射线造影检查

普通 X 射线检查主要根据人体各组织器官对 X 射线吸收程度的差异而形成灰度不同的影像进行诊断。当人体某些组织器官的密度与邻近的组织器官或病变器官的密度相同或相近时，普通 X 射线影像不能很好地显示组织器官的形态及内部结构，此时，采用人工的方法将高密度或低密度物质引入人体，通过改变组织器官与邻近组织的密度差，以显示成像区域内组织器官的形态、功能或位置的检查方法，称为造影检查。所采用的能提高人体组织对比度的物质称为造影剂。X 射线造影剂可分为两大类，即原子量高、比重大的高密度造影剂和原子量低、比重小的低密度造影剂。

X 射线造影剂可提高消化系统各器官和周围组织的对比度，临床常用 X 射线造影检查显示消化道和消化腺的病变形态及功能改变。例如，临床上常让受检者吞服吸收系数很高的高密度造影剂硫酸钡，使其陆续通过食管和胃肠道，当进行 X 射线摄影，即可把这些脏器显示出来。关节检查时，可以在关节腔内注入密度很小的空气，从而在 X 射线摄影中显示出关节周围的结构。泌尿系统 X 射线造影是诊断泌尿系统疾病的重要检查方法，能观察泌尿生殖系统的解剖结构及生理功能，特别是对泌尿系统的结石、结核、肿瘤及先天畸形的诊断有其极特殊的价值。

5. 数字减影血管造影技术

数字减影血管造影技术（Digital Subtraction Angiography，DSA）是通过计算机把 X 射线造影片上的骨与软组织的影像消除，仅在影像片上突出血管的一种摄影技术。如图 3-8 所示，在注入造影剂之前，首先进行第一次成像（掩膜像），并用计算机将图像转换成数字信号储存起来。注入造影剂后，再次成像（造影像）并转换成数字信号，两次数字相减，消除相同的信号，最后经 D/A 转换成减影图像，其结果是消除了造影血管以外的组织结构，突出了被造影的血管影像。

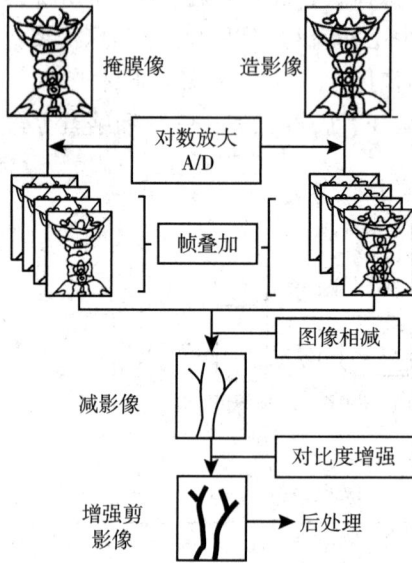

图 3-8　数字减影血管造影技术基本原理

由于没有骨骼与软组织影的重叠，DSA 技术可以使血管及其病变显示更为清楚，是一种理想的非损伤性血管造影检查技术。DSA 技术不仅可用于血管疾病的诊断，如观察血管梗阻、狭窄、畸形和血管瘤等，而且可以为血管内插管进行导向。DSA 对冠状动脉、心内解剖结构异常、主动脉夹层、主动脉瘤、主动脉缩窄和分支狭窄以及主动脉发育异常等心脏大血管显示清楚。在脑血管疾病的诊断与治疗上，DSA 也可用于诊断颈段动脉狭窄或闭塞、颅内动脉瘤、动脉闭塞和血管发育异常，以及颅内肿瘤供血动脉的观察等。此外，DSA 可实现观察血流的动态图像，已成为一种功能检查手段。

二、X 射线计算机断层成像技术（X-ray Computed Tomography，X-CT）

（一）X-CT 成像基本原理（Basic Principles of X-CT）

电子计算机断层扫描（Computed Tomography，CT），是利用精确准直的 X 线束、γ 射线、超声波等，与灵敏度极高的探测器一同围绕人体的某一部位作一个接一个的断面扫描，可用于多种疾病的检查。根据所采用的射线不同可分为：X 射线 CT（X-CT）、超声 CT（UCT）以及 γ 射线 CT（γ-CT）等。本节主要介绍 X-CT 的相关内容，如无特殊说明文中 CT 一般表示 X - CT。

X - CT 即 X 射线计算机断层成像技术，它运用 X 射线束扫描人体断面，采集投照受检体后出射 X 射线束的强度（投影），采用一定算法，经计算机运算处理，求解出该剖面上人体组织的衰减系数 μ 值的二维分布矩阵，再将其转为图像上的灰度分布，从而建立断层解剖图像。X 射线经组织吸收后，透射部分的强弱决定于人体的组织密度，不同的信号强度反映不同组织的特性，一幅 X - CT 图像，实际是反映该层面 X 射线吸收系数 μ 值的空间分布。因此，μ 值作为一种成像参数，如何求得层面中每一个体素的 μ 值，是 X - CT 基本原理的关键所在。

CT 值是 X - CT 图像中各种组织与 X 射线吸收系数 μ 值相当的对应值，它是从人体组织器官的 μ 值换算出来的。以水的吸收系数（$\mu_w = 1$）为标准，各组织对 X 射线的吸收系数 μ 与水的吸收系数 μ_w 的相对比值，称为 CT 值。

$$CT \text{ 值} = K\frac{\mu - \mu_w}{\mu_w} \qquad (3-5)$$

式中 K = 1000，为分度因数，CT 值的单位是 Hu 或 H（亨），最上界为骨 + 1000Hu，最下界为空气 - 1000Hu，水的理想 CT 值为 0。CT 值有助于大致判断组织类型，从而可提示疾病的诊断。

（二）X - CT 成像过程（Imaging Process of X - CT）

X - CT 成像的过程分为数据采集、数据处理、图像重建、图像显示存储及传输等几个步骤。

1. 数据采集

X - CT 成像过程中从 X 射线的发生到数据信息获得的过程称为数据采集。用 X 射线束以不同方式、按一定顺序、沿不同方向对体层进行投照，是 X - CT 的扫描过程。当 X 射线束从不同的角度通过被检部位时，由于衰减不同，透过的射线由高灵敏度的探测器接收，接收到的 X 射线的强度经放大后进行 A/D 转换变为数字信号，送计算机处理。

2. 数据处理

数据处理指对所采集的原始数据进行一系列特殊处理的过程，处理的目的是为了得到比较准确的图像重建数据，数据处理常常包含以下几项：校正 X 射线束硬化效应（线性化）；去除空气值；修正零点漂移；正常化处理等。

3. 图像重建

为了更精确地反映扫描层内各种组织成分，通常将被检物体拆分成多个小的体积单元，且假定各个单元的内部分布是均匀的。假设将一个扫描层面分割成 n 个体积单元（体素），n 个体素的衰减系数（μ 值）不可能由一次照射获得，而必须从不同方向进行多次照射，收集足够多的数据，建立足够数量的方程式。X - CT 图像重建的过程就是求出每个体积单元 X 射线吸收系数（μ_1，μ_2，$\cdots\mu_n$）的过程。图像重建的方法有代数（迭代）重建法、反投影法、空间滤波反投影法和二维傅里叶变换法等。以下仅介绍两种求解衰减系数的方法。

（1）代数（迭代）重建法是数学中常用的求解方法。基本过程如图 3 - 9 所示，假定将某一物体分解成 4 个单元，X 射线从 3 个方向投射，根据各个方向上的投影值联立方程组，可求解出每个单元的 μ 值。但由于代数（迭代）重建法计算数据量大，耗时长，需要使用高速计算机才能完成。

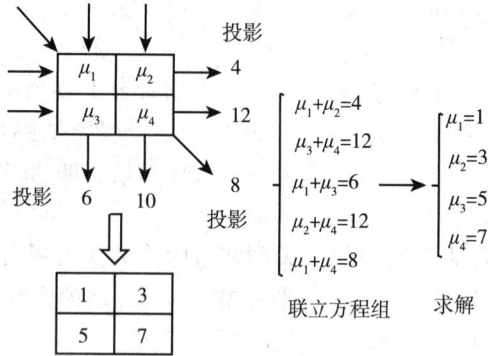

图 3-9　代数（迭代）重建法基本过程

（2）反投影法是将投影值按其原扫描路径反方向投影，将值平均分配到每一个体素中，各个投影在影像处进行叠加，如图 3-10 所示为反投影法的基本过程。

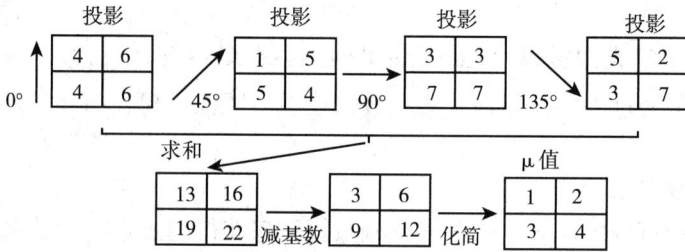

图 3-10　反投影法基本过程

4. 图像显示存储及传输

重建出来的图像以不同的灰阶在显示器上呈现，反映出组织对 X 射线的吸收程度不同，较黑的区域为低密度区，如含气较多的肺部、腔道，较白的区域为高密度区，如骨骼。通过窗口技术可将图像调节到理想状态后供诊断使用，然后将图像送打印机打印得到 X-CT 影像照片，最后将图像数据刻盘存储或通过医学影像存档与通信系统存储。

（三）X-CT 成像设备（X-CT Equipment）

如图 3-11 所示，X-CT 成像设备的基本结构包括 X 射线球管、高压发生器、探测器、计算机系统等。和普通 X 射线成像设备一样，X 射线球管和高压发生器组成 X-CT 的 X 射线发生系统。探测器的主要任务是检测人体对 X 射线的吸收量，可分为固体和气体二大类。固体探测器闪烁晶体（如碘化钠、锡酸镉、锗酸铋等）在接收 X 射线后转换为荧光，经光电换能及放大、模数转换成数字信息；气体探测器多为氙气，由 X 射线使气体产生电离，然后测量电离电流的大小来反映 X 射线强度。计算机系统主要的作用是对探测器信号经 A/D 转换后的数字信号进行数字处理和图像重建，以及记录储存和显示信息和图像。

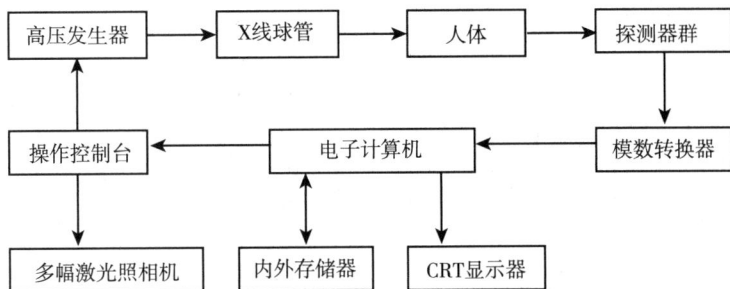

图 3 - 11　X - CT 影像设备的基本结构与工作原理流程示意图

（四）X - CT 的扫描方式（Scanning modes of X - CT）

X - CT 的扫描方式由 X 线管和探测器的关系、探测器的数目、排列方式以及 X 射线管与探测器的运动方式来划分。其中，单束扫描（第一代 CT 机），窄扇形束扫描（第二代 CT 机），广角扇束扫描（第三代 CT 机），固定 - 旋转广角扇束扫描（第四代 CT 机），动态空间扫描（第五代 CT 机），以及电子束扫描（第六代 CT 机）已被逐年淘汰，目前占领医疗市场的是多层螺旋 CT。

1. 螺旋扫描

螺旋扫描是指在扫描期间，X 射线管连续旋转并产生 X 射线束，同时扫描床在纵轴方向连续移动，扫描区域 X 射线束进行的轨迹相对被检查者而言呈螺旋运动，扫描轨迹为螺旋形曲线，这样可以一次收集到扫描范围内全部容积的数据，所以也称为螺旋容积扫描。螺旋 CT 扫描采用滑环技术，去除了 X 射线球管与机架之间的电缆连接的束缚，使得球管、探测器系统可以单向连续旋转，明显提高了扫描速度和检查效率。对于横断面图像重建来说，不能直接采用某一个断面的投影数据，必须先采集重建层面邻近数据的内插，然后才能按照非螺旋 CT 扫描图像重建的方法重建出横断面图像。如图 3 - 12 所示，为非螺旋 CT 和螺旋 CT 扫描方式示意图。

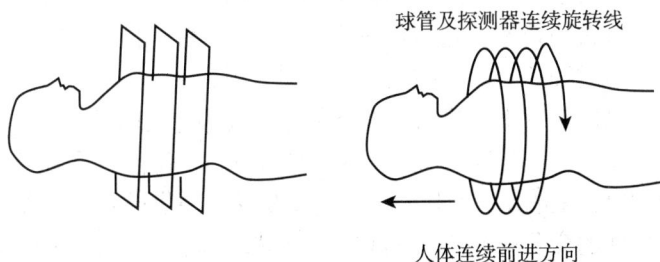

图 3 - 12　非螺旋 CT 和螺旋 CT 扫描方式示意图

2. 多层螺旋 CT

多层螺旋 CT 是螺旋 CT 的最新进展，其特点是在一次扫描旋转过程中，同时获得多达 4 个层面以上的图像数据成像系统（图 3 - 13）。多层螺旋 CT 扫描可以降低 X 射线球管损耗，扫描覆盖范围更长，扫描时间更短，扫描层厚更薄，使得更快、更好、更大范围地检查病人成为可能，扩大了 CT 的临床应用范围。目前使用的有 4 排、8 排、16 排、64 排螺旋 CT。

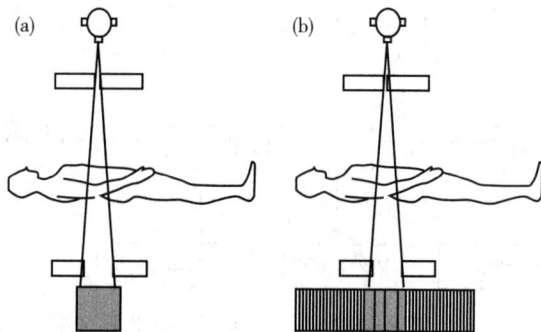

图 3 – 13　单层探测器和多层探测器的区别示意图

（五）X – CT 的临床应用（Clinical Applications of X – CT）

X – CT 从根本上解决了常规 X 射线摄影中存在的影像重叠问题，可以获得人体各种器官的断层影像，并能分辨出密度相差很小的组织，从而判断病变的部位、形态和性质。中枢神经系统疾病的 X – CT 影像诊断价值很高，其应用最早也最普遍。对于脑血管意外，X – CT 技术能准确地判断脑内血肿大小容积及部位，早期区分脑出血与脑梗死，对临床治疗方案确定有重要意义，是急性颅脑损伤首选的检查方法。根据脑内密度变化程度，病灶内部钙化囊变出血等变化，X – CT 技术可以帮助判断颅内肿瘤的部位、大小、形态，并对肿瘤做出定性和定量诊断。X – CT 是确定椎间盘突出、椎体骨折、骨性椎管狭窄等疾病首选的检查方法，对椎骨结核、转移瘤、血管瘤等也有重要诊断作用。

（六）X – CT 成像技术进展（Recent Advances in X – CT Technology）

1. 微计算机断层扫描技术

微计算机断层扫描技术（Micro Computed Tomography，micro – CT）采用了与普通临床 X – CT 不同的微焦点 X 线球管，是一种可以对活体小动物或多种硬组织和相关软组织进行扫描成像分析的技术。它与普通临床 X – CT 最大的差别在于分辨率极高，可以达到微米级别。通过 micro – CT 技术，可以动态分析活体动物内相关组织的形态特征，并在对样本扫描的基础上，进行组织三维重建、骨形态学分析等。骨骼是 micro – CT 最主要应用领域之一，其中骨小梁是主要研究对象。在牙齿及牙周组织方面，micro – CT 能够从整体结构出发，对牙根管形态改变、龋齿破坏、牙组织密度变化、牙槽骨结构和力学特性的变化等情况进行研究。在疾病机制研究、生物材料及新药研发等科研领域，micro – CT 已经成为一种重要的临床前检测技术，应用于分析体外制备仿生材料支架的孔隙率、强度等参数，优化支架设计，以及研究新的骨质疏松药物及疗效评价等工作中。

2. X – CT 多平面重建及三维重建

多平面重建是将 X – CT 扫描范围内所有的轴位图像叠加起来再对某些标线标定的重组线所指定的组织进行冠状、矢状位、任意角度斜位图像重组。如图 3 – 14 所示，多平面重建方法能任意产生新的断层图像，适用于全身各个部位，而无需重复扫描，原图像的密度值被忠实保持到了结果图像上，曲面重组能在一幅图像里展开显示弯曲物体的全长。

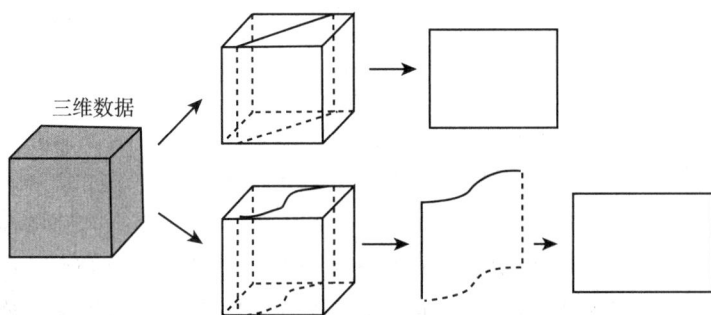

图 3 – 14　多平面重建方法获取断层图像示意图

X – CT 三维重建是将螺旋 CT 扫描的容积数据在工作站 3D 重建软件的支持下合成三维图像，并可进行 360°实时旋转，以便从不同的角度观察病灶。主要应用于颅面部及骨骼系统，以观察颅底骨质、颌面部、脊柱小关节、复合关节、骨盆等部位的骨折或畸形。

3. 最大密度投影/最小密度投影

最大密度投影是在螺旋 CT 容积扫描数据中对每条径线上每个像素的最大强度值进行编码并投射成像，广泛应用于具有相对高密度的组织和结构，如显影的血管、骨骼、肺部肿块以及明显强化的软组织病灶等，对于密度差异甚小的组织结构以及病灶则难以显示。

最小密度投影是利用螺旋 CT 容积数据中在视线方向上密度最小的强度值进行投影成像的技术。该技术方法主要应用于气道的显示，如气管支气管、喉部等，有时也用于肝脏增强后肝内扩张胆管的显示。

4. CT 血管造影

CT 血管造影（CT Angiography，CTA）是指静脉注射对比剂后，在循环血液中及靶血管内对比剂浓度达到最高峰的时间内，进行 X – CT 扫描，在造影剂增强下，采集容积数据，然后利用计算机的三维重建功能，重建靶血管的立体影像。CTA 将 X – CT 增强技术与薄层、大范围、快速扫描技术相结合，能清晰显示全身各部位血管细节，具有无创和操作简便的特点，对于血管变异、血管疾病以及显示病变和血管关系有重要价值。CTA 在头颈部及中枢神经系统疾病、心脏大血管疾病及肿瘤和外周血管疾病的诊断和治疗中都发挥着重要作用，可清楚显示大脑动脉环，以及大脑前、中、后动脉及其主要分支，对闭塞性血管病变可提供重要的诊断依据。经计算机对图像进行处理后，CTA 能够三维显示颅内血管系统，可以取代部分 DSA 检查。

5. CT 灌注成像技术

CT 灌注成像技术（CT Perfusion）是在静脉快速注射造影剂时，对感兴趣区层面进行连续 X – CT 扫描，由于造影剂具有弥散特点，在同一区域行重复快速 X – CT 扫描后，可以建立动脉、组织、静脉的时间密度曲线，利用不同的数学模型，计算出各种灌注参数值，从而对组织的灌注量及通透性做出评价，能更有效、并量化反映局部组织血流灌注量的改变。CT 灌注成像技术是 X – CT 应用领域的前沿技术，对明确病灶的血液供应具有重要意义。目前，CT 灌注的临床应用主要在急性脑缺血和肿瘤学的研究方面。

6. CT 仿真内窥镜技术

CT 仿真内窥镜技术（CT Virtual Endoscopy，CTVE）是螺旋 CT 容积扫描和计算机仿真技术相结合的产物，它利用计算机相应的软件功能，将 X – CT 容积扫描获得的图像数据进行后处理，重建出空腔器官表观立体的图像，类似纤维内窥镜所见。作为一种非侵入性检查，CTVE 能观察到纤维内镜无法到达的管腔，如血管内腔情况，并能观察到狭窄或阻塞的远端病灶，可动态地、立体地观察腔内形态结构及病变。其缺点在于不能显示黏膜及其本身的颜色，难以判断腔道内病变性质，不能进行活检。

第三节　超声成像技术
Section 3　Ultrasonic Imaging Technology

一、超声成像技术基本原理（Principles of Ultrasonic Imaging Technology）

（一）超声波的特性（Basic Characteristics of Ultrasonic Waves）

频率在 20000 Hz 以上的机械振动波，称为超声波。如图 3 – 15 所示，为超声波的频率范围。超声波的频率高、波长短，方向性强，近似于直线传播，容易得到定向而集中的超声波束。超声的频率决定了超声波的探测深度。频率越高，超声波的纵向分辨力越好。能够传递超声波的物质，称为传声介质，传声介质具有质量和弹性，包括各种气体、液体和固体。超声波的声速为声波在传声介质中单位时间内传播的距离，是由传声介质的特性决定的，不同传声介质中的声速是不同的。超声波在气体中衰减系数最大，在液体中衰减系数较小，在固体中的衰减系数最小，因此超声波贯穿液体和固体的能力强，在人体中超声波容易穿透水、脂肪及软组织。超声波在介质中传播时，单位时间内通过垂直于传播方向的单位面积的平均能量称为声强，单位面积上介质受到的压力称为声压。声强小时超声波对人体无害，声强超过一定限度，则可能对人体产生伤害，目前规定临床超声诊断仪的安全剂量标准为平均声强小于 10mW/cm^2。

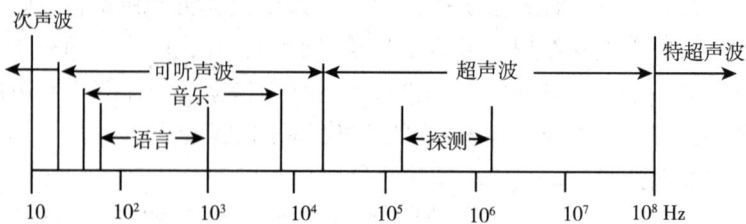

图 3 – 15　超声波的频率范围

（二）超声波的产生（Generation of Ultrasonic Waves）

医用高频超声波是由超声诊断仪上的压电换能器产生的，这种换能器又称为超声探头，具有发射和接受超声两种功能，它能将电能转换为超声能，发射超声波，同时也能接受返回的超声波并转换成电信号。如图 3-16 所示，超声探头通常由压电晶体、声透镜、匹配层、吸收块组成。当在压电晶体上加高频电脉冲激励时，便会产生高频振动发射超声波。由界面反射的回声信息到达压电振子后使其产生振动，转换为高频电信号，通过放大处理后即可转变为图像信息。声透镜将超声换能器发出的波束聚焦，提高超声诊断仪的分辨力。匹配层使声能在压电晶体和人体软组织之间高效传输，提高换能器的灵敏度、减少失真和展宽频带，并可用以保护振子不被磨损。吸声块由吸声材料制成，将向后辐射的声能吸收掉，消除后向干扰，提高成像分辨力。常用的超声探头分为线阵型、扇型、凸阵型，探头的类型不同，发射的超声束形状和大小各不相同，而根据探查部位的不同探头可被设计成不同的形状。

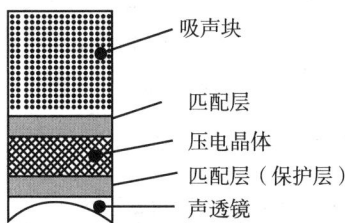

图 3-16 超声探头的基本组成

（三）超声波的传播（Transmission of Ultrasonic Waves）

1. 声特性阻抗和声学界面

声特性阻抗定义为平面自由行波在介质中某一点处的声压与质点速度的比值，只与该介质的声学特性有关。在无衰减的平面波的情况下，声特性阻抗等于介质的密度与声速的乘积。

两种介质的声特性阻抗差大于1‰时，它们的接触面即可构成声学界面。由于人体软组织及脏器声特性阻抗的差异，构成大小疏密不等、排列各异的声学界面，形成了超声波分辨组织结构的声学基础。

2. 声波的界面反射与折射

声波在介质中传播时，入射的超声波经过声学界面时可发生反射和折射等物理现象。反射遵循反射定律，折射遵循折射定律。超声波的反射与界面两边的声阻抗有关，两边介质声阻抗差越大，入射超声束反射越强。当两种介质声特性阻抗差异很大时，声波几乎全部反射。当两种介质的声特性阻抗相同或很接近时，为声学均匀介质，超声波在均匀介质中传播时，没有反射。

超声波在传声介质中能够呈现具有明确指向性的束状传播，因此如果已知超声波在传声介质中的传播速度，测量声波在发射后遇到障碍物反射回来的时间，根据发射和接收的时间差即可计算出发射点到障碍物的实际距离。测距的公式表示为：$L = C \times T$，式中 L 为测量的距离长度；C 为超声波在传声介质中的传播速度；T 为测量距离传播的时间差（T 为发射到接收时间数值的一半）。

3. 声波的衍射和散射

超声波在介质内传播过程中，如果所遇到的物体界面直径大于超声波的波长则发生反射，如果直径小于波长，超声波的传播方向将发生偏离，在绕过物体以后又以原来的方向传播，此时反射回波很少，这种现象称为声衍射。如果物体直径大大小于超声波长的微粒，在通过这种微粒时大部分超声波继续向前传播，小部分超声波能量被微粒向四面八方辐射，这种现象称为声散射。在生物组织的介质中，散射现象是声波传播中最普遍、最基本的现象，它是脉冲回波技术的依据，而这一技术已成为绝大多数超声诊断技术的基础。

4. 声衰减

声波在介质内传播过程中，由于介质的黏滞性、热传导性、分子吸收以及散射等因素导致声能减少、声强减弱的现象称为声衰减。声衰减有以下两个原因：①超声波在介质中传播时，声能转变成热能，称为声吸收；②介质对超声波的反射、散射使得入射超声波的能量向其他方向转移，而返回的超声波能量越来越小。在人体组织中衰减程度一般规律是：骨组织、钙化＞肌腱、软骨＞肝脏＞脂肪＞血液＞尿液、胆汁。组织或液体中含蛋白和钙质越多，声衰减越大。

5. 超声多普勒效应

当声源与接受体之间存在相互运动时（图 3－17），接受体发觉声的频率发生变化，这种现象称为多普勒效应。由此效应引起的频率变化，即发射频率（f_0）与运动目标反射波或散射波频率（f）之间的频率差，称为多普勒频移（f_d），f_d 符合关系式：

$$f_d = f - f_0 = \pm \frac{2V\cos\theta}{C} f_0 \qquad (3-6)$$

V 为运动目标的运动速度，C 为声速，θ 角为入射波和运动目标运动方向之间的夹角。由式可见，多普勒频移 f_d 和运动目标的运动速度 V 成正比；入射波和运动目标运动方向一致时，f_d 值最大；当运动目标朝探头方向运动时，f 值增加，即 f_d 为正值；而运动目标背离探头方向运动时，f 值减少，即 f_d 为负值。在常规临床超声检查的频率范围内，人体体内运动组织产生的频移 f_d 一般都在音频范围。因此检出 f_d 后，可以监听其发出的响声，如胎儿监护时的胎心音监听以及心血管的血流音监听，同时，亦可以对 f_d 进行频谱分析。

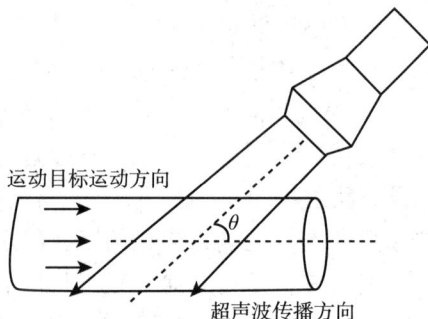

图 3－17　超声多普勒效应

6. 超声波在人体组织中的传播

人体结构对超声而言是一个复杂的介质，各种器官与组织，包括病理组织有其特定的声阻抗和衰减特性。超声入射人体时，由表面到深部，将经过具有不同声阻抗和不同衰减特性的器官与组织，从而产生不同的声反射与声衰减，由此构成超声图像的基础。根据人体组织接收到超声波后产生的回波信号（回声）的强弱，用明暗不同的光点依次显示在影屏上，则可显出人体组织的断面超声图像，称为声像图。人体器官表面有被膜包绕，被膜同其下方组织的声阻抗差大，能形成良好界面反射，声像图上出现完整而清晰的周边回声，从而显出器官的轮廓。根据周边回声能判断器官的形状与大小。

（四）超声波成像的种类（Modes of Ultrasonic Imaging）

1. A 型超声

A 型超声即幅度调制型超声，是以幅度的高低来表示接收到的超声回波信号的强弱。A 型超声只观测沿超声波传播方向上各个点的回波强弱情况，是一维超声，仅对测量观测目标的距离和定位有一定意义。A 型超声原理简单、成像粗糙，对操作者个人经验依靠性强，容易引起误诊。

2. M 型超声

M 型超声又称为时间 – 运动型超声，以亮度的强弱显示回波信号的强弱，连续地描迹并沿时间轴展开，显示运动的轨迹，在声束传播方向上先将各目标的位移轨迹以时间 – 位置曲线的形式展现，再在显示屏上以卷轴显示的方式表现出来。与 A 型超声一样，也是一维超声，但其显示方式与 B 型超声一样，为亮度调制显示。M 型超声又称为超声心动仪。

3. B 型超声

B 型超声以亮度的强弱显示回波信号的强弱，即亮度调制显示，将各扫描线上的脉冲回波信号组成二维灰度图像，回波越强，光点越亮，显示器上二维帧图像以时间展开，形成动态电影。B 型超声属于二维超声，通过实时显示扫查受检组织的轮廓、结构，获取二维断面图像，形象直观。图 3 – 18 为 A 型、B 型、M 型超声成像区别示意图。

4. 多普勒超声成像

多普勒超声成像是利用多普勒效应对运动目标所产生的频移信号进行显示与分析的成像技术，可以较准确地测量血流速度，用于检测心脏及血管的血流动力学状态。多普勒超声成像分为频谱多普勒和彩色多普勒成像。频谱多普勒成像结果以频谱（速度）– 时间频谱图形式显示，频谱图中横轴代表血流持续时间，纵轴代表速度（频移）大小，血流速度越快，频率偏移越高。根据超声探头发射超声波的工作方式不同，频谱多普勒成像分为：脉冲多普勒和连续多普勒。脉冲多普勒可提供距离信息，血流测量范围一般在 3m/s 以下，连续多普勒能探测深部血流，并可测高速血流，最高可达 16m/s 以上。

彩色多普勒成像以高速低振幅运动的红细胞为观察目标，检测血细胞的动态信息，并根据血细胞的运动方向、速度、分散情况进行彩色编码，调配红、蓝、绿三基色，变化其颜色亮度，然后叠加在二维灰阶图像上的相应区域形成彩色血流图。彩色多普勒成像是目前最为常用的超声多普勒检测技术，能够实时二维直观的显示血流图像、检测快速，诊断的敏感度和准确性很高。

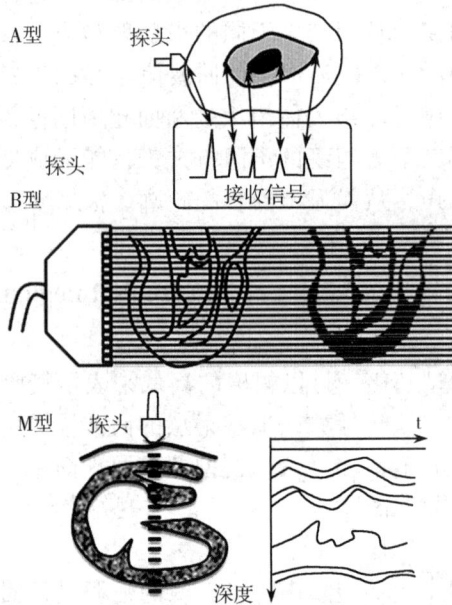

图 3 – 18　A 型、B 型、M 型超声成像区别示意图

二、超声成像设备（Ultrasonic Imaging Equipment）

如图 3 – 19 所示，超声诊断仪的基本组成包括：超声探头（超声换能器）、发射与接收单元、数字扫描转换器部件、监视器、摄影部件和电源部件等。

超声探头具有超声发射和接受的双重功能。发射/接收单元在扫描时传送发射控制信号到探头，并对来自超声探头的接收信号由放大系统进行高频放大、对数压缩及有关处理，然后传送到数字扫描转换器部件。数字扫描转换器部件对来自发射/接收单元的超声视频信号进行 A/D 转换处理并将转换后的数字信息存入存储器中，存储器中的超声数据与来自键盘的字符和图形数据合成，再经过 D/A 转换，将数字信号转换为混合视频信号被传送到观察监视器和摄影监视器进行图像和文字的显示。

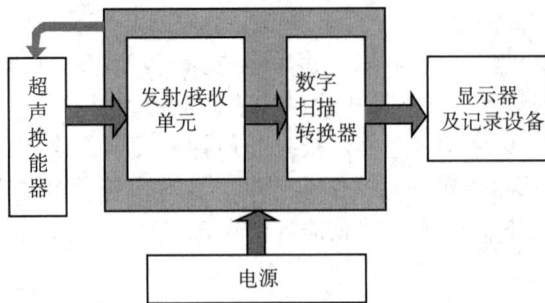

图 3 – 19　超声诊断仪的基本组成

三、超声成像的临床应用（Clinical Applications of Ultrasonic Imaging）

超声成像的临床应用广泛，可起诊断作用，也可在活检或积液引流等治疗过程中起引导作用。基于回波扫描的超声探测技术主要用于解剖学范畴的检测，可用于：检测脏器的大小、形态、内部结构、血管分布和活动度，判别正常或异常情况，对部分脏器可估测其硬度；检测囊性器官的充盈和排空情况；检出体内占位性病灶；对部分脏器的恶性肿瘤做出临床分期；检查体腔积液；引导穿刺活检、导管置入引流、注药及肿瘤消融等。

A 型超声波诊断仪（简称 A 超）是最早应用于临床的超声设备，在组织的判别和确定、生物测量方面都具有很高的准确性和特异性，A 超主要用于眼科及颅脑占位性病变的诊断，最有代表性的应用是脑中线位置的测量。

M 型超声诊断仪能测量运动器官，专用于心脏各类疾病的诊断，如对心脏瓣膜运动状况的测量，心血管各部分大小、厚度的测量等。M 型还可以用以研究人体内其他各运动面的活动情况，例如用于对胎儿和动脉血管的搏动等的检测等。

B 型超声诊断仪是目前临床上应用最广泛和简便的一种超声影像诊断技术（简称 B 超），可以清晰地显示各脏器及周围器官的各种断面像，图像富于实体感，接近于解剖的真实结构。B 超主要应用于腹腔和胸腔内脏的检查，广泛应用于肝、肾、脾、胰、胃、胆、肠、子宫等内部脏器和组织的静态观察，以及对心脏、胎儿活动及发育情况等的动态观察。B 超检查能检出有否占位性病变，尤其对积液与囊肿的物理定性和数量、体积等相当准确。B 超早期发现肝占位性病变的检出已达到 1cm 水平，还可清楚地显示胆囊、胆总管、肝管、肝外胆管、胰腺、肾上腺、前列腺等。B 超对胆囊结石的诊断率高达 90% 以上，能发现直径只有 3mm 的结石。B 超对先天性心脏病、风湿性心脏病、黏液病的探测有特异性，可代替大部分心导管检查，诊断感染性心内膜炎时可清楚地观察到心内膜赘生物的形状大小及部位，检查率达 80%～100%，特异性达 80% 以上，还可以发现腱索断裂瓣周脓肿、心包积液等并发症。B 超诊断眼科非金属异物时，在玻璃体混浊的情况下，可显示视网膜及球后病变。盆腔 B 超是多囊卵巢综合征的主要诊断工具，也可用于子宫、卵巢和膀胱的成像。

基于多普勒效应的超声探测技术主要用于了解组织器官功能状况和血流动力学方面的生理病理状况，如观测血流状态、心脏的运动状况和血管是否栓塞检查等方面，可用于检测心脏和血管的血流动力学状态，鉴别占位性病灶的物理性质、内部血液供应情况。彩色多普勒超声作为近年来影像学检查的一项新技术，已应用于颅脑疾病、急性肾功能衰竭、下肢静脉血栓、肿瘤、非典型性宫外孕、不完全流产的检查与诊断。

四、超声成像技术进展（Recent Advances of Ultrasonic Imaging Technology）

（一）三维超声技术（3D Ultrasonic Imaging Technology）

普通二维声像图显示的是某局部断面，很难在一幅图上清晰的显示脏器和病灶整体的空间位置和构型。三维超声技术通过计算机处理连续不同平面的二维图像，实现三维重建，重建的三维图像可以显示组织的立体形态和结构，还可以显示该组织任意剖面的图像，更客观地显示整体结构，更准确的定位诊断。三维超声诊断法主要应用在心脏及妇产科诊断中，目前正逐步应用在其他系统的诊断。

（二）超声造影成像技术（Ultrasonic Contrast Imaging Technology）

超声造影成像技术又称声学造影、增强超声，其主要优势在于，超声造影剂经静脉注射进入人体后，能清晰显示组织的微循环血流灌注情况。超声造影成像技术利用造影剂使后散射回声增强，能明显提高超声诊断的分辨力、敏感性和特异性，能有效的增强心肌、肝、肾、脑等实质性器官的二维超声影像和血流多普勒信号，反映正常组织和病变组织的血流灌注情况。可根据良恶性肿瘤血流灌注的差异对肿瘤的良恶性做出更准确的鉴别诊断，提高了早期肿瘤以及恶性肿瘤微小病灶的检出率。超声造影成像技术具有实时动态观察、分辨率高、重复性好等独特优势，已成为超声领域的重要发展方向。

（三）谐波成像（Harmonic Ultrasonic Imaging）

谐波成像全称为二次谐波显像，通过将直径小于 $10\mu m$ 的气泡通过肺循环，进入体循环，以产生明显增强的散射信号。当超声照射到含造影剂的组织，造影剂中的气泡在谐振频率附近作大幅度的振动，此时会呈现较强的超声非线性效应。二次谐波的幅度接近基波，通过减法，获得血管内血流的二次谐波显像，就可以有效地抑制不含造影剂的组织的回声。

（四）介入性超声（Interventional Ultrasound）

介入性超声作为现代超声医学的一个分支，以超声影像为监视引导手段进行可疑病灶的穿刺病理活检、液性病变的抽液和置管引流以及肿瘤的局部介入治疗。介入性超声可以在实时超声监视和引导下，完成各种穿刺、活检、注药治疗等操作，可以避免某些外科手术，从而达到与手术相媲美的效果。

超声探头的微型化使血管内超声显像及多普勒技术在临床应用成为可能。它克服了冠状动脉造影的缺点，能精确地分辨血管壁的结构改变，是迄今为止从形态方面活体诊断血管疾病最理想的方法，有"活体组织学"之称。此外还可通过局部血管的血流频谱分析对其储备功能做出判断。血管内超声不仅可以观察血管腔的大小、管壁的组成和病变等形态结构，而且可以观察其收缩和舒张等功能变化，不仅可以对病变进行定性分析，而且还可以进行精确的定量分析，具有广阔的应用前景。

（五）超声弹性成像（Ultrasound Elasticity Imaging）

超声弹性成像是近年来用于临床的一种新的成像模式，它能反映生物组织的弹性信息，提供组织硬度的图像。由于组织硬度或弹性与病变的组织病理密切相关，根据不同组织间弹性系数不同，在受到外力压迫后组织发生变形的程度不同，将受压前后回声信号移动幅度的变化转化为实时彩色图像，弹性系数小、受压后位移变化大的组织显示为红色，弹性系数大、受压后位移变化小的组织显示为蓝色，弹性系数中等的组织显示为绿色，借图像色彩反映组织的硬度。超声弹性成像能够研究传统超声无法探测的肿瘤及扩散疾病成像，例如可利用肿瘤或其他病变区域与周围正常组织间弹性系数的不同，产生应变大小的不同，以彩色编码显示，来判别病变组织的弹性大小，获得病变的组织特征的信息，从而推断某些病变的性质。

第四节 核磁共振成像技术
Section 4 Magnetic Resonance Imaging Technology

一、核磁共振成像基本原理（Principles of MRI）

（一）核磁共振现象（Magnetic Resonance）

1. 原子核的自旋与拉莫尔进动

原子核的自旋是产生核磁共振现象的基础。自然状态下，原子核呈无序随机排列，原子核自旋的方向杂乱无章，不同朝向的质子磁力相互抵消，人体不显示磁性［图 3－20（a）］。如果将原子核置于外加磁场中，其磁化矢量的方向并不是完全平行或逆向平行于外加磁场方向，而总是与外加磁场方向有一定的角度。原子核在围绕自己的磁性轴自旋的同时，原子核磁矩会绕外磁场方向旋转，类似陀螺在旋转过程中转动轴的摆动，称为拉莫尔进动［图 3－20（b）］。

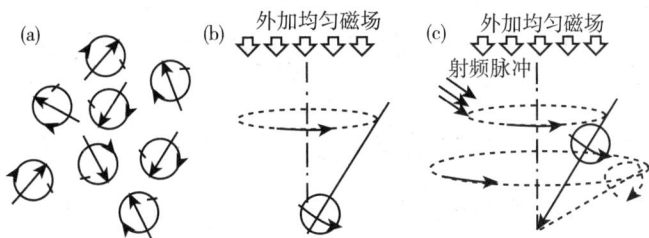

图 3－20 核磁共振现象

（a）自然状态下，原子核呈无序随机排列，原子核自旋的方向杂乱无章；（b）原子核的
自旋在外加磁场下发生拉莫尔进动；（c）在射频脉冲激励下产生核磁共振信号

2. 核磁共振信号的产生

根据共振原理，当外加射频场的频率与原子核自旋进动的频率相同的时候，射频脉冲的能量能够有效地被原子核吸收，吸收的能量将传递给低能级的氢质子使之跃迁到高能级［图 3－20（c）］，这种现象称为核磁共振现象。对于某种特定的原子核，在给定的外加磁场中，只吸收某一特定频率射频场提供的能量，这样就形成了一个核磁共振信号。

3. 弛豫

射频脉冲的作用是使低能态的质子吸收射频能量跃迁至高能态。当激发射频脉冲关闭后，从低能态跃迁至高能态的质子又会把吸收的能量释放出来，回复到原始的状态，这一能量转变的过程称为弛豫。由于受到射频脉冲激发的物质与周围物质交换能量的形式不同而同时存在两种弛豫过程：原来的纵向磁化矢量逐步恢复的过程即纵向弛豫；射频电磁场产生的横向磁化矢量逐步消失的过程即横向弛豫。

（1）纵向弛豫　如图 3－21（a）所示，纵向磁化强度分量 M_z 向平衡状态的 M_0 恢复的速度与它们离开平衡位置的程度成正比，当 90°脉冲作用后，纵向磁化强度 M_z 的恢复可用下列方程来表述：

$$\frac{\mathrm{d}M_z}{\mathrm{d}t} = -\frac{M_z - M_0}{T_1} \qquad (3-7)$$

其解为 $M_z(t) = M_0(1 - e^{-t/T_1})$，其中 M_0 是 90°脉冲作用前系统的宏观磁矩，T_1 为纵向磁化强度恢复的时间常数，称为纵向弛豫时间（又称自旋-晶格弛豫时间）。

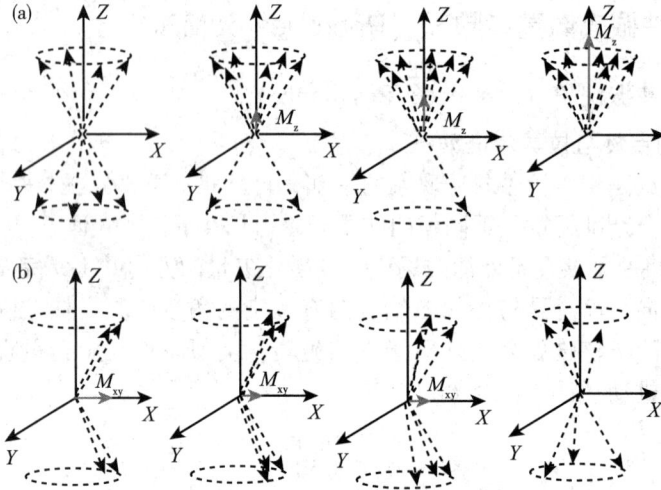

图 3-21
（a）纵向弛豫过程；（b）横向弛豫过程

通常用 M_z 由零恢复到 M_0 的 63% 时所需要的时间来确定 T_1，即纵向弛豫时间 T_1 为 M_z 恢复到 $0.63M_0$ 时所需的时间，如图 3-22（a）所示。纵向弛豫时间 T_1 与静磁场场强和组织分子的大小有关。对于同种组织，静磁场的场强越高，纵向弛豫时间越长，静磁场的场强越低，纵向弛豫时间越短。中等大小的分子如脂肪分子的热运动频率最接近进动频率，能量较易传递，T_1 值较短，频率较高的小分子如水分子和频率较低的大分子如蛋白质等的 T_1 值较长。

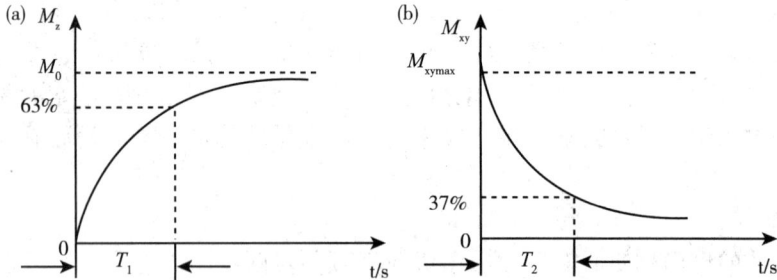

图 3-22
（a）纵向弛豫时间 T_1 与 T_1 恢复曲线；（b）横向弛豫时间 T_2 与 T_2 恢复曲线

（2）横向弛豫 在射频脉冲的作用下，所有质子的相位都相同，它们都沿相同的方向排列，以相同的角速度（或角频率）绕外磁场进动。当射频脉冲停止后，同相位的质子彼此之间将逐渐出现相位差，即失相位。如图 3-21（b）所示，把质子由同相位逐渐分散最终均匀分布，宏观表现为其横向磁化强度矢量 M_{xy} 从最大逐渐衰减为 0 的过程称为横向弛豫过程。

横向弛豫过程是同种核相互交换能量的过程，故又称为自旋－自旋弛豫过程。由于质子自旋间的相互作用，其横向磁化强度 M_{xy} 随时间衰减。对于 90°脉冲，其衰减可用如下方程描述：

$$\frac{\mathrm{d}M_{xy}}{\mathrm{d}t} = -\frac{M_{xy}}{T_2} \tag{3-8}$$

其解为：$M_{xy}(t) = M_{xymax}\,\mathrm{e}^{-t/T_2}$，其中，$M_{xymax}$ 是在 90°脉冲后，宏观磁矩在水平方向的最大值，横向磁化强度消失的时间常数 T_2 称为横向弛豫时间（又称自旋－自旋弛豫时间）。如图 3-22（b）所示，通常用 T_2 表示 M_{xymax} 衰减 63% 时所需的时间，所以经过一个 T_2 时间，M_{xy} 还存在 37%，在实际工作中，一般认为 M_{xy} 经过 $5T_2$ 时间已基本衰减为零。T_2 用来描述横向磁化强度 M_{xy} 衰减的快慢，T_2 小说明横向磁化强度 M_{xy} 衰减快，T_2 长就说明横向磁化强度 M_{xy} 衰减慢。

不同成分和结构的组织原子核磁矩大小不同，小分子如水的运动很快，内部各局部的磁场差别不大，故 T_2 值较长，大分子物质分子运动较慢，质子间的进动频率差别较大，则质子处于同相状态维持时间较短，T_2 值较短。因为人体各种组织如肌肉、脂肪、体液等，各自都具有不同的 T_1 值和 T_2 值，形成的信号强度各异，因此可得到黑白不同灰度的图像。

（3）自由感应衰减　横向磁化矢量 M_{xy} 垂直并围绕主磁场以拉莫尔频率旋进，按法拉第定律，磁矢量 M_{xy} 的变化使环绕在人体周围的接收线圈产生感应电动势，这个可以放大的感应电流即核磁共振信号。90°脉冲后，由于受 T_1、T_2 的影响，核磁共振信号以指数曲线形式衰减，称为自由感应衰减（Free Induction Decay，FID）。核磁共振信号的测量只能在垂直于主磁场的 XY 平面进行。由于脉冲发射和接收生物组织原子核的共振信号不在同一时间，而射频脉冲和生物组织发生的共振信号的频率又是一致的，因此，可用一个线圈兼作发射和接收。

由于 M_{xy} 指向或背向接收线圈，核磁共振信号或正或负，横向磁化矢量转动，在接收线圈中出现周期性电流正弦振荡，信号幅度随时间减弱，幅度的变化可用信号演变来表示（图 3-23）。由于质子和质子间的相互作用以及磁场不均匀性，横向磁化矢量的弛豫过程同时受到 T_2 弛豫和因主磁场不均匀性所引起的弛豫两者的共同影响。由这

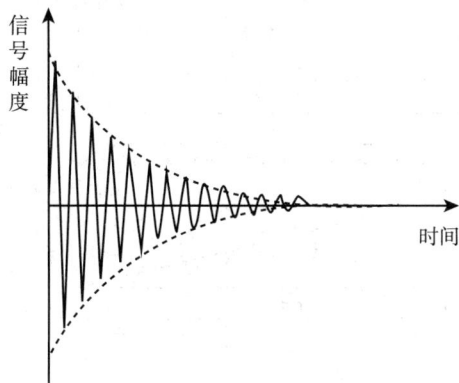

图 3-23　自由感应衰减信号

两种作用共同引起的弛豫现象称为弛豫或自由感应衰减，相应的弛豫时间称为有效横向弛豫时间，显著短于 T_2。在一个磁环境中，所有质子并非确切地具有同样的共振频率。在一个窄频率带，自由感应衰减信号代表叠加到一起的正弦振荡，用数学方法（傅里叶变换）可把这一振幅随时间而变化的函数变成振幅按频率分布而变化的函数，后者即磁感应波谱。

（二）核磁共振成像过程（Magnetic Resonance Imaging Process）

核磁共振成像的基本方法是将检查层面分成体素信息，用磁场值来标定受检体共振核的空间位置，用接收器收集信息，数字化后输入计算机处理，同时获得每个体素的 T_1 值与 T_2 值，用转换器将每个 T 值转为模拟灰度，而重建图像。当 MRI 应用于人体成像时，由于人体各组织与器官的 T 值不同，从而形成不同的影像。

由核磁共振原理可知，处在外磁场中的自旋核受到射频磁场的激励将产生共振吸收，共振频率与所处磁场强度有关。如有一物体置于外磁场中，其中各点处磁场强度都不相同，用一适当频率的射频脉冲作用该物质时，物体中的自旋核将产生共振现象，接收线圈将接收到自由感应衰减信号。此自由感应衰减信号是物体中各点处自旋核的自由感应衰减信号的总和，由于各点处磁场强度都不相同，因此这些自由感应衰减信号的频率也不相同，用傅里叶变换可将这些不同频率的信号分解开来。各自由感应衰减信号的频率与所处的磁场强度一一对应，也就是与空间位置一一对应，而其强度则与该处自旋核的密度有关。如以亮度表示信号的强度，就可得到一幅物体中自旋核密度分布的图像。核磁共振信号的空间编码定位技术包括层面选择、频率编码和相位编码等。

1. 层面选择

要形成人体某一断面的图像首先要进行层面选择。如图 3 - 24 所示，将人体置于一均匀磁场 B_0 中，设人体长轴方向为 Z 轴，如要形成人体横断面的图像，则需再叠加一相同方向的线性梯度场 G_z，磁感应强度沿 Z 轴方向由小到大均匀改变。这样人体各个横断面所处的磁场强度都不相同。当使用一个单一频率脉冲进行激发时，仅有进动频率与射频脉冲频率相同的某一平面内的氢质子能够被激发而产生核磁共振现象。设第 i 层的磁场强度为 H_i，则此层的共振频率 $f_i = \mu H_i$，如用频率为 f_i 的 90° 射频脉冲激励人体，则只有第 i 层的自旋核产生共振，这就达到了选择层面的目的。

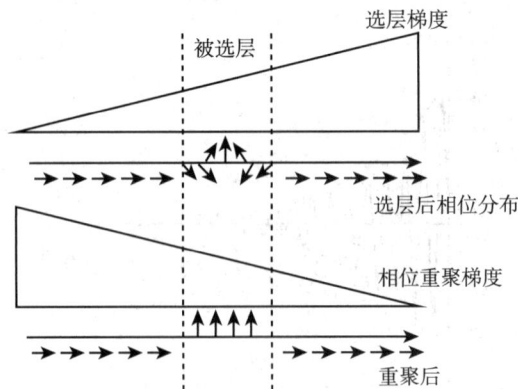

图 3 - 24　层面选择原理

实际上的射频脉冲总会具有一定的频率范围,即频带宽带。随射频脉冲频率范围的增加,其激发的层面厚度也随之增加,改变射频脉冲的中心频率,激发层面的位置就会随之改变。在梯度场一定时,层面厚度与射频脉冲频带宽度呈正比。如果静磁场的梯度在其他方向,如前后方向(Y轴)和左右方向(X轴),则可实现其他方向层面的选择,进行冠状面和矢状面成像。

2. 空间编码

层面选择梯度场仅仅确定了采集层面的中心位置及其厚度,采集的核磁共振信号包含整个层面的信息。只有把这些核磁共振信号分配到层面内不同空间位置上的像素当中去,才能显示层面内所包含的组织的不同信号特征。为此,在层面选择后还必须进行层面内各像素点的空间编码定位,并经重建得到一幅核磁共振图像。目前MRI使用的是频率编码和相位编码二种编码方法。

(1)频率编码 以横轴位断层为例,如图3–25所示,假设在Z方向选择层面以后,撤销选择层面的梯度磁场,这时激励脉冲也已消失,在采集信号的同时沿X轴方向施加一个梯度磁场,由于沿X轴的各质子群相对位置不同,其对应的磁场Gx也不同,磁感应强度较大处的体素共振频率比磁感应强度较弱处的体素要高,从而达到了按部位在X轴上进行频率编码的目的。这时被激励平面发出的为一混合信号,用数学方法(傅里叶变换)区分出这一混合信号在频率编码梯度上不同的频率位置,则可在X轴上分出不同频率质子群的位置。

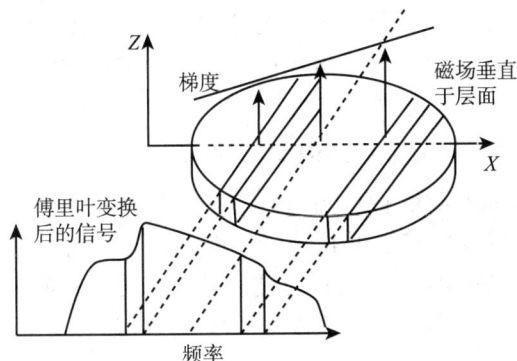

图3–25 频率编码原理

(2)相位编码 在施加90°脉冲G_z梯度磁场后,人体相应的XY平面上质子群发生共振。如果在采集信号以前启动G_y梯度,到采集信号时停止,由于G_y梯度的作用,磁感应强度较大处的体素与磁感应强度较小处的体素相比,前者磁化矢量转动得快,后者转动得慢,从而使磁化矢量失去相位的一致性,其相位的改变取决于体素在垂直方向上的位置。当G_y停止时,所有体素又以相同的速率转动,但G_y诱发的相位偏移依然存在,所以每一横排发出的信号之间相位不一致(图3–26)。因此通过相位编码可以在Y轴上分出不同质子群的位置。

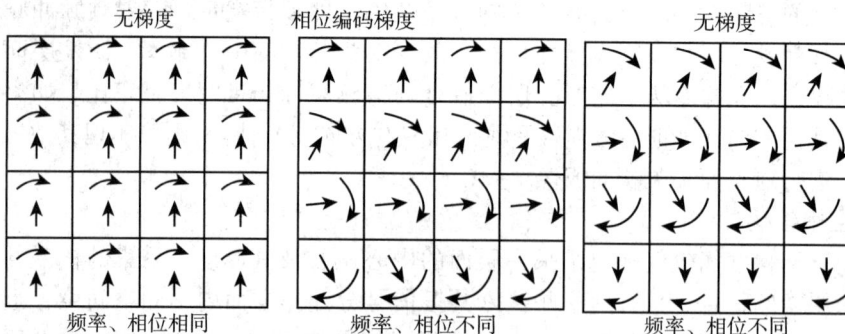

无梯度	相位编码梯度	无梯度
频率、相位相同	频率、相位不同	频率、相位不同

图 3 - 26 相位编码原理

3. 图像重建

经过层面选择、频率编码和相位编码，可以对整个层面的体素进行标定。由于观测层面中的磁矩是在射频脉冲激励下旋进，因此停止射频脉冲照射时，各体素的磁矩在回到平衡态的过程中，磁矩的方向发生变化，在接收线圈中可以感应出这种由于磁矩取向变化所产生的信号。这种感应信号是各个体素带有频率和相位特征的核磁共振信号的总和。为取得层面各体素核磁共振信号的大小，需要根据信号所携带的频率编码和相位编码的特征，把各体素的信号分离出来，这一过程称为解码，由计算机通过二维傅里叶变换处理完成。将具有相位和频率特征的核磁共振信号的大小，根据与层面各体素编码的对应关系，按照体素的信号大小与对应的像素依次显示在荧光屏上，信号大小用灰度等级表示，信号大像素亮度大，信号小像素亮度小，这样就得到一幅反映层面各体素的核磁共振信号大小的图像。

（三）核磁共振成像（Magnetic Resonance Image）

一个短的无线电波或射频能量称为射频脉冲，一定频率、形式及规律出现的射频脉冲能够激励组织获得特定的核磁共振信号，进而重建得到 MRI 图像，称为射频脉冲序列。为了得到高质量的 MRI 图像，常通过使用不同的射频脉冲序列来获得满足临床诊断要求的影像。MRI 扫描常用的射频脉冲序列有：自旋回波序列（SE）、反转回复序列（IR）、梯度回波脉冲序列（GRE）。

自旋回波序列为现今核核磁共振扫描最基本、最常用的脉冲序列。如图 3 - 27 所示，先发射 1 个 90°射频脉冲，使纵向磁化矢量 M 转到 XY 平面，由于磁场的不均匀性，构成 M_{xy} 值的质子群受着或强或弱的磁波动，某些质子以较高频率旋进，90°脉冲后同步旋进的质子群很快变为异步，相位由一致变为分散，即失相位，M_{xy} 即横向磁化矢量强度由大变小，最终到零。90°脉冲停止后，开始出现核磁共振信号，间隔 TI 时间后，再发射 1 个 180°脉冲，使得相位离散的质子群绕 X 轴旋转 180°，此时旋进快、慢不同的质子又以其原速度反向聚拢，使离散的相位趋于一致，M_{xy} 由零又逐渐恢复到接近 90°脉冲后的强度。发射 1 个 90°脉冲至测量回波的时间，称作回波时间，用 TE 表示（TE = 2TI），重复这一过程，2 个 90°脉冲之间的时间称为重复时间，用 TR 表示。在核磁共振成像操作中可通过调节重复时间 TR、回波时间 TE 以获得反映组织 T_1、T_2 和质子密度特性的影像，相应称作 T_1 加权像（T_1WI）、T_2 加权像（T_2WI）和质子密度加权像。

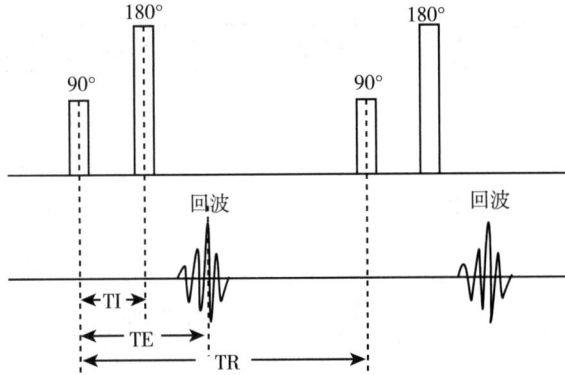

图 3 - 27 自旋回波序列

1. T_1加权像（T_1WI）

因各种生物组织的纵向弛豫时间约 500ms 左右，如把重复时间 TR 定为 500ms，则在下 1 个周期 90°脉冲到来时，长 T_1 的组织能量丢失少，纵向磁化矢量（M_z）恢复的幅度低，吸收的能量就少，其核磁共振信号的幅度低。

2. T_2加权像（T_2WI）

如选择比受检组织 T_1 显著长的 TR（1500～2500ms），又选用与生物组织 T_2 相似的时间为 TE（90～120ms），则两个不同组织的 T_2 信号强度差别明显，TE 越长，这种差别越明显。

3. 质子密度加权像

如选用比受检组织 T_1 显著长的 TR（1500～2500ms），那么磁化的质子群在下 1 个周期的 90°脉冲到来时已全部得到恢复，这时回波信号幅度与组织 T_1 无关，而与组织的质子密度和 T_2 有关。再选用比受检组织 T_2 明显短的 TE（15～20ms），则回波信号幅度与质子密度（即受检组织氢原子数量）有关，这种影像被称为质子密度加权像。

射频脉冲的带宽、强度、施加时刻与持续时间，以及梯度场的场强、施加方向、施加时刻与持续时间等相关参数决定了核磁共振图像的加权特性、图像质量以及对病变显示的敏感性。例如有些软组织（如灰质与白质，正常组织与肿瘤组织）之间的质子密度相差不大，因此在质子密度图像中对比度较差，很难区分。但它们的弛豫时间却有很大区别，因此使用 T_1，T_2 加权图像就可得到较大对比度的图像。在实际应用中，针对不同情况使用不同的方法并选择适当的参数是非常重要的。如表 3 - 1 所示，为人体正常组织的 T_1 值和 T_2 值特点及在 T_1WI 及 T_2WI 上的信号表现。

表 3 -1 人体正常组织的 T_1 值和 T_2 值特点及在 T_1WI 及 T_2WI 上的信号表现

	T_1	T_2	T_1WI 信号及图像	T_2WI 信号及图像
脂肪				
蛋白（正铁 Hb）	短	长	高，图像白	高，图像白
胆固醇				
骨皮质（骨钙铁）				
含铁血黄素	长	短	低，图像黑	低，图像黑
脑膜				

续表

	T_1	T_2	T_1WI 信号及图像	T_2WI 信号及图像
水				
脑脊液	长	长	低，图像黑	高，图像白
尿液				
三酸甘油酯	短	短	高，图像白	低，图像黑
脑白质				
骨髓质	短	中	高，图像白	中，图像灰
脑灰质	中	中	中，图像灰	中，图像灰

二、核磁共振成像设备（Magnetic Resonance Imaging Equipment）

核磁共振成像系统由磁体系统、梯度系统、射频系统和计算机及辅助系统等几部分构成。各系统之间互相连接，由计算机控制并协调核磁共振成像系统（图 3 - 28）。

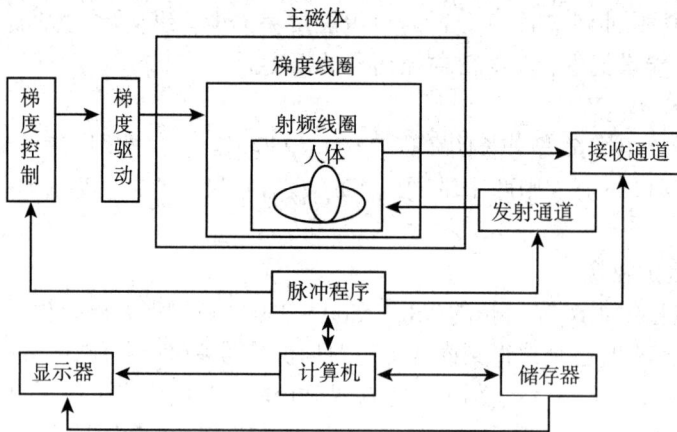

图 3 - 28　核磁共振成像设备组成示意图

磁体系统是核磁共振成像设备的最基本、最核心的构件之一，其功能是提供静态磁场，使进入其中的人体内的氢质子磁化，产生静态宏观磁化矢量。核磁共振设备的大小就是指静磁场的场强数值，单位用特斯拉（T）表示。临床上核磁共振成像要求磁场强度在 0.05T～3T 范围内。

梯度系统在成像区域内动态的叠加在主磁场上，是 MRI 设备最重要的部件之一，其主要作用是产生梯度磁场。三个相互垂直的梯度磁场 G_X、G_Y、G_Z 分别由三个梯度直流线圈产生，以实现核磁共振信号的空间定位。

射频系统的作用是用来发射射频脉冲，激发样品产生核磁共振，同时接收并处理样品核磁共振发射出来的信号，通过一系列的处理，得到数字化原始数据，送给计算机进行图像重建。射频系统的发射单元能在时序控制器的作用下，产生各种符合序列要求的射频脉冲。射频系统的信号接收单元能接受人体产生的核磁共振信号，经过放大和基本处理送给数据采集单元，在序列产生器的控制下，接收线圈在某些时刻接收信号，进而分别检出信号的实部（对应着频率编码）和虚部（对应着相位编码），进入数据采集系统。因为核磁共振信号本身非常微弱（微伏级），所以要求射频接收系统具有很高的灵敏度。

计算机系统是 MRI 设备的另一重要组成部分，主要功能为控制射频脉冲发射、信号采集、数据运算和图像显示等；提供人机对话、受检者资料管理和图像评价等；完成图像后处理及设备自我检测、标准的网络通信等。

辅助系统是 MRI 设备中不可或缺的组成部分。它主要包括检查床及定位系统、冷却系统、空调、图像存储、传输及胶片处理系统和生理监控设备等。

三、核磁共振成像的临床应用（Clinical Applications of Magnetic Resonance Imaging）

MRI 是通过识别水分子中氢原子信号的分布来推测水分子在人体内的分布，进而探测人体内部结构的技术。核磁共振影像灰阶特点是：核磁共振信号越强，则亮度越大，核磁共振的信号越弱，则亮度越小。人体各种组织核磁共振影像灰阶特点如下：脂肪组织，松质骨呈白色；脑脊髓、骨髓呈白灰色；内脏、肌肉呈灰白色；骨皮质、气体、含气肺呈黑色。MRI 的另一特点是流动液体不产生信号，因此血管是灰白色管状结构，而血液为无信号的黑色。这样使血管很容易与软组织分开。与之类似，正常脊髓周围有脑脊液包围，脑脊液为黑色，并有白色的硬膜为脂肪所衬托，使脊髓显示为白色的强信号结构。

在中枢神经系统的疾病检测中，MRI 对检测脑内血肿、脑外血肿、脑肿瘤、颅内动脉瘤、动静脉血管畸形、脑缺血、脑炎性病变、脑白质病变、脑梗死、脑先天性异常等颅脑常见疾病非常有效，定位准确，可发现早期病变。MRI 没有骨骼伪影，并可作冠状、矢状及横断面像，对于脊髓和椎管的整体显示有优势。对椎管内肿瘤、脊髓空洞症、脊髓积水、腰椎椎间盘后突的诊断非常有效。MRI 还可直接显示一些颅神经，可发现发生在这些神经上的早期病变。对于中枢神经系统的先天性病变 MRI 是最好的影像学检查方法。

在心血管系统检查中，MRI 可不用造影剂显示血管，发现有无动脉瘤和动静脉畸形。对心血管疾病不但可以观察各腔室、大血管及瓣膜的解剖变化，而且可做心室分析，进行定性及半定量的诊断，可做多个切面图，空间分辨率高，显示心脏及病变全貌，及其与周围结构的关系。

在腹部及盆腔检查中，MRI 检查已经成为肝脏局灶性病变最好的影像方法，明显提高了术前诊断的正确率，例如肝癌、肝血管瘤、转移瘤、结节状增生及肝腺瘤等均有相应的 MRI 表现特征。MRI 可显示子宫、卵巢、膀胱、前列腺、精囊等器官的病变，可直接看到子宫内膜、肌层，对早期诊断子宫肿瘤性病变有很大的帮助，对卵巢、膀胱、前列腺等处病变的定位定性诊断也有很大价值。

四、MRI 技术进展（Recent Advances in MRI）

（一）MRI 造影剂（Contrast Agents for MRI）

MRI 组织分辨率很高，但是由于正常组织与病变组织在弛豫时间上的重叠现象，故常需注射造影剂，利用不同组织在造影剂吸收上的差异增加组织间弛豫时间的差别，可以提高 MRI 的敏感性和特异性。MRI 造影剂一般有顺磁性物质（如钆 – 二乙三胺五醋酸，Gadolinium – DTPA）、超顺磁性物质（如超顺磁氧化铁纳米颗粒，superparamagnetic iron oxide nanoparticles，SPIO）等。例如 SPIO 具有远高于人体组织的磁矩和磁化率，当其进入体内后，形成局部的不均匀磁场，影响周围水分子的分布，从而改变临近质子的运动相位，产生 T_1 及 T_2 的改变，起到了局部增强的作用。与含碘的 X – CT 扫描造影剂对比，MRI 增强所用的造影剂无过敏反应，造影剂物理属性造成的副作用也明显减少，使用相对安全可靠。

（二）核磁共振血管成像技术（Magnetic Resonance Angiography，MRA）

核磁共振血管成像技术是利用 MRI 描绘解剖组织中血流路径，仅产生血管影像的方法，若同时使用造影剂，称增强血管成像。在 MRI 检测中，由于血液的流动性，当对某个层面施加脉冲时，受激发的血液质子在收集检测信号时已经流出检测层面，故在检测层上该处接受不到信号，形成 MRI 图像上的图像缺失黑影，该现象称为流空效应。由于血在血管中的流动方式包括层流和湍流，所以血管在 MRI 中信号表现复杂，可以是高信号、低信号，也可以是等信号。MRA 是利用血液流动对核磁共振信号的影响，通过脉冲序列和成像参数的选择抑制相对静止组织的信号，突出流动组织的信号，通过计算机后处理软件的处理，获得血管信号高、周围组织信号低、信噪比大的显示局部血流情况的检查方法。近年来，随着核磁共振设备的更新和扫描序列的开发优化，MRA 技术日趋成熟，可用于动脉或静脉的检查，如血管畸形、动脉瘤、血管狭窄或闭塞等的检查中。MRA 不但可以提供血管的形态学信息，而且可以进行血流的方向、流速、流量的定量测量。

（三）功能核磁共振成像（Functional Magnetic Resonance Imaging，fMRI）

功能核磁共振成像是一种新兴的神经影像学方式，是一种利用核磁共振技术探测人脑在不同条件及不同区域与神经活动相关的生理变化的实验方法。血氧水平依赖技术是 fMRI 的基础。血液中的氧合血红蛋白具有轻微的抗磁性，可以延长组织的 T_2 值，血液中的氧合血红蛋白含量增多会导致相应组织在 T_2WI 或 WI 上信号增高；而血液中的脱氧血红蛋白具有顺磁性，可以缩短组织的 T_2 值，血液中的脱氧血红蛋白含量增多会导致相应组织在 T_2WI 或 WI 上信号降低。因此，在其他条件不变的情况下，组织在 T_2WI 或 WI 上的信号强度与组织中氧合血红蛋白和脱氧血红蛋白的含量密切相关。当受检者得到一个刺激后，瞬间脑血流量和氧交换量增加，超过了脑细胞代谢消耗的氧，导致功能活动区域内氧合血红蛋白的增加，脱氧血红蛋白减少，局部脑组织中氧合血红蛋白的相对含量多于去氧血红蛋白的相对含量，因此，被激活的神经中枢区域在 T_2WI 或 WI 上的信号强度增高，即脑功能活动区呈高信号。基于局部脑组织内氧合血红蛋白和脱氧血红蛋白的相对含量的变化所导致的局部脑组织磁化率的改变，通过 MRI 可以检测局部血流氧合血红蛋白的浓度变化从而从侧面反应局部组织的代谢及功能状态。

fMRI 结合了功能、影像和解剖三方面要素，是一种在活体人脑定位各种功能区的有效方法，为人们了解中枢神经系统的作用机制和避免手术损伤重要功能区提供了一条新的途径。它主要应用于：大脑皮质功能中枢的定位，如视觉、听觉、痛觉、运动、语言等皮质中枢的定位研究，以及对人类记忆等认知功能方面的研究；脑肿瘤的功能影像评价，即对肿瘤周围的各种功能活动区进行术前评价，及切除病灶后对受检者功能影响的预测；评估和追踪轻度脑外伤和脑震荡的发展变化过程；评价各种药物对于多发硬化和其他脱髓鞘疾病的亚型分类所起的作用等。

（四）核磁共振灌注成像（Perfusion Weighted Imaging，PWI）

PWI 是一种无创性评价病变部位血流灌注情况的新技术。它通过测量示踪剂经过受检组织血管时的信号变化，获得其血液动力学指标（即灌注参数）。分析这些灌注参数，可以较为特异地评价组织器官的灌注状态，反映组织微循环分布情况，评估局部组织活力和病变部位的血管情况。

PWI 可分为外源性示踪法和内源性示踪法。外源性示踪法中临床使用的示踪剂主要为顺磁性造影剂 Gd－DTPA，通过超快速的扫描序列，追踪和测量造影剂团注期间核磁共振图像的改变，来观察组织微循环 T_1、T_2 的变化，得到强度－时间曲线，即造影剂通过组织毛细血管网时所引起的局部磁场的短暂变化，以计算相对脑血容量等反应脑血管微循环的供血情况。

内源性示踪法即动脉质子标记技术，又称动脉自旋标记法。它是通过流空效应原理来获得灌注血管与周围组织的脉冲差异信息，反应局部血供情况。首先在成像层面供血动脉的流入侧施加反转脉冲，使血液中的质子的磁化矢量发生反转，经过一定时间的延迟，当标记的血液流入成像层面时成像，从而得到标记后的图像，然后在其他参数都相同的情况下不施加反转脉冲再对相同层面成像，得到未标记的图像，用标记后的图像减去未标记的图像，即可得到灌注图像。目前，PWI 主要用于脑梗死的早期诊断和心脏、肝脏和肾脏功能灌注及肿瘤良、恶性鉴别诊断等方面。

（五）弥散加权成像（Diffusion Weighted Imaging，DWI）

DWI 是一种利用特殊的核磁共振脉冲序列检测组织中水分子的弥散运动（布朗运动）状态，并用核磁共振图像方式显示出来的成像技术。DWI 以图像来显示组织分子微观的不规则运动即弥散运动，是目前唯一可以对水分子弥散运动进行定量分析的成像方法。

弥散运动受分子结构和温度的影响，分子越松散、温度越高，弥散运动就越强。在人体组织中，自由水较结合水分子的弥散运动强。弥散成像通过组织间弥散系数的差别，能敏感的反映机体组织分子的扩散运动及生理活动，目前多用于早期诊断脑缺血、脑梗死等。此外弥散成像还可以针对肌酸、肌醇、N－天门冬氨酸等进行成像，即弥散波谱检查。全身 DWI 能提供细胞水平的定性和定量信息，反映肿瘤细胞构成及细胞膜完整性的变化，在诊断全身肿瘤原发灶，筛查全身肿瘤转移灶方面具有一定的优势。

基于弥散加权成像原理的扩散张量成像技术能够测量到三维空间方向上水分子扩散的方向和扩散程度，经过计算能够精确显示神经纤维走行方向，在临床上广泛应用于脑神经纤维走行的研究，是目前唯一能在活体人脑组织上显示白质纤维束的走行，反映白质纤维束的病理状态及其邻近病变的解剖关系等信息的非侵入性手段。

第五节　核素成像技术

Section 5　Nuclear Imaging Technology

核素是指具有特定质量数和原子序数的一类原子。例如氢元素的核素有三种，即 $_1^1H$、$_1^2H$ 和 $_1^3H$，左上角的数字代表该种核素的质量数（即质子和中子的总数），左下角数字代表该种核素的电荷数（即质子数），由于它们在元素周期表中在同一位置上，所以也互相称为同位素。目前已知的元素虽有 109 种，但核素却有近 2000 种。

核素可分为两大类，一类称稳定性核素，能够稳定的存在，在已发现的 2000 多种核素中，仅有 274 种属稳定性核素，其余的则为不稳定的核素，又称放射性核素，它能自发地放出某种射线而转变为另一种核素，放射性核素的这种现象称为核衰变。每种核素只有在其质子数和中子数保持一定比例的范围内才是稳定的，比例过大或过小都不稳定，都要发生核衰变。质量数超过 210 的核素，不管质子和中子有什么样的比例，都是不稳定的。核衰变主要有 α、β、γ 三种类型。

α 衰变：放射性核素发射 α 粒子的衰变过程，伴有能量的释放，即发出由两个质子和两个中子组成的氦元素的原子核。

β 衰变：β 衰变分为三类，即 β⁻ 衰变、β⁺ 衰变及电子俘获。β⁻ 衰变是原子核内的一个中子转变为质子，发出的射线是 β 粒子，即电子。β 射线发射时的动能是一个具有该种核素特定的最大值的连续谱。β⁺ 衰变是原子核内一个质子转变为中子，这时发射一个 β⁺ 粒子，即正电子，是 β⁻（负电子）的反物质。β⁺ 粒子发射时的动能也是一个具有特定最大值的连续能谱。β⁺ 粒子是不稳定的，当它失去动能后，与周围的电子相遇时会发生湮灭反应，两者消失，转化为一对高能光子。这一特点在核医学显像中得到广泛应用。电子俘获是原子核从核外电子壳中俘获一个电子，与原子核内的一个质子结合，使之转变为一个中子，称为俘获反应。此后核外电子轨道留下一个空位，当外层电子跃迁到内层空位时，多余的能量以 X 射线发射，形成 X 射线标识谱，或者传给一个电子。使之脱离轨道成为自由电子，这种电子称为俄歇电子。

γ 衰变：指放射性原子核由高能态向低能态跃迁时以高能光子的形式释放出能量的过程。γ 衰变时原子核的质量数和原子序数均不改变，只是核的能量状态发生改变。α 和 β 衰变可伴有 γ 衰变，有些处于高能态的核素寿命较长，称为亚稳态，它可能只发生 γ 衰变，但也可能在高能态直接进行 β 衰变。γ 衰变时也可能将能量交给核外的壳层电子，使之成为自由电子，这一过程称内转换。发生内转换时留下的电子轨道上的空位可被外层电子填补，此时伴随发生特征 X 射线或俄歇电子。

放射性核素的核衰变现象是核素成像技术的基础，本节将介绍正电子发射断层（PET）显像技术和单光子发射型计算机断层显像（SPECT）技术的基本原理及其在生物医学领域中的应用。

表 3 – 2 医用常用核素

核素	半衰期	用途
^{11}C	20 分钟	PET 显像
^{13}N	10 分钟	PET 显像
^{15}O	2 分钟	PET 显像
^{18}F	110 分钟	PET 显像
^{68}Ga	68 分钟	PET 显像
^{62}Cu	9.8 分钟	PET 显像
^{99m}Tc	6 小时	SPECT 显像
^{123}I	13 小时	SPECT 显像
^{125}I	60 天	SPECT 显像
^{131}I	8 天	SPECT 显像
^{111}In	2.8 天	SPECT 显像
^{201}Tl	72.9 小时	SPECT 显像

一、正电子发射计算机断层扫描显像技术（Positron Emission Tomography，PET）

PET 技术是在体内引入一种直接或间接参与体内生化过程的放射性示踪剂，并用 PET 仪在体外加以显像。该示踪剂反映活体内生命活动特定分子的合成、代谢与转运，受体的作用、分布与功能，基因的调控、转录与翻译等环节，可以在疾病发生功能、代谢等早期改变阶段，从分子水平发现病变，比临床提前数月乃至数年。PET 所用的放射性示踪剂均为正电子核素标记。常用的正电子核素（^{11}C、^{13}N、^{15}O 和 ^{18}F）为组成生命的基本元素，而 ^{18}F 由于其原子半径与氢原子非常相似，可通过置换取代有机化合物分子中的氢原子、羟基或硝基，一般不改变原有化合物分子的性质。人体内几乎所有的生物活性分子，都可以用上述正电子核素进行标记，生成反映该活性分子的体内示踪剂，通过全身或局部显像，灵敏地反映疾病发生的生理生化过程。PET 是实现分子显像的最佳途径之一，它为临床诊断、治疗和预后监测，新药研究和开发研制等提供了十分有力的科学手段。

（一）PET 显像的基本原理（Principles of PET）

1. 正电子放射性核素的产生

PET 示踪剂用正电子放射性核素标记。这类放射性核素原子核中由于质子的数目多于中子而不稳定，半衰期短，自然状态下是很难见的，必须由人工产生。常用的正电子放射性核素一般在医用回旋加速器中产生。

2. 电子对湮灭与探测

正电子发射体的放射性核素在组织或脏器中的分布是不可能直接通过测定正电子来达到的。一方面是因为正电子在物质中射程短，不足以穿过较厚的组织或脏器；另一方面是正电子只能瞬态存在。测定正电子的基本方法是测量湮灭辐射产生的 γ 光子。

该正电子在体内不断被散射减速，接近停止时，捕获环境中一个电子，在 10^{-8} s 时间内结合产生湮灭，转化为一对方向相反（几乎成 180°）、能量为 511keV 的 γ 光子。如果相对的两个探头同时探测到正电子湮灭辐射所产生的两个 γ 光子，那么辐射事件一定发生在两个探测点之间的连线上，这种利用湮灭辐射和两个相对探头来确定辐射发生位置的方法称电子准直。PET 通过 360°排列的环形探测器，对符合事件从 360°方向检测不同部位的光子的时间、位置、数量及方向，进而通过影像重建技术获得人体各部位三维影像图。PET 的探测效率主要受两个探测器的晶体材料的性能影响。在 PET 探测系统中除了电子准直外，还有符合探测线路。符合探测线路与单道分析器中的反符合相反，它要求进入两个 γ 探头的两个 γ 光子是同时到达的，否则就不予接受，因而排除了一些散射光子的进入。符合线路从原理上讲是探测同时发生的闪烁光子，而实际上两个探头的触发总有一定的时间差。这个时间间隔称为符合线路的分辨时间。

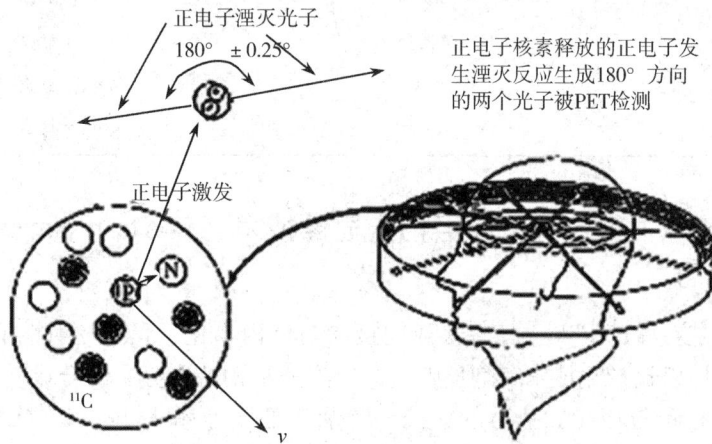

图 3 – 29　正电子湮灭作用和光子对生成及检测

3. 符合探测原理

符合探测（Coincidence Detection）技术能在符合电路的时间分辨范围内，检测同时发生的放射性事件。利用符合探测技术，可以进行正电子放射性核素示踪成像。

（1）真符合　两个探头同时探测到的来自一个湮灭辐射事件的 γ 光子，且这两个光子均没有和周围物质发生作用而改变方向。这是 PET 真正需要测量的计数。

（2）随机符合　由于存在符合线路的分辨时间，在此时间范围内进入两个探头的任何无关的两个光子也会被记录下来。这种不是由湮灭辐射产生的 γ 光子符合称随机符合。有两种方法可以估计随机符合的数量：一是由两个探头采集到的计数率和符合时间由数学公式计算；另一种方法是在符合时间窗之外再开一个延迟时间窗，根据延迟窗内的计数估计随机符合。随机符合的存在会增加图像本底，降低信/噪比。利用上述两种方法虽然可以对其进行估计和校正，但实际上对于落在符合窗内的一对计数，机器是无法真正区分它是真符合还是随机符合。计数率增加 1 倍，随机符合增加 2 倍，所以通过增加计数率来提高图像质量有一个极限，超过这个极限，再增加计数率，图像质量反而下降。

（3）散射符合　γ 光子在飞行过程中还会产生康普顿散射，γ 光子和吸收物质的一个电子作用，改变了电子动能的同时，使 γ 光子改变了运动方向，这个光子和与它相对应的另一个光子同时进入两个相对的探测器，记录下来的事件称为散射符合。它虽然是一次湮灭辐射事件，但反映出的位置已经不准确了。散射事件与计数率无关，对于特定的物体和放射性分布模式，它是固定的。

（二）PET 的结构（Composition of PET）

PET 的设备结构框图与 X – CT 基本相同，由数据采集系统（探头）、数据处理系统、图像显示及检查床四部分组成。为提高符合探测的效率，PET 的探头大部分是由多个晶体围成环状，一般分为单层（环）及多层（环）两类。单层的 PET 一次数据采集只有一个断层面。这种类型的 PET 结构简单，断层灵敏度高，适于做快速动态。多层的 PET 由多晶体多环结构组成，一次数据采集可得多个断层面，灵敏度高。这种类型的 PET 不仅横向视野大，纵向视野（沿人体长轴方向）也大，一个全脑断层只需 1 次数据采集就足够了。

为解决 PET 图像的解剖定位不够清晰的问题，在 2000 年左右生产出将 CT 和 PET 有机地融合在一起的显像仪器。原理是在一个机架的前部安装 CT 成像装置，后部安装 PET 成像装置。病人检查时，检查床首先进入 CT 视野进行 CT 扫描，获得 CT 图像后检查床移动到 PET 视野，进行 PET 显像。用 CT 图像对 PET 采集数据进行散射和衰减校正后，重建出 PET 断层图像，再将 CT 图像和 PET 图像融合到一起，由于进行 CT 和 PET 采集时病人体位不变，且两种检查间隔时间非常短，所以 CT 的解剖图像和 PET 的功能代谢图像可以通过软件精确的融合在一起。这种精确融合的图像解决了 PET 显像解剖位置定位不清和 CT 检查缺乏代谢信息的矛盾，两种检查方法间相互取长补短，密切结合，其意义远远大于单独进行的 PET 和 CT 检查。

（三）PET 在疾病检测中的应用（Applications of PET in Disease Detection）

PET 配合各种特异或相对特异的正电子放射性示踪剂，广泛应用于肿瘤学、神经病学、精神病学、心脏病学、基因学的临床和基础研究以及新药开发。由于 ^{18}F 具有相对较长的半衰期（110min），可在 PET 中心以外使用，因此除 ^{18}F – FDG 以外，其他 ^{18}F 标记正电子放射性药物的研究也异常活跃。

1. 肿瘤分子显像

肿瘤不稳定，在肿瘤细胞异常增生过程中，对 DNA 合成底物过度消耗，葡萄糖、蛋白质和核酸代谢速率明显加快，一些受体过度表达，易产生多药耐药性。利用与肿瘤发展各个阶段相关特异的 PET 示踪剂，能够从分子水平发现疾病的变化，从而为早期诊断、指导治疗及预后评价提供有价值的信息。

2. 葡萄糖转运蛋白功能显像

1978 至 1979 年，在 Kuhl 领导下，Ido 等在 DG 分子上加氟，成功制备了 ^{18}F – FDG，即将第二位碳原子相连的 OH 基脱氧后剩下的 H 被 ^{18}F 取代而成为 ^{18}F – 氟代脱氧葡萄糖（2 – deoxy – 2 [^{18}F] fluoro – D – glucose，^{18}F – FDG，也惯称 FDG）（式中的 D 表示手性碳原 FDG），其结构式见图 3 – 30。

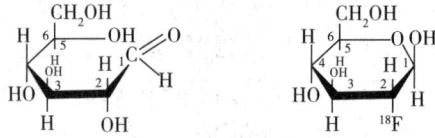

图 3 - 30　天然葡萄糖和^{18}F - FDG 结构式

^{18}F - FDG 是葡萄糖结构类似物，能被特异的葡萄糖转运蛋白（Glut - 1 和 Glut - 4）识别转运进入细胞，在胞浆内经己糖激酶Ⅱ催化生成 6 - 磷酸 - ^{18}F - FDG，因 2 位缺少羟基，不能进一步糖酵解而停留聚集在胞浆，以利于 PET 显像（图 3 - 30）。恶性肿瘤细胞表面受局部乏氧和增殖程度的影响，Glut - 1 的浓度增加，使得肿瘤对^{18}F - FDG 摄取异常增高，因此可用于肿瘤显像。

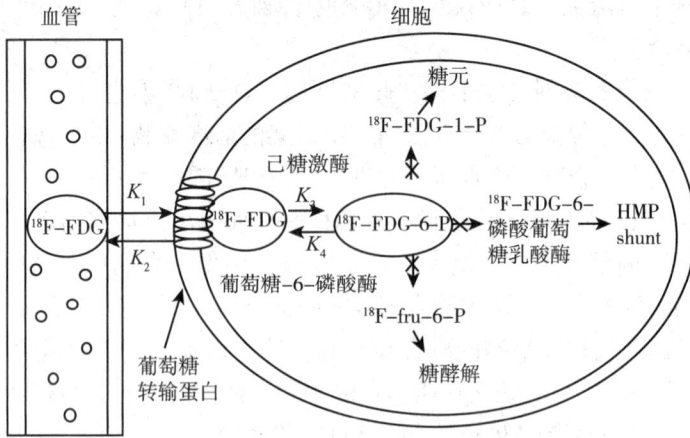

图 3 - 31　^{18}F - FDG 进入细胞后转变为^{18}F - FDG - 6 - P，不再继续代谢而停留在细胞内

由于正常组织、炎症细胞、肉芽肿组织均可摄取^{18}F - FDG，单纯依靠^{18}F - FDG 的摄取有可能造成假阳性或假阴性结果。尽管如此，肿瘤细胞需过度利用葡萄糖，葡萄糖转运蛋白（尤其是 Glut - 1）和己糖激酶活性上调，导致肿瘤细胞对^{18}F - FDG 摄取增加，^{18}F - FDG 肿瘤代谢显像仍是应用广泛的对体内特异分子靶显像的方法。^{18}F - FDG - PET 显像已成为肿瘤诊断、分期、疗效监测和预后评估的重要手段。

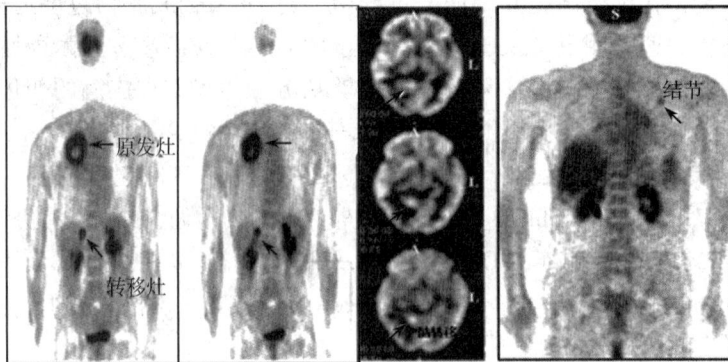

图 3 - 32　PET 用于肿瘤患者检测图像

3. 细胞增殖和胸腺嘧啶脱氧核苷激酶功能显像

前已述及，^{18}F – FDG 对肿瘤细胞没有特异性。为此，研究者们把重点转向直接测定肿瘤进程的细胞增殖。^{3}H – 胸腺嘧啶脱氧核苷（^{3}H – TdR）经胸腺嘧啶激酶 1（thymidine kinase 1，TK1）磷酸化后，参与 DNA 复制，可用于测定异常增生组织 DNA 合成速率，是测定细胞增殖的标准之一。由于嘧啶脱氧核苷类药物在体内降解很快，故研究者们尝试寻找新的耐降解的嘧啶脱氧核苷，并用^{11}C、^{18}F、^{124}I 和^{76}Br 等正电子核素进行标记，其中获得成功的有^{18}F – 3′ – 脱氧 – 氟代胸腺嘧啶脱氧核苷（^{18}F – 3′ – deoxy – 3′ – fluorothymidine，^{18}F – FLT）。与^{3}H – TdR 相似，^{18}F – FLT 在核苷转运蛋白作用下进入细胞，作为内源性 TK1 的底物参与 DNA 合成，滞留在细胞内。研究表明，^{18}F – FLT 在体内稳定，与细胞增殖间存在正相关性，能够区分肿瘤复发、放射性坏死和炎症，对肿瘤治疗响应比^{18}F – FDG 更敏感。

4. 肿瘤乏氧显像

氧化在肿瘤治疗过程中是非常重要的。利用放射性示踪剂对肿瘤在治疗前、中、后进行活体乏氧显像，是重要的预后指数。乏氧组织显像剂是硝基咪唑类阳性显像剂，它能选择性地滞留在乏氧组织中，进入细胞后，在酶作用下，硝基（—NO_2）发生还原。若为正常细胞，还原基团可被重新氧化，而乏氧细胞、还原产物与乏氧细胞内成分呈不可逆结合，不能被重新氧化。^{18}F – 氟米索硝基（^{18}F – fluoromisonidazole，^{18}F – MISO）已用于肿瘤显像，但肿瘤细胞的摄取不高，正常组织内清除慢，靶/非靶比低。

5. 肿瘤受体分子显像

虽然代谢、增殖和乏氧显像等为肿瘤提供了有效的早期诊断手段，但这些手段相对不特异，对一些低生长率的肿瘤效果不佳。多肽相对分子质量小、特异性好、亲和力高，靶向性与肿瘤细胞内或细胞表面过度表达的一些特异受体结合，血清除快，与单抗相比，免疫原性小，因此放射性核素标记多肽是目前肿瘤特异分子显像研究的热点。

（1）肿瘤血管生成因子显像　肿瘤血管形成过程中过度表达一些特异的细胞标志可作为分子探针的靶点，结合靶向肿瘤血管生成因子的示踪剂可实现对肿瘤的早期诊断。例如 αvβ3 是与肿瘤血管生成和转移相关的重要细胞黏附受体，参与 bFGF 诱导的肿瘤新生血管生成，能与含精氨酸—甘氨酸—天冬氨酸（RGD）的细胞外间质分子结合。含有 RGD 序列的糖基环五肽与 4 – 硝基苯基 – 2 – ^{18}F – 氟丙酸（4 – nitrobenzyl – 2 – ^{18}F – fluoropropionic acid）连接构成示踪剂，可对 αvβ3 整合素进行 PET 成像，图像清晰，适合非侵入性测定 αvβ3 整合素表达水平，有望用于肿瘤早期诊断。

（2）肿瘤多药耐药中 Pgp 功能显像　临床上肿瘤化疗失败多是由于内源性耐药或化疗过程中产生的获得性耐药的结果，耐药的形式之一就是肿瘤多药耐药（multidrug resistance，MDR）。研究证明，MDR 的产生与肿瘤细胞对药物的清除过快即跨膜蛋白 Pgp 转运功能增加有关。核素标记 Pgp 的转运底物可以进行体内 Pgp 功能研究。^{11}C – 阿霉素、^{18}F – paclitaxel（^{18}F – PAC）、^{94m}Tc – MIBI – PET、$^{67/68}$Ga 标记含有硝基供体金属放射性药物等示踪剂均可望用于 Pgp 功能显像，研究细胞间 Pgp 表达差异，评价 Pgp 功能，为解释 Pgp 在 MDR 中的调控机制提供理论依据。

（3）氨基酸代谢显像　氨基酸参与蛋白质的合成，体内蛋白质合成、转运和调控的异常，与多种肿瘤、神经精神疾病有关。以 ^{11}C - 蛋氨酸（^{11}C - MET）和 ^{18}F - 氟乙基酪氨酸（^{18}F - FET）为代表的显像剂对检测脑部肿瘤的敏感性和特异性非常高，^{11}C - MET 注射进入体内后，被转化为 S - 腺苷蛋氨酸，参与体内多种氨基酸的合成。有研究者对 19 例原发和转移性脑肿瘤进行 ^{11}C - MET 显像，经病理证实检出率为 100%。^{18}F - FET 体内稳定性好，不被进一步代谢，能与肿瘤组织快速结合，靶本比高，对 16 例脑胶质瘤患者进行 ^{18}F - FET 显像和 MRI 比较，经病理活检证实，^{18}F - FET 的准确性为 83%，而 MRI 为 17%。

6. 脑功能分子显像

脑功能显像尤其是脑受体显像，可以在分子水平反映脑内的生物化学过程，是探索疾病早期改变的敏感手段，能够早期发现神经系统隐匿性病变，可评价许多中枢神经系统（CNS）药物在体内引起的生理、病理变化，对探究脑部疾病的病因、早期诊断和指导治疗有重要价值。

（1）帕金森病　帕金森病（Parkinson's Disease, PD）是由于黑质纹状体通路神经元变性，导致多巴胺神经递质（dopamine, DA）逐渐丧失减少的疾病。放射性配体可直接靶向多巴胺系统的各种分子，进行多巴胺合成显像及多巴胺转运蛋白（dopamine transporter, DAT）显像。

$6 - ^{18}F$ - fluoro - L - DOPA（$6 - ^{18}F$ - FDOPA）注入体内后参与多巴胺的合成和代谢，可用于测定脑内 DA 神经元功能。$6 - ^{18}F$ - FDOPA 显像显示，DA 神经元在 PD 患者脑内丢失速率是正常人的 10 倍多，可比临床提前 5～10 年发现已出现 DA 减少但还没有临床症状的病人。同时，$6 - ^{18}F$ - FDOPA 显像有助于评价各类神经保护和康复剂的疗效。

DAT 是位于多巴胺神经元突触前膜的一种膜蛋白，主要功能是再摄取突触间隙的多巴胺，终止 DA 能神经细胞间的信号传递，比受体变化更为早期、灵敏和直接。以 $^{11}C/^{18}F$ - CFT、^{18}F - FP - βCIT 和 ^{18}F - FECNT 为代表的 DAT 显像剂均已成功地用于 PD 的早期诊断和鉴别诊断，可测定 PD 患者脑内 DA 神经元丢失的速率，其显像结果与 PD 临床分级有很好的相关性，可用于 PD 的早期诊断和病情严重程度的估计。

（2）阿尔茨海默病　阿尔茨海默病（Alzheimer disease, AD）的病理生理改变之一是脑神经元突触和脑功能下降。^{18}F - FDG 对依赖 ATP 的脑功能测定相当敏感，利用 ^{18}F - FDG 可以发现早期没有临床症状的 AD 患者，准确率大于 90%，可比常规血液与脑脊液检查、神经心理学检查、脑造影术和结构显像（CT、MRI）等诊断提前 2.5 年。胆碱能神经元活性降低是 AD 的主要特征之一。应用 ^{18}F - FBT 可检测 AD 患者基底节乙酰胆碱能末梢，应用乙酰胆碱 M_2 受体特异性的显像剂 ^{18}F - MeQ 和 ^{18}F - FP - TZTP 可表征 M_2 受体数量和功能，这类显像剂均可用于 AD 的早期诊断。

神经纤维缠结和 β - 淀粉样老年斑块是 AD 的又一主要特征。目前，靶向 NFT 和 SP 特异的分子探针的研制已取得了突破性的进展。研究表明 ^{18}F - FDDNP 易穿过血脑屏障，能够靶向 NFT 病灶和 SP，通过 PET 显像可分辨正常人和 AD 患者脑内的 SP 和 NFT 的浓度，定量分析结果表明，^{18}F - FDDNP 在 AD 患者脑内的相对滞留时间明显延长，与 NFT 和 SP 的密度有关，且与认知功能的检测指标具有明显的相关性。^{18}F - FDDNP 与 NFT 和 SP 的结合能力，在 AD 早期阶段更灵敏，这将有助于医生在患者还没有出现明显的 AD 症状以前就能做出明确的诊断，及时给予预防性的治疗，延缓 AD 进程。

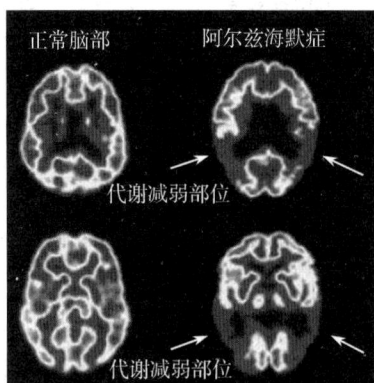

图 3 - 33　正常脑部与阿尔兹海默症患者脑部 PET 成像对比

（四）PET 在新药研发中的应用（Applications of PET in Drug Discovery）

1. 药物代谢动力学研究和药效学研究

利用小动物 PET，可获得新药在活体动物（生理和病理的状态下）的定量和动态的体内分布、吸收、代谢、排泄和靶器官反应等一系列数据，获得剂量反应曲线。它代替了过去给药后不同时间采血的方法，使数据的体内真实性大大提高。若用不同位置标记的药物，还可判断新药的体内代谢途径，是否有代谢活性产物或毒性产物，为阐明药物作用原理，指导临床合理用药以及寻找新药提供正确的导向。

2. 药理作用研究

小动物 PET 可在整体水平上进行药理作用研究，如 $^{18}F-FDG$ 用于研究新药康维脑对脑区能量代谢的变化，可能产生的组织损伤及毒性反应；$^2H^{15}O$ 用于研究新药对局部脑血流的影响；$^{11}C-RAL$ 用于研究药物对多巴胺受体的相互作用；$^{11}C-CGP$ 用于研究心血管药物对心脏肾上腺素能受体的调节等。microPET 的突出优点是在体内精确定量，动物可重复使用，可在分子水平观察药物的长期毒性，同时动物本身可进行治疗前后的自身对照。

3. 药物作用机制研究及疗效评价

利用已有的正电子核素标记的示踪剂，可观察药物对示踪剂的影响，推断药物的作用，或通过对药物与示踪剂竞争"靶"的能力研究，测定药物在达到治疗剂量（或手术治疗）时血浆药物浓度和疗效之间的关系，从而对受试药物做出给药剂量或给药间隔上的定量，并从分子水平对新药做出定量的疗效评价。

4. 基因表达显像研究

肿瘤基因治疗成功的关键在于将治疗基因靶向性转移到细胞或组织。基因表达显像能从活体水平观察基因转导是否成功，非侵入性地监测基因治疗过程。小动物 PET 显像提供了基因的存在、表达、分布、正常或异常分子组成的有用的信息，为从基因、分子、细胞和整体水平对药物作用靶和发病机制加以认识提供了一种有力的工具，进而加速了现代基因药物的发现与开发过程。

5. 新药筛选研究

随着计算机辅助药物设计和组合化学技术的日益完善，小动物 PET 可对合成的新药从活体水平进行高通量筛选。以往的神经系统新药的筛选，是通过体外放射受体结合分析法，不仅技术繁琐，而且容易出现假阳性或假阴性的结果。而利用小动物 PET 的示踪定量技术，只需一种受体显像剂就可以对单一受体进行大量化合物筛选，从活体水平给出定量筛选指标。

二、单光子发射型计算机断层显像（Single – Photon Emission Computed Tomography，SPECT）

1958 年，随着 Hal Anger γ 照相机问世，影像核医学成像技术开始在临床实践中得到广泛应用。1979 年，Kuhl 等采用旋转 γ 照相机探头采集数据和计算机影像重建的技术，研制出世界上第一台发射型计算机断层显像仪（SPECT），并利用该技术将扫描图像进行三维重建，使影像核医学成像技术取得了革命性的进步。2004 年，第一台商业化 SPECT/CT 进入临床，影像核医学成像技术进入到功能与结构成像融为一体的新发展阶段。目前 SPECT/CT 已经成为影像核医学的主流设备之一。

（一）SPECT 成像的基本原理（Principles of SPECT）

SPECT 是 γ 照相机与计算机技术相结合而进一步发展的核影像装置。SPECT 探头围绕身体旋转 360°或 180°，获得不同角度的一维放射性分布曲线，称投影截面。信号经放大和模数转换后送入计算机，按预定程序重建图像后，由横向断层影像的三维信息再经影像重新组合，可以得到矢状、冠状断层和任意斜位方向的断层影像。

SPECT 的突出优点仍然是反映人体功能和代谢方面的变化，这是其与 X – CT、MRI 和其他影像技术不同之处。SPECT 断层图像与普通 γ 相机平面图像相比有明显优点。SPECT 断层显像克服了平面显像对器官、组织重叠造成的小病灶掩盖，提高了对深部病灶的分辨率和定位准确性。随着 SPECT/CT 融合设备的发明，SPECT 的精确定位缺陷得到弥补，SPECT 的功能成像优势被进一步得到放大，在现代临床实践中的应用价值也越来越重要。

（二）SPECT/CT 联用原理（Principles of SPECT/CT）

SPECT 是一种通过探测器探测从活体内发出的单光子信号，并经计算机图像处理，从而获得放射性示踪剂在体内组织分布的闪烁断层成像技术。CT 是一种利用体外的 X 射线穿透人体而获得三维解剖图像的断层成像技术。SPECT/CT 是一台将 CT 扫描仪和 SPECT 显像仪同时安装在同一个机壳里的多模态影像设备的装置，因此检查时可以一次获得反映精细解剖结构的 CT 扫描信息及反映功能代谢的 SPECT 影像，或复合型 SPECT/CT 融合显像。

近年来，SPECT/CT 新技术将多探头 SPECT 和有多个探测器的 CT 扫描仪并排安装在同一个检查床上，其中的 CT 扫描已不仅仅只用于 SPECT 图像的衰减校正和解剖定位，而是同时具有常规诊断 CT 的效能，一次 SPECT/CT 检查，能同时获得 SPECT 的功能代谢信息图像和 CT 的解剖诊断信息图像，是真正的图像融合与诊断效能倍增。与单纯 SPECT 或 CT 显像相比，SPECT/CT 在诊断疾病及评价预后等方面更具有临床应用意义。随着技术的进步和发展，低辐射剂量诊断型 CT 的出现将进一步推动 SPECT/CT 的广泛应用。

（三）SPECT/CT 的应用（Applications of SPECT/CT）

1. 恶性肿瘤的诊断

SPECT/CT 对诊断恶性肿瘤有较高的临床价值，尤其对肿瘤原发灶及其转移灶有较高的灵敏度与特异性。例如，分化型甲状腺癌经碘（^{131}I）治疗结束后，一般进行 ^{131}I 全身扫描，大部分分化型甲状腺癌转移灶在图像上可表现为数目、大小、部位及浓聚程度不一的放射性浓集灶，根据病灶摄取 ^{131}I 的差别可确定进一步治疗的方案，并及时调整 ^{131}I 治疗剂量，避免患者接受不必要的辐射。但 ^{131}I 全身扫描显像为平面显像，由于位置重叠及残余甲状腺摄碘伪影的干扰，很容易遗漏转移及复发病灶，同时也容易受到正常组织器官摄碘的影响，造成假阳性与假阴性显像，影响治疗方案的制定。

SPECT/CT 的迅速发展较大程度上解决了 ^{131}I 全身扫描平面显像的缺点，SPECT/CT ^{131}I 显像具有价格低廉、定位准确、快速简便的优点，而且可排除由于器官重叠产生的假阴性显像，有利于排除残余甲状腺摄碘及唾液腺、食管、胃黏膜生理性摄碘，另外对污染造成的假阳性显像亦有较强的鉴别能力，因此提高了对分化型甲状腺癌的诊断能力。

2. 恶性肿瘤淋巴结转移的定位及分期

SPECT/CT 对于恶性肿瘤淋巴结转移的定位及分期，亦有其独特优势。如目前对肺癌纵隔淋巴结转移的分级、分期常规诊断手段为胸部 CT 扫描，其阳性诊断标准为淋巴结肿大，且最大直径大于等于1cm、淋巴结存在钙化、淋巴结出现相互融合的现象，但大小正常的淋巴结转移灶并不少见，另外不少炎性淋巴结也存在增大等现象，因此会降低 CT 诊断的灵敏度与特异性。此外，肺内占位根据大小又分结节和肿块，由 CT 来定性诊断存在很大困难。SPECT 与 CT 的结合可以弥补单纯依靠解剖结构来定性的不足，将淋巴结代谢活性与解剖定位相结合，提高诊断率。而国外学者亦将 SPECT/CT 作为头颈部肿瘤淋巴结转移及乳腺癌淋巴结转移分期、淋巴引流定位的主要方法。

3. 骨显像中病灶的定位与良恶性区分

传统骨显像检查技术常常用来对肿瘤骨转移进行筛查，骨显像诊断灵敏度高，但特异性稍差。另外并不能对病变部位进行精确定位，虽然采用特殊体位图像采集技术可提高诊断准确性，但是效果并不能让人满意。SPECT/CT 在骨显像中体现了其重要诊断价值。例如肿瘤骨转移常发生于脊柱，SPECT/CT 检查若发现放射性浓聚出现于椎体、椎弓根时则恶性可能相对较大，而横突等部位良性的可能性相对较大。SPECT/CT 中的 CT 可实现肋骨解剖结构的观察，提高对肋骨转移疾病的诊断能力。对于结构较为复杂的骨盆等部位，在诊断级螺旋 CT 的帮助下，SPECT/CT 可使骨盆病变部位的性质更加明确，提高骶髂关节及髋关节或骨盆其他部位的显像质量。

此外，SPECT/CT 在心血管及神经系统中均显示出了较好的应用前景。应用 SPECT/CT 对于常规核医学显像，是一个非常有益的补充。如果核医学显像中发现了异常的放射性聚集影，而根据药物的体内分布又不能很好解释时，同机 CT 检查就能有效地帮助解决这个问题。对于异位的麦克尔憩室、消化道出血灶及异常放射性污染点的判断，都有很好的诊断价值。

总之，SPECT/CT 应用范围广泛、诊断准确率及特异性高，在进行 SPECT 功能影像同时，辅以 CT 解剖影像诊断，使核医学影像设备的发展达到了更高的水平，具有巨大而广阔的发展前景。

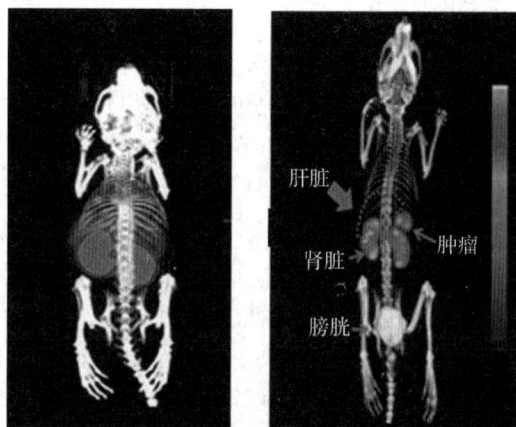

图 3 – 34　SPECT 对小鼠的成像显示

第六节　光学成像技术
Section 6　Optical Imaging Technology

一、近红外荧光成像（Near – infrared Fluorescence Imaging）

近红外荧光（Near – infrared fluorescence，NIRF）成像属于光学成像领域一个越来越受重视的方向，其主要包括生物兼容性好的近红外荧光染料的开发和各类探针的研制，并针对各种疾病动物模型所进行的实验性研究。

（一）近红外荧光成像原理（Principles of Near – infrared Fluorescence Imaging）

生物体内的血红蛋白、水和脂质对光谱范围大约在 650nm ～ 900nm 的近红外荧光的吸收系数最低，所以与可见光相比，近红外荧光可穿透更深层的组织。近红外荧光最大可穿透 12cm 的乳腺组织或肺组织，6cm 的肌肉组织，5cm 的成人脑组织。近红外荧光成像的基本原理是以特定波谱范围的激发光源照射荧光分子（近红外荧光探针），此时荧光分子被激发出不同光谱特性的光子信号，此信号通过滤光片后由超敏 CCD（charge – coupled device）照相机采集，然后通过高级数据处理技术将光子信号转换为图像。

应用于显像的近红外荧光探针包括：由小分子的游离荧光基团构成的非特异性探针；由近红外荧光基团与特异性配体结合构成的靶向探针；以及新型的智能探针，这类探针在注射之前为荧光封闭状态，几乎没有信号，在进入生物体被激活后可在作用位点产生强烈的荧光信号，主要用于定位酶的活性与功能。近年 NIRF 成像的发展主要为各种特异靶向探针和智能探针的合成，并将其应用于不同疾病的实验性研究，且主要集中于肿瘤、炎症和心血管疾病的早期诊断及治疗疗效的动态监测，从分子水平为疾病的发生、发展、转归提供信息。

（二）近红外荧光成像的应用（Applications of Near – infrared Fluorescence Imaging）

1. 肿瘤早期检测

对早期肿瘤组织进行检测是肿瘤治疗的关键，肿瘤组织代谢活性高和低氧导致细胞外环境酸性增高是重要的肿瘤生物学特征。如图 3 – 35 所示，应用近红外荧光染料 Cy5.5 与 pHLIP［pH（low）insertionpeptide］结合构建靶向探针，可对鼠乳腺癌模型进行近红外荧光成像。该探针中 pHLIP 能靶向在酸性组织聚集，并能够嵌入到细胞膜内，近红外荧光染料 Cy5.5 能够通过肿瘤血管内皮细胞之间的裂隙而积聚于高灌注区域，可监测动物模型活体内肿瘤的形成过程。结果表明应用近红外荧光成像技术，可探测到肉眼不能分辨的肿瘤，从而观测肿瘤从早期到晚期的发展阶段。对酸性和低氧区域的近红外荧光成像可为肿瘤病变的定位和演进提供分子水平的信息。

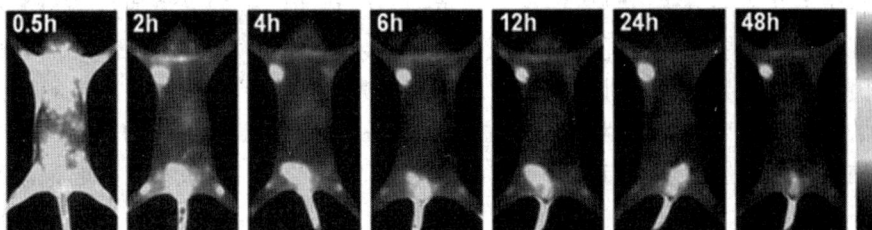

图 3 – 35　近红外荧光探针对小鼠肿瘤检测图

2. 炎症诊断

类风湿性关节炎是很常见的慢性炎症，其病变特点是关节滑膜增生、血供增加、炎细胞浸润。滑膜液当中活化的巨噬细胞可直接破坏关节组织，分泌基质金属蛋白酶，释放细胞因子激活其他的免疫细胞，这与类风湿性关节炎的发病机制密切相关，所以对关节组织当中活化的巨噬细胞进行定量估计具有诊断价值。活化的巨噬细胞表达叶酸受体（Folate Receptor，FR）当中的一个亚型 FR – β，而处于静息状态的巨噬细胞不表达，所以 FR 的表达与巨噬细胞活性相关。近来已有学者将近红外荧光基团标记在叶酸衍生物上合成 FR 靶向近红外荧光探针，实现类风湿性关节炎动物模型的活体近红外荧光成像。此外基于浸润关节滑膜表面的在巨噬细胞表达 F4/80 抗原，应用 Cy5.5 荧光染料标记抗 F4/80 单克隆抗体（mAb）合成靶向探针，亦应用于类风湿关节炎的动物模型的近红外荧光成像。

3. 心血管疾病检测

血栓形成是一些心血管疾病的病理学标志，研究表明激活因子 XIII（FX IIIa）是形成血栓的标志，针对 FX IIIa 的靶向近红外荧光探针可与 FX IIIa 结合，应用近红外成像技术，可以定性和定量标记小鼠模型体内的脑静脉血栓形成情况，并可评价肝素治疗后的药物疗效。炎性动脉粥样硬化发病后斑块内的活化细胞会产生基质金属蛋白酶，破坏动脉血管的完整性。将近红外 Cy5.5 荧光染料连接于运载体上合成具有基质金属蛋白酶激活性的探针，可实现近红外荧光成像探测动物模型体内动脉粥样硬化斑块内基质金属蛋白酶的活性，从而估计血管炎症发展情况，为个性化治疗方案的选择、治疗效果的监测提供有效的手段。

二、光声成像（Photoacoustic Imaging）

尽管近红外荧光成像电磁辐射具有较深的成像深度，但是传统的光学成像方式在组织内部存在严重的光散射，光无法集中到达很深的组织内部进行成像，仍然受限于低空间分辨率以及较差的图像质量。为了解决上述问题，各种替代性混合成像技术层出不穷。其中光声生物医学成像作为一种非侵入式的成像技术在近20年受到了极大关注，其集合了光学成像对比度高和超声成像穿透深度深的优点，最具发展潜力。

（一）光声成像的原理（Principles of Photoacoustic Imaging）

光声效应是指材料吸收光能后，发生热弹性膨胀进而产生声波的一种现象，有时为了表征其中的能量转换过程也被称为"光热声效应"。激光光束入射到组织表面后，根据激光波长的不同，光束的穿透深度也不同。该过程中，光束受到多重散射和吸收，能吸收特定波长光的分子或物质被称为生色团。生色团吸收的光能通过分子振动和热弹性膨胀转化为热能，导致局部初始压力增加，形成波源，最终被组织表面的超声传感器探测到，转换为一系列时间序列的电信号。光声图像是通过一系列在不同空间位置探测的光声信号形成的，因此也可将光声图像视作空间压力分布的表示，激光能量在组织内积聚后产生的热能与探测到的超声信号直接相关，而激光能量的积聚又与组织的很多物理特性，如散射、吸收特性、热特性（包括热扩散率和热膨胀系数）以及弹性等特性相关，因此可通过超声信号了解组织物理特性的差异。

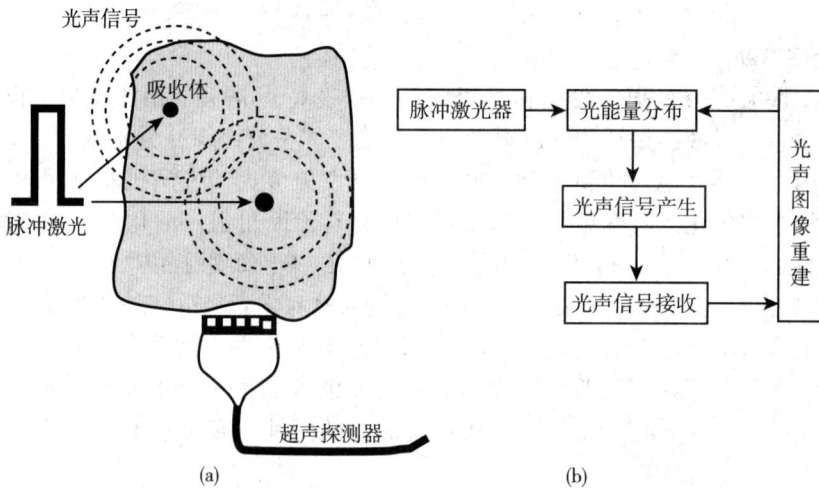

图3-36　光声原理示意图

（二）光声成像的应用（Applications of Photoacoustic Imaging）

光声成像由于近几年的快速发展以及不同组织高分辨率图像的成功重建，其在临床医学被寄予厚望。这种成像方式使得组织成像摆脱了对人体有伤害的电离辐射以及造影剂的使用，并且能够达到实时成像，其在临床应用的以下领域内扮演了重要的角色①人体组织成像，包括乳房、哨卫淋巴结、皮肤、甲状腺、眼睛、前列腺、卵巢的无损成像；②胃肠道、膀胱、循环肿瘤细胞的微创内窥镜成像；③术中肿瘤边缘和淋巴结转移成像。

1. 乳房医学成像

传统的乳房成像方式无法提供综合的肿瘤信息且成像伤身并耗时，而光声成像可以提供更多的乳房功能信息和肿瘤分子信息。美国 Sergey 团队通过 64 个矩形超声探测单元组成的单排圆弧状乳房探测器完成了对 27 位可疑患者乳房的成像，这些患者通过超声或者 X 射线成像被诊断怀疑有乳房恶性损伤，其团队的成像系统显示了该 27 个患者的恶性损伤部位，并在随后被证实其正确性。试验阶段乳房内部亚毫米血管的成像深度已经能够达到 40mm。

2. 妇产科医学成像

卵巢癌早期无有效检测方式，是死亡率最高的妇产科疾病。美国康涅狄格大学 Andres Aguirre 团队发展了一种经阴道无侵害超声与光声融合的 3D 成像方式，评估了猪的卵巢的光学性质，证实其能探测卵巢内的血管结构。随后其对 33 个人体内卵巢进行评估，利用光学相干断层成像，超声成像和光声内窥镜成像结合的方式对人体的卵巢成功成像。

3. 泌尿系统医学成像

对于前列腺和膀胱，血液检测和膀胱镜检不能确切诊断侵略性癌症，将超声成像和光声成像结合的经直肠镜检和光声显微成像可以对泌尿系统的癌症做到提前诊断。但是这些技术暂时只在犬类身上得到实验验证和应用，在人体上的实现还有待进一步实验。

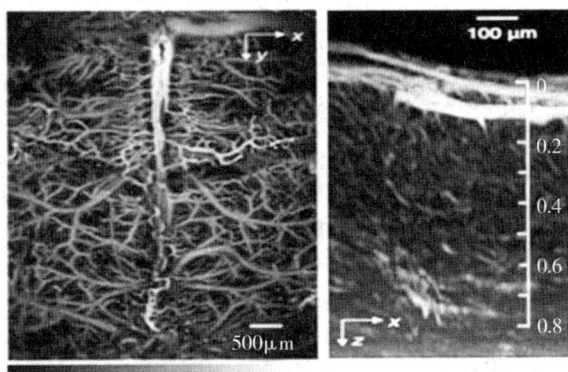

图 3-37 利用光声原理对血管成像

总体而言，在临床前研究方面光声成像多数针对脑损伤、疾病预判、肿瘤转移、癌症诊断等方面。另外光声成像技术对中风、癫痫和外伤性脑损伤等有关血管结构和功能的病症的研究也十分有效。其在诸如老鼠、兔子、犬类等小动物身上进行各个器官或组织的非侵入式研究已经取得良好的成果，这也使得研究者们看到了未来一个具有划时代意义的新兴医学成像技术的到来。虽然这些技术还大都局限于在动物身上做实验，但是部分器官的成像对象已经慢慢开转向人类组织，并且这些技术都经过了充足的应用分析且取得了阶段性的验证，这些研究对于了解人类疾病发展过程，研发新的药物和治疗方法具有重要意义。

思考题

1. X 射线产生需要哪些条件？X 射线影像是如何形成的？

2. 普通 X 射线成像和 X – CT 图像最大的不同之处是什么？

3. 何为 CT 值？何为 μ 值？它们之间有何关系？

4. 简述 CT 的成像原理。

5. 简述 B 型超声诊断仪的基本成像原理。

6. 简述核磁共振产生的基本条件。

7. 简述 MRI 成像基本原理。

8. 如何理解加权图像？

9. 请阐述正电子成像（PET）的物理学原理和 ^{18}F – FDG – PET 的生物学原理。

10. 近红外荧光成像中的近红外荧光探针是如何构建的？

第四章 | 显微成像技术

Chapter 4　Microscopic Imaging Techniques

摘要（Abstract）

　　显微镜可以让人类探索极限小尺度下的未知世界，这个世界对于人类而言是全新的。人类首先以可见光作为光源，基于光和物质的相互作用，发明了光学显微镜；以电子束作为光源，基于电子和物质的相互作用，发明了电子显微镜；基于隧道效应或分子间相互弱作用力，发明了扫描探针显微镜。不同显微镜具有不同的成像模式，在功能上进行拓展或优势互补。它们的发明极大地丰富了显微镜在生命科学研究各个领域中的应用，甚至使人们对细胞的认知达到分子水平。

Human always tries to feel and understand the entire new microscopic world around and within us using various imaging systems. Human firstly invented optical microscope using the visible light as the light source, based on the interaction between light and substance. And then, using the electron beam as the light source, the electron microscope was invented, based on the interaction between electron beam and substance. Based on tunneling effect or intermolecular interactions, scanning probe microscope was invented recently. Generally, the invention of the microscope with different models has opened entire new worlds to the microscopic eye in bio-applications, which carries human cognition to molecular level.

学习目标

1. **掌握** 显微镜分辨率的计算公式；普通光学显微镜的成像原理和构造；荧光显微镜成像原理及构造；激光共聚焦显微镜的成像原理、构造及其成像特点；透射电子显微镜和扫描电子显微镜各自的成像原理及成像特点；原子力显微镜的成像原理、基本构造和主要操作模式。

2. **熟悉** 暗场和相差显微镜的成像原理；各种显微镜的分辨率范围；各种显微镜的主要应用范围。

3. **了解** 扫描隧道显微镜的成像原理、基本构造和成像模式。

第一节 显微镜成像技术概述

Section 1　Introduction of Microscopic Imaging Techniques

　　人类总是在通过各种感觉器官努力的感觉和知晓周围以及我们自身内部的世界。人的眼睛——完美的光学成像和感知系统，是重要的感觉器官，是人类获取外界信息最重要的途径。作为眼睛观察世界的延伸——望远镜和显微镜出现了，望远镜可以让人类看的更远；显微镜则可以让人类看的更小。显微镜可帮助人类探索极限小的未知世界，如微生物、细胞及其内部结构、纳米粒子甚至更小的分子和原子等。人类首先以可见光作为光源，发明了光学显微镜。光学显微技术在人眼不能直接观察的细胞和微生物等研究领域，发挥了极其重要的作用，使细胞学和微生物学等学科的发展成为可能，极大地促进了生命科学、医学和药学的发展。以电子束作为光源的电子显微镜的出现，可以使人们对细胞结构的认知深入到亚显微结构水平，能够观察到生物膜、细胞骨架和一些细胞器等。然而，由于高能电子束对生物制品的损伤问题，也一直制约着电子显微镜在某些生物学研究领域中的应用。扫描探针显微镜则基于近场扫描原理，利用带有超细针尖的探针在样品表面扫描，获得样品的微观信息，主要包括扫描隧道显微镜和原子力显微镜。其中，作为新的显微成像模式，原子力显微镜拓展了显微镜在极限小的生命科学研究领域中的应用，甚至使人们对细胞结构的认知达到分子水平。本章简要介绍各种显微镜的发展历史，重点讲解各个历史时期和当下科研领域代表性显微镜的基本原理，以及它们在生物学中的应用，并进行了举例说明。

　　分辨率是考察显微镜最重要的性能参数之一，它是指区分开两个物体间的最小距离，可以分为点分辨率和线分辨率等。人眼的极限分辨率在 $50\mu m \sim 100\mu m$；光学显微镜的分辨率为 $0.2\mu m$（即 $200nm$）；电子显微镜的极限分辨率约为 $0.1nm$；扫描探针显微镜的分辨率为 $0.1nm$。图 4-1 给出了三类显微镜的分辨范围，不同的显微镜有不同的适用尺度范围。

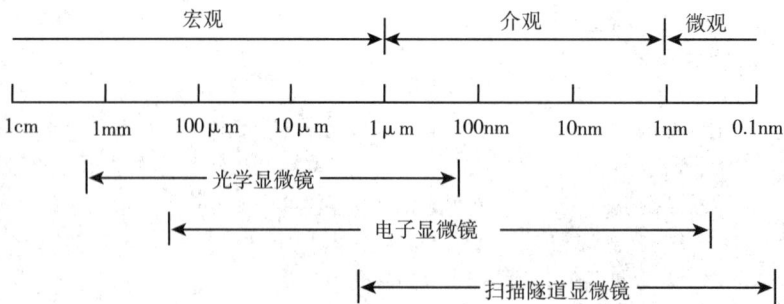

图 4-1　自然尺度的划分和三类显微镜的分辨范围

　　分辨率 d 可用阿贝公式（4-1）表示：

$$d = \frac{0.61\lambda}{n \times \sin\frac{\theta}{2}} \tag{4-1}$$

式中，λ 为光源波长；n 为物镜与物体间介质的折射率；θ 为光束进入物镜的入射角。

由阿贝公式可知，显微镜分辨率主要受限于入射光波长和介质的折射率。对于波长等于 500nm 的可见光，设介质的折射率 $n = 1.5$（空气、水和油的折射率分别为 1、1.33 和约 1.5），取 $\sin\dfrac{\theta}{2}$ 最大值 1，可得光学显微镜的分辨率 d 极限约为 200nm。

第二节 光学显微镜技术
Section 2   Optical Microscope Technology

一、光学显微镜（Optical Microscope）

显微镜（OM）是人类最伟大的发明之一。在它发明出来之前，人类关于周围世界的观念局限于肉眼，或靠手持透镜帮助肉眼看到更微小的事物。传统的光学显微镜曾是观察微小结构的唯一手段，以光学透镜为主体，利用材料的折射率和透镜的曲率将观察物体放大，以获得其细节信息。一般地讲，单个透镜能将物体放大几十倍，使用透镜组合几乎可放大至近千倍，但由于光的衍射效应限制了光学显微镜进一步提高其分辨率的可能性。1873 年，德国显微技术专家恩斯特·卡尔·阿贝（Ernst Abbe）提出远处一物点通过透镜所成的像实际上是一个由许多亮暗相间的条纹构成的衍射光斑而不是一个点，当两个相距足够近的点通过透镜后所成的像（衍射光斑）将会叠加在一起而无法分辨，这也是传统显微成像技术的物理极限，分辨率无法超过 0.2μm。

（一）普通光学显微镜的原理（Imaging Principle of Optical Microscope）

显微镜是由两个透镜组成的目镜和几个透镜组成的物镜，以及其他的附件组合而成。显微镜的成像原理如图 4-2 所示。物体 AB 放在物镜的焦点处，且物与镜的距离大于物镜焦距，自物体上个点出发的光线经物镜折射后，成一放大的实像 A_1B_1。这像与目镜的距离小于目镜的焦距。从 A_1B_1 的光线经目镜折射，观察者的眼睛接收了这些光线，可见最后所成的放大虚像 A_2B_2。

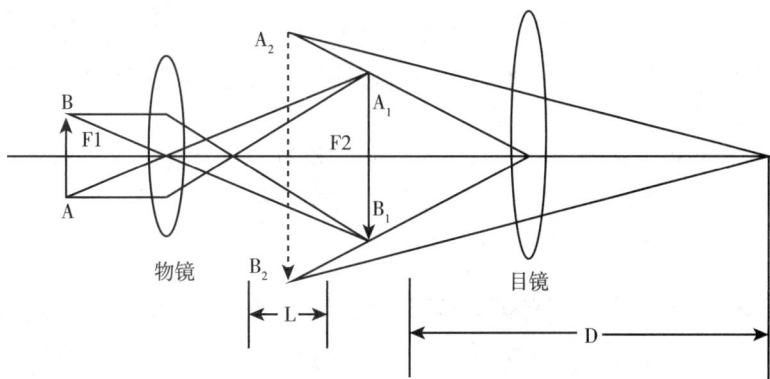

图 4-2 显微镜的成像原理

AB——物体；A_1B_1——物体放大图像；A_2B_2——目镜放大图像；F1——物镜焦距；F2——目镜焦距；

L——为光学镜筒长度（即物镜后焦点与目镜后焦点之间的距离）；D——明视距离（人眼正常的明视距离为 250mm）

（二）光学显微镜的结构（Structure of Optical Microscope）

光学显微镜有倒置和正置之分，但同样都由载物台、聚光照明系统、物镜、目镜和调焦机构组成（图4-3）。载物台用于承放被观察的物体，利用调焦旋钮可驱动调焦，使载物台作粗调和微调的升降运动，使被观察物体调焦清晰成像。它的上层可在水平面内沿作精密移动和转动，一般都将被观察的部位调放到视场中心。倒置和正置显微镜主要区别就在于，倒置显微镜的透射光光源和聚光镜位于载物台上方，照明光源自上而下照射；同时物镜安装在载物台下方，向上对焦，物镜、聚光镜均适用长焦距检测；而正置显微镜正好相反。

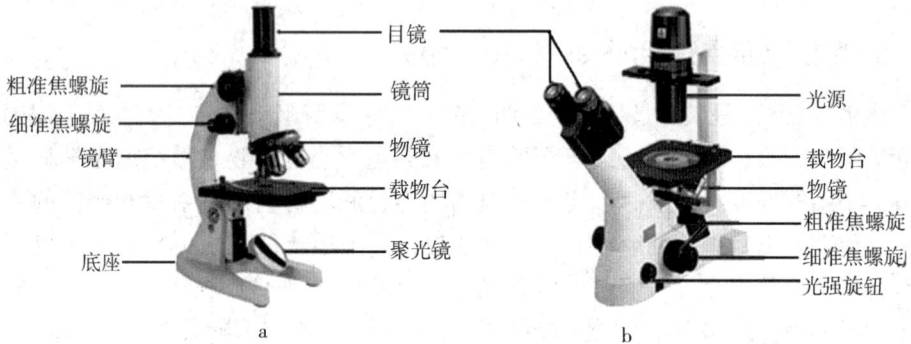

图4-3 光学显微镜
（a）正置显微镜；（b）倒置显微镜

（三）光学显微镜的应用（Application of Optical Microscope）

光学显微镜是一种既古老又年轻的科学工具，用途十分广泛，在化学、物理学、天文学等一些科研工作中都离不开显微镜。光学显微镜的主要应用如下。

（1）细胞遗传学中对受精作用、染色体的结构和行为进行研究，在微生物学、古生物学、细胞学、组织学、胚胎学、植物解剖学及孢粉学中应用广泛。

（2）在超微结构结合生物化学研究，以及应用于研究细胞生命活动基本规律为目的的细胞生物学中。

（3）在医疗诊断中，光学显微镜被运用到如对血液、寄生虫卵、病原菌等的镜检；还可以用于癌症的诊断，主要用来检查患者的体液变化、入侵人体的病菌、细胞组织结构的变化等信息。

（4）在卫生防疫、环境保护、病虫害防治、检疫、中草药鉴定、石油探矿和地层鉴定、木材鉴定、纤维品质检定、法医学、考古学、矿物学以及其他工业材料和工业产品的质量检查等方面，均有广泛的应用。

二、荧光显微镜（Fluorescence Microscope）

荧光显微镜是利用特定波长的光照射被检物体产生荧光进行镜检的显微光学观测技术，已有100多年历史。近年来，免疫荧光在医学研究、诊断领域里的广泛应用，荧光免疫杂交（Fluorescence in Situ Hybridization，FISH）、绿色荧光蛋白（Green Fluorescent Protein，GFP）技术分别在基因组学、蛋白质组学研究方面的推广，显微照相、数字 CCD（Charge‑coupled Device，电荷耦合元件）成像技术的辅助驱动，赋予这一传统技术更新的应用价值和生命力。

当某种物质受到波长较短的光波照射时，会发射出波长较长的光。若切断照射光后仍能发光，称之为磷光；若照射停止后光立即熄灭，这种光称之为荧光。荧光显微镜是以紫外光或可见光为主要光源，用以照射被检物体，使之发出荧光，然后在显微镜下观察物体的形状及其所在位置。荧光显微镜也是光学显微镜的一种，主要的区别是二者的激发波长不同。由此决定了荧光显微镜与普通光学显微镜结构和使用方法上的不同。

（一）荧光显微镜的基本原理（Imaging Principle of Fluorescence Microscope）

荧光显微镜是利用一个高发光效率的光源（图4-4），这个点光源可发出不种波长的光，但每种荧光物质都有一个产生最强荧光的激发光波长，所以需加添加激发滤色片（一般有紫外、紫色、蓝色和绿色激发滤片），仅使一定波长的激发光透过。这部分激发光经在两光路垂直位成45°角的分束镜反射下，经物镜照射在样本中的荧光物质上，荧光物质发射出比激发光波长更长的可见荧光；可见荧光经物镜收集后直接透过分束镜后通过光谱发射滤色片，发射光滤色片只允许一定波长的发射荧光通过，同时还能吸收和阻挡激发光进入目镜，以免干扰发射荧光和损伤眼睛。在强烈的对衬背景下，即使荧光很微弱也易辨认，而且敏感性高，最后通过物镜和目镜的放大进行样本观察。

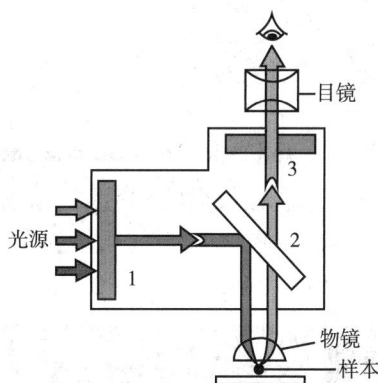

图4-4 荧光显微镜的基本原理

1 为激发光滤光片，只允许一定波长范围内的光通过；2 为分束镜，能够反射和透过不同波长的光；3 是发射光滤光片，只允许一定波长范围的发射荧光通过

（二）荧光显微镜的结构（Structure of Fluorescence Microscope）

荧光显微镜的基本构造是由普通光学显微镜加上附件，如荧光光源、激发/发射滤色片、分束镜等基础上组成。荧光光源一般采用超高压汞灯（50~200W），超高压汞灯的发光是电极间放电使水银分子不断解离和还原过程中发射光量子的结果。它发射很强的紫外和蓝紫光，足以激发各类荧光物质，因此，为荧光显微镜普遍采用。激发/发射滤色片组件是一组具有一定通带宽度，把激发/发射光谱选择性地限定在某一特定波宽内或带通的光学滤镜器件。同时，分束镜能够选择性过滤和透过激发光和发射光，

这样在观察荧光的时候依据荧光物质不同的激发/发射波长，选择不同宽窄带宽、长短带通组合的激发/发射滤色片组件，从而获得最佳的荧光图像。

近代荧光显微镜在增加荧光显微镜 CCD 和计算机系统后（图 4-5），构成显微成像系统。一般情况下，单独使用荧光显微镜即可以达到我们想要的成像效果，但在某些情况下，如荧光比较微弱的情况下，仅仅通过荧光显微镜并不能达到理想的拍摄效果。或者我们希望可以将拍摄的荧光图片上传电脑预览，修改甚至发表学术论文，这时候没有荧光显微镜 CCD 是不能达到要求的。荧光显微镜 CCD 一般具有良好的弱光捕捉能力，能够捕捉到极其微弱的荧光，因此成像能力好。此外，很多荧光显微 CCD 生产商都对此类 CCD 作了制冷处理，使得此类 CCD 的噪音大大降低，信噪比得以很大的提高。由于其应用方便和成像效果好，此类 CCD 相机被广泛应用于荧光显微镜。

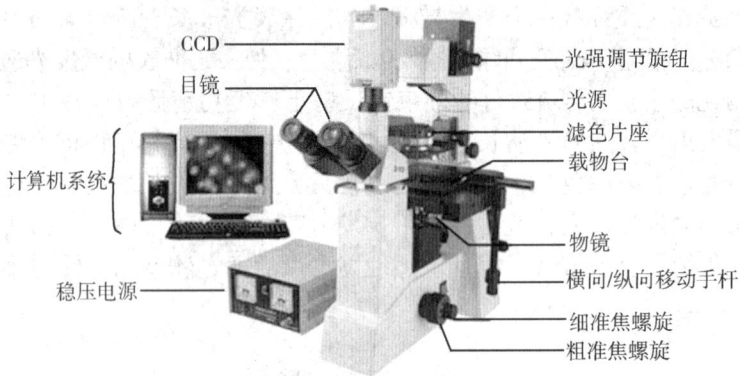

图 4-5　荧光显微镜的结构示意图

（三）荧光显微镜的应用（Application of Fluorescence Microscope）

荧光显微镜适用于荧光显微术，该仪器特别适用于对活体细胞、组织、流质、沉淀物等进行显微研究，是生物学、细胞学、肿瘤学、遗传学和免疫学等研究工作的理想仪器。如图 4-6 所示。

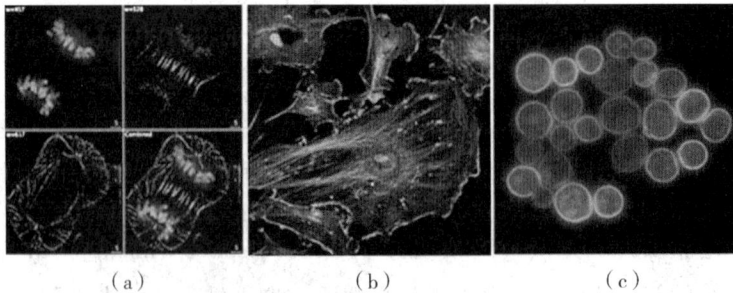

（a）　　　　　　　　　（b）　　　　　　　　　（c）

图 4-6　不同细胞的荧光显微镜图像

（a）为正在分裂中的人类肿瘤细胞三个组成部分的荧光显微图像。DNA 被染成蓝色，一种叫作 INCENP 的蛋白质是绿色的，而微管是红色的。每个荧光成像单独使用不同的激发光和发射滤色片，图像是使用 CCD 数码相机按顺序拍摄的，然后叠加出的完整图像。（b）牛肺动脉内皮细胞（BPAE），使用 DAPI 将核染成蓝色；微管则被 FITC 的绿色荧光所标记；肌动蛋白丝则被 TRITC 染成红色。（c）利用 RFP 和 GFP 荧光标记物标示酵母细胞膜蛋白。

三、暗场显微镜（Dark Field Microscope）

　　暗场显微镜（Dark Field Microscope）也叫超显微镜（Ultramicroscope），暗场显微镜的聚光镜中央有挡光片，使照明光线不直接进入物镜，只允许被标本反射和衍射的光线进入物镜。无物体时，视野背景是暗黑，不可能观察到任何物体，当有物体时，以物体衍射回的光与散射光等在暗的背景中明亮可见，物体的边缘是亮的。在暗视野观察物体，照明光大部分被折回，由于物体（标本）所在的位置结构和厚度不同，光的散射性和折光等都有很大的变化。利用这种显微镜能见到小至 4 ~200nm 的微粒子，分辨率可比普通显微镜高 50 倍。

（一）暗场显微镜的基本原理（Imaging Principle of Dark Field Microscope）

　　暗视野显微镜的基本原理是丁达尔效应。在光的传播过程中，光线照射到粒子时，如果粒子大于入射光波长很多倍，则发生光的反射；如果粒子小于入射光波长，则发生光的散射，这时观察到的是光波环绕微粒而向其四周放射的光，称为散射光或乳光。丁达尔效应就是光的散射现象或称乳光现象。如图 4-7，暗场显微镜的聚光镜与普通显微镜聚光镜不同，它的作用是使光线成一个锥形照射到被检物上。同时暗场显微镜的照明中，为了达到只让光线从侧面照射被检物体的目的，需要用一块挡光板置于备件物体的光轴处，这样就可以滤掉垂直入射光而只有侧面的光通过。如果载物台无样品，而聚光镜的数值孔径又大于物镜，那么这个中空的锥形光束就无法进入到物镜里面，这就是为何暗场显微镜下观察时背景为黑色的原因。此时若在载物台上放置被检物，锥形光束照在被检物上，在样品的表面或内部发生反射、衍射和折射，改变了照在物体上的光路方向，由于物体（标本）所在的位置结构、厚度不同，光的散射性、折光等都有很大的变化，这些光在暗背景中明亮可见，最后光线进入到物镜里而成像。

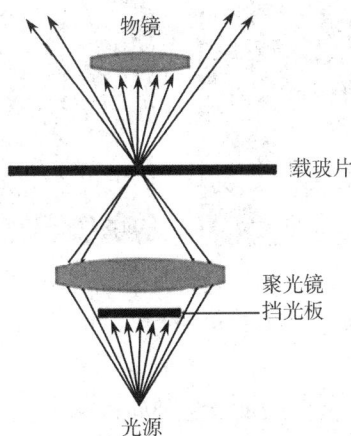

图 4-7　暗场显微镜的光路示意图

（二）暗场显微镜的结构（Structure of Dark Field Microscope）

　　暗视野显微镜基本结构（图 4-8）是将普通显微镜光学组加上挡光片。普通显微镜只有聚光器可拆卸，支架的口径适于安装暗视野聚光器，即可改装成暗视野显微镜。在无暗视野聚光时，可用厚黑纸片制作一个中央遮光板，放在普通显微镜的聚光器下方的滤光片框上，也能得到暗视野效果。挡光片是用来挡住光源中间的光线，让光线只能从周围射入标本，大小约和光圈大小相同。不同倍率用不同的光圈，所以要制作不同的挡光片。

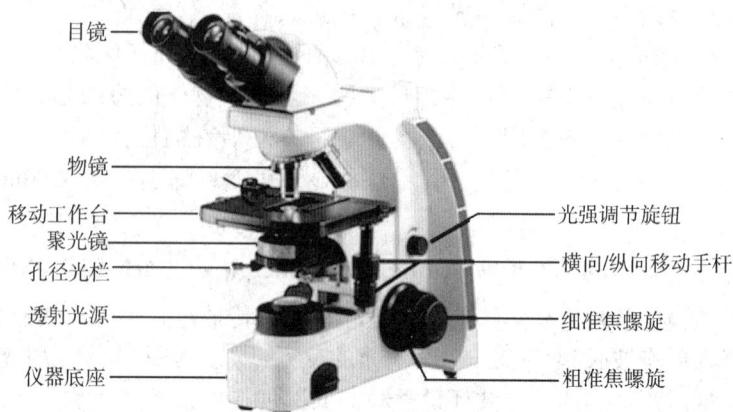

图 4 - 8　暗场显微镜的结构实物图

（三）暗场显微镜的应用 （Application of Dark Field Microscope）

暗场照明的理想样本包括生物标本水生生物、微生物、硅藻、小昆虫、骨、纤维、头发、未染色的细菌、酵母、细胞组织培养和原生动物。非生物标本包括矿物和化学晶体、胶体颗粒、灰尘计数标本、薄的部分聚合物和陶瓷含有细小的夹杂物。准备暗视野显微镜标本时应谨慎，因为位于焦点平面上方和下方的功能可散射光线，造成图像退化。暗场显微镜的应用实例可见图 4 - 9。

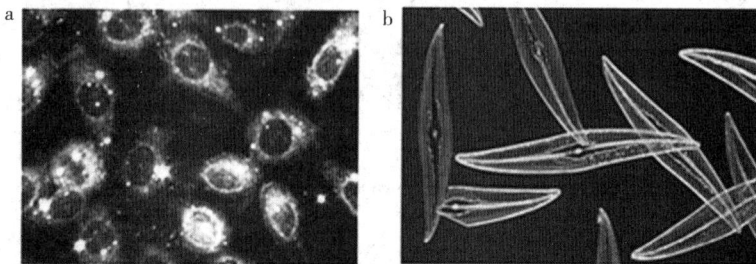

图 4 - 9　暗场显微镜的应用
（a）纳米粒子在细胞中的暗场像；（b）硅藻的暗场像

四、相差显微镜 （Phase Contrast Microscope）

1940 年荷兰学者泽尔尼克 （F. Zernik） 巧妙地应用光的衍射和干涉原理提高标本细节的折光率的差异，创造了相差显微镜 （Phase Contrast Microscope）。从此非常简便而有效地观察体外培养细胞的生长过程，记录细胞分裂周期中染色体的移动。近年来细胞学家和生物学家所拍摄的生活细胞生长、分裂过程中非常出色的记录影片，都是利用相差显微镜的优秀性能完成的。因此相差显微镜、倒置相差显微镜已成为细胞学、细菌学、寄生虫学、免疫学和海洋生物学的实验室必备仪器。

（一）相位差显微镜的基本原理（Imaging Principle of Phase Contrast Microscope）

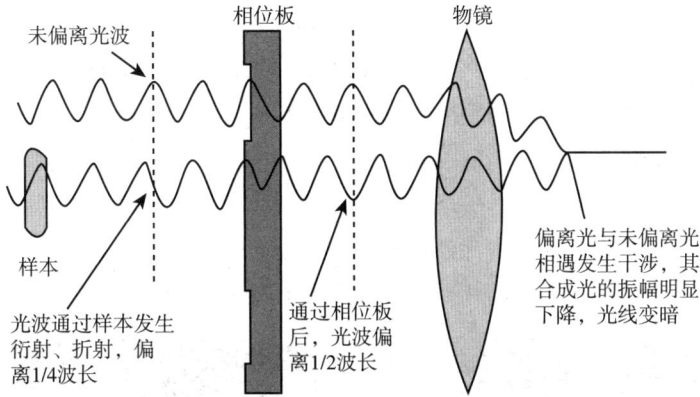

图 4 - 10　相差干涉显微镜基本原理图

相差显微镜是利用物体不同结构成分之间的折射率和厚度的差别，把通过物体不同部分的光程差转变为振幅（光强度）的差别，经过带有环状光阑的聚光镜和带有相位片的相差物镜实现观测的显微镜（图 4 - 10）。主要用于观察活细胞或未经染色的组织切片，有时也可用于观察缺少反差的染色样品。把透过标本的可见光光程差变成振幅差，从而提高了各种结构间的对比度，使各种结构变得清晰可见。光线透过标本后发生折射，偏离了原来的光路，同时被延迟了四分之一波长，如果再增加或减少四分之一波长，则光程差变为二分之一波长，两束光合轴后干涉加强，振幅增大或减小，提高反差。而标本的介质，只有非偏离光通过而不发生干涉，结果形成暗色的目的物和明亮的背景图像。

（二）相差显微镜的结构（Structure of Phase Contrast Microscope）

在构造上（图 4 - 11），相差显微镜有不同于普通光学显微镜 2 个特殊之处。

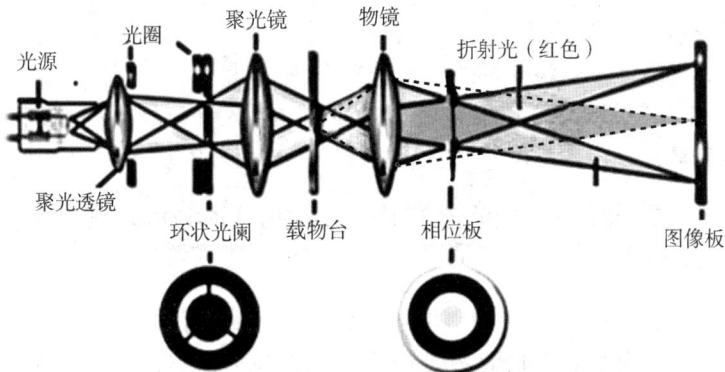

图 4 - 11　相差显微镜的结构示意图

1. 环形光阑（annular diaphragm）　位于光源与聚光器之间，作用是使透过聚光器的光线形成空心光锥，聚焦到标本上。

2. 相位板（annular phase plate） 在物镜中加了涂有氟化镁的相位板，可将直射光或衍射光的相位推迟 $1/4\lambda$。

（1）A＋相板：将直射光推迟 $1/4\lambda$，两组光波合轴后光波相加，振幅加大，标本结构比周围介质更加变亮，形成亮反差（或称负反差）。

（2）B＋相板：将衍射光推迟 $1/4\lambda$，两组光线合轴后光波相减，振幅变小，形成暗反差（或称正反差），结构比周围介质更加变暗。

（三）相差显微镜的应用（Application of Phase Contrast Microscope）

相差显微镜主要用于新鲜液体标本中细胞和微生物的检查（图4-12），尤其适用于活细胞检查。一般是取新鲜液体标本，加上盖玻片（如用油镜时，还需在盖玻片上滴加镜油）立即进行检验。当前相差显微镜主要用于以下几个方面。

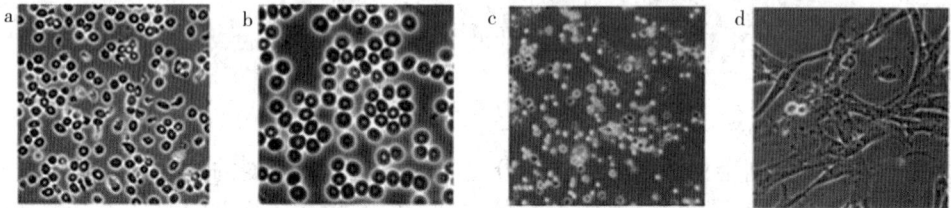

图4-12 相差显微镜下的尿液、血液、酵母和细胞成像
a-d分别为相差显微镜下的尿液、血液、酵母和细胞成像

1. 血液学检验 用于血小板计数、血液中寄生虫检查和某些活细胞观察等。血小板体积小而透明，一般光学显微镜很难看清。用 10 g/L 草酸铵溶液稀释全血，在相差显微镜下计数。新鲜血液直接用相差显微镜检查，可以观察到疟原虫滋养体在红细胞内呈阿米巴样活泼运动，也可看到中性粒细胞和单核细胞的运动和吞噬细菌和异物（如碳颗粒）等现象。

2. 尿分析 用于辨认新鲜尿中各种细胞和管型，特别是透明管型、白细胞、肾小管上皮细胞以及红细胞形态的分类等。国外新开发的直接用于尿沉渣分析的仪器，例如 iris 尿沉渣分析仪，其显微镜部分就是流式的相差显微装置。

3. 微生物学检验 用于不染色或染不上色的细菌、螺旋体、真菌孢子等的快速辨认，特别是对具有鞭毛、荚膜等特殊形态微生物的鉴别。

4. 对活细胞的连续观察 在细胞培养过程中，不允许对培养细胞进行染色。为了对活细胞连续观察，必须在专用的倒置显微镜中加相差装置。

五、激光共聚焦扫描荧光显微镜（Laser Confocal Scanning Fluorescence Microscope）

激光共聚焦扫描荧光显微镜（Laser Confocal Scanning Fluorescence Microscope；LSFM），是在荧光成像基础上加装激光扫描装置，利用计算机进行图像处理，使用紫外光或可见光激发荧光探针（Fluorescence Probe），从而得到细胞或组织内部微细结构的荧光图像（Fluorescence Image），在亚细胞水平上观察诸如 Ca^{2+}、pH值、膜电位等生理信号及细胞形态的变化。1955 年，马文·闵斯基（Marvin Minsky）利用共焦原理搭建了一台共焦显微镜，用来在体观察大脑的神经元网络；1970 年，第一台单光束共聚焦激光扫描显微镜问世；1987 年，BIO – RAD 公司推出了第一台商业化的共聚焦显微镜。

相对于普通光学显微镜来说，激光共焦扫描显微镜在性能上最显著的特点是其不仅具有更高的平面分辨率（如图 4 – 13，a 为普通显微镜的成像，b 为激光共聚焦显微镜的成像），而且具有很高的深度分辨率，可对生物标本进行光学断层扫描成像，并进而利用图像处理及图像分析技术对采集的荧光图像进行三维重构，得到三维荧光图像。传统显微镜是一次性照明整个视野中的样品，因此可以用眼睛直接观察或者用 CCD 获取图像，没有时间延迟；而共聚焦显微镜是逐点成像，无法用眼睛成像，也无法用 CCD 获取图像，只能用探测器收集每个像素点的信号，再通过软件重构图像，有短时的时间延迟，但获取的是较普通荧光显微镜分辨率大大提高的荧光图像（图 4 – 13 a）。激光共聚焦显微镜已在形态学、分子生物学、神经科学、药理学、遗传学等领域中得到较多应用。

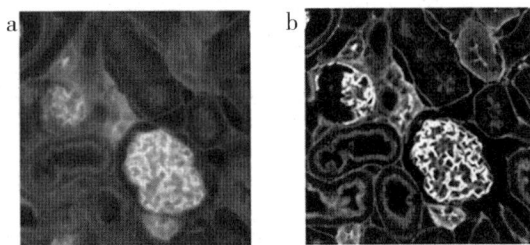

图 4 – 13　普通荧光显微镜图像及激光共聚焦荧光显微镜图像
a. 普通荧光显微镜图像；b. 激光共聚焦荧光显微镜图像

（一）激光共聚焦扫描荧光显微镜成像原理（Imaging Principle of LSFM）

如图 4 – 14 所示，激光共聚焦显微镜成像原理是利用放置在光源后的照明针孔和放置在检测器前的探测针孔实现点照明和点探测。具体为来自光源的光通过照明针孔后发射出点光源，经扩束镜和光束整形镜后得到均一的平行光束照射在长通分色透镜上，发生 90°偏转透过物镜并聚焦在样品焦平面的某个点上，激发样本中的荧光物质发射出荧光。荧光在经过物镜之后透过长通分束镜后通过检测针孔，经滤波器滤掉发射荧光外的杂光，再由光电倍增管（PMT）将信号放大，该点以外的任何发射光均被探测针孔阻挡。照明针孔与探测针孔对被照射点或被探测点来说是共轭的，因此被探测点即共焦点，被探测点所在的平面即共焦平面。计算机以像点的方式将被探测点显示在计算机屏幕上，为了产生一幅完整的图像，由光路中的扫描系统在样品焦平面上扫描，从而产生一幅完整的共焦图像。只要载物台沿着 Z 轴上下移动，将样品新的一个层面移动到共焦平面上，样品的新层面又成像在显示器上，随着 Z 轴的不断移动，就可得到样品不同层面连续的光切图像，从这些连续的光切图像可通过三维重组模拟出样品。由于该仪器具有高分辨率、高灵敏度、光学切片（Optical sectioning）、三维重建、动态分析等优点，因而为基础医学与临床医学的研究提供了有效手段。此外，LSFM 对荧光样品的观察具有明显的优势，只要能用荧光探针进行标记的样品均可用 LSFM 进行观察。

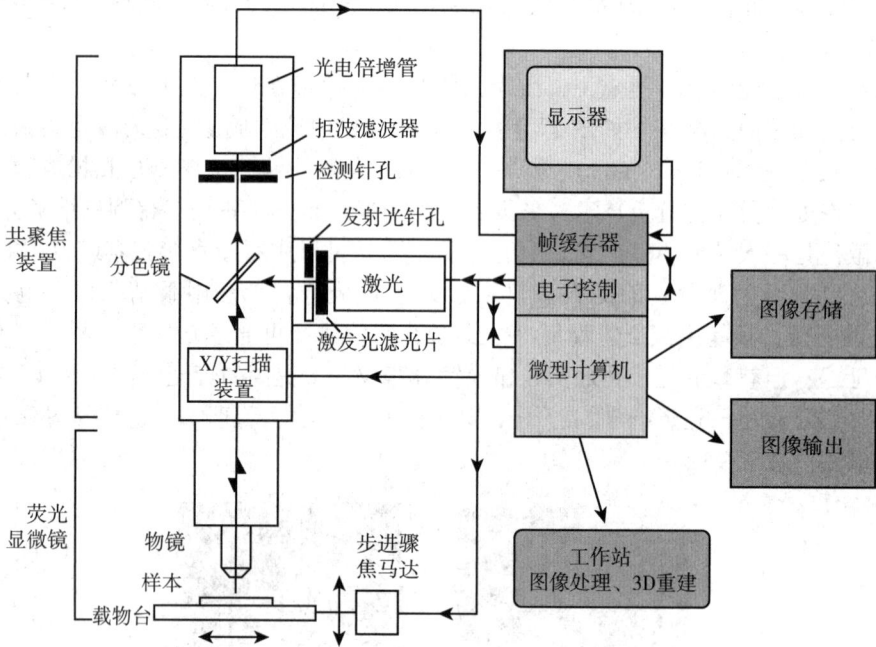

图 4 - 14　激光共聚焦激光扫描荧光显微镜基本原理示意图

（二）激光共聚焦扫描荧光显微镜的结构 （Structure of LSFM）

激光共聚焦显微镜除了集成包括光学装置、共聚焦系统、扫描装置和检测器在内的普通光学显微镜基本构造外（图 4 - 15），还有激光光源和计算机系统（包括数据采集、处理、转换、应用软件）。根据实际需要，还可以增加图像输出设备。

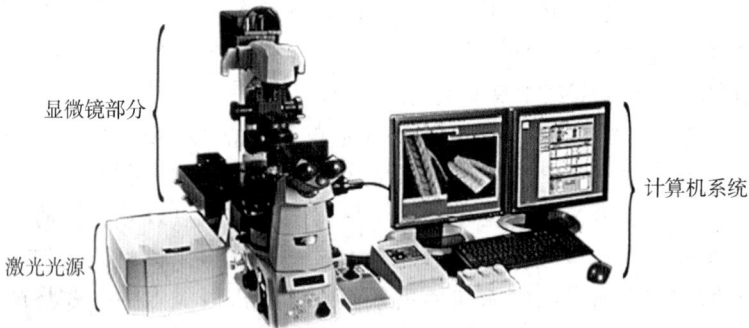

图 4 - 15　激光共聚焦显微镜的结构

（三）激光共聚焦显微镜在医学各领域中的应用 （Application of LSFM）

激光共聚焦显微镜是近代最先进的细胞生物医学分析仪器之一。它是在荧光显微镜成像的基础上加装激光扫描装置，以激光作为光源，使用紫外光或可见光激发荧光探针，利用计算机进行图像处理，不仅可观察固定的细胞、组织切片，还可对活细胞的结构、分子、离子进行实时动态地观察和检测。目前，激光扫描共聚焦显微技术已用于细胞形态定位、立体结构重组、动态变化过程等研究，并提供定量荧光测定、定量图像分析等实用研究手段，结合其他相关生物技术，在形态学、生理学、免疫学、遗传学等分子细胞生物学领域得到广泛应用。

1. 细胞骨架结构分析

细胞骨架是由微管（20~25nm）、微丝（5~6nm）和中间纤维（7~11nm）构成的细胞质内的网状结构，具有支持、运动、物质运输等功能。微管（microtubule）可在所有哺乳类动物细胞中存在，除了红细胞外，所有微管均由约55kD的α及β微管蛋白（tubulin）组成。微丝（microfilament）也普遍存在于所有真核细胞中，是一个实心状的纤维，一般细胞中含量约占细胞内总蛋白质的1%~2%，但在活动较强的细胞中可占20%~30%，在一般细胞主要分布于细胞的表面，直接影响细胞的形状。微丝具有多种功能，在不同细胞的表现不同，在肌细胞组成粗肌丝、细肌丝，可以收缩（收缩蛋白），在非肌细胞中主要起支撑作用、非肌性运动和信息传导作用。图4-16所示为经戊二醛常温固定后用绿色荧光蛋白染色的微管和微丝。

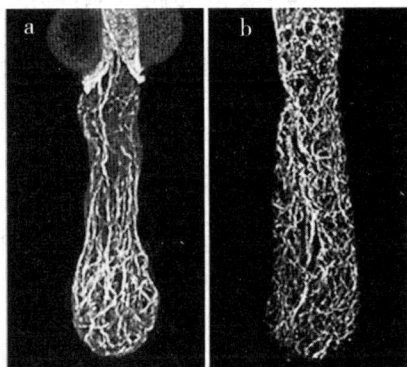

图4-16　戊二醛常温固定后用绿色荧光蛋白染色的微管和微丝
（a）绿色荧光蛋白染色的细胞微管；（b）绿色荧光物质染色细胞微丝

2. 生物大分子相关作用

当一个荧光分子（又称为供体分子）的荧光光谱与另一个荧光分子（又称为受体分子）的激发光谱相重叠，并且供体与受体间的距离小于10nm或等于1~7nm时，供体荧光分子的激发就能诱发受体分子发出荧光，同时供体荧光分子自身的荧光强度衰减，我们把这种现象称之为荧光能量共振转移（Fluorescence Resonance Energy Transfer，FRET）。常见的几种能够发生荧光能量共振转移的染料有FITC/TRITC，Cy3/Cy5和BFP/GFP。图4-17中a中表明发生荧光能量共振转移时的两个条件缺一不可；b为Cy3和Cy5两种荧光染料发生荧光能量共振转移的激光共聚焦图像。

3. 细胞间通讯的研究

荧光漂白恢复技术（Fluorescence Recovery after Photobleaching，FRAP）是一个细胞内的荧光分子被激光漂白或淬灭，失去发光能力，而邻近未被漂白细胞中的荧光分子可通过缝隙连接扩散到已被漂白的细胞中，荧光可逐渐恢复。通过观察已发生荧光漂白细胞其荧光恢复过程的变化量来分析细胞内蛋白质运输、受体在细胞膜上的流动和大分子组装等细胞生物学过程。

动物和植物细胞中缝隙连接介导的胞间通信在细胞增殖和分化中起着重要作用。

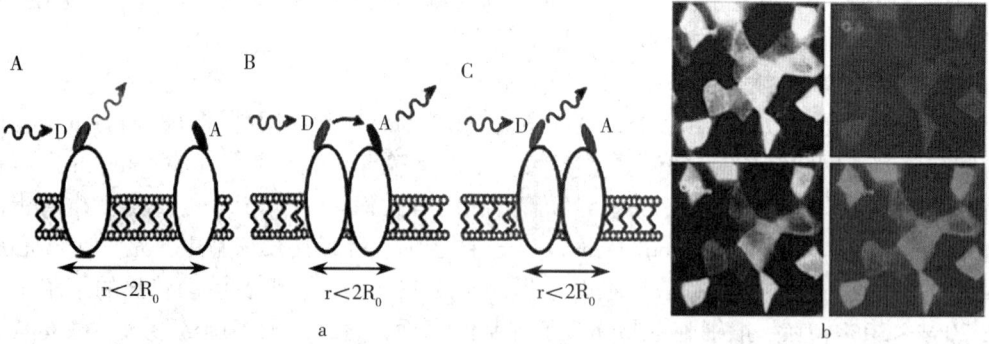

图 4 - 17　利用 FRET 进行生物大分子间相互作用研究示意图和 Cy3 和 Cy5 两种
荧光染料发生荧光能量共振转移的激光共聚焦成像

(a) 利用 FRET 进行生物大分子间相互作用研究示意图；

(b) Cy3 和 Cy5 两种荧光染料发生荧光能量共振转移的激光共聚焦成像

激光共聚焦显微镜可通过观察细胞缝隙连接分子的转移来测量传递细胞调控信息的一些离子、小分子物质。该技术可以用于研究胚胎发生、生殖发育、神经生物学、肿瘤发生等过程中缝隙连接通讯的基本机制和作用，也可用于鉴别对缝隙连接作用有潜在毒性的化学物质。如图 4 - 18 所示，将待测细胞用荧光探针标记之后，利用高强度脉冲激光照射某一区域，使得该区域内荧光淬灭；根据 FRAP 原理，未被荧光淬灭的细胞和已被荧光淬灭的细胞通过缝隙连接，将荧光分子逐渐传输到被荧光淬灭的细胞，从而监测细胞间的通讯。

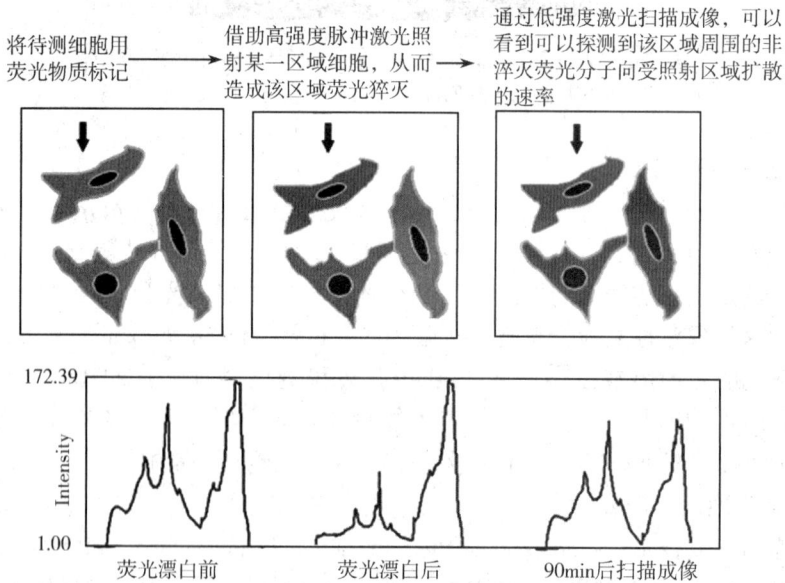

图 4 - 18　利用 FRAP 原理结合激光共聚焦荧光显微镜技术实现
对细胞间相互作用关系研究的示意图

4. 细胞内钙离子检测

激光共聚焦显微镜技术是测量单细胞内若干种离子浓度并显示其分布的有效工具，

对焦点信息的有效辨别使在亚细胞水平显示离子分布成为可能。利用荧光探针，激光共聚焦显微镜可以测量单个细胞内 pH 和多种离子（如 Ca^{2+}、K^+、Na^+、Mg^{2+} 等）在活细胞内的浓度及变化。一般来说，电生理记录装置加摄像技术检测细胞内离子量变化的速度相对较快，但其图像本身的价值较低，而激光共聚焦显微镜可以提供更好的亚细胞结构中钙离子浓度动态变化的图像，这对于研究钙等离子细胞内动力学有意义。如图 4-19 所示，在加入 Ca^{2+} 之前，细胞内绿色荧光相对较弱；在加入 Ca^{2+} 后与荧光探针结合，荧光迅速增强并在某一个时间点达到最大值，随后由于激光的持续照射荧光逐渐减弱到一定强度并维持不变。在此过程中，激光共聚焦荧光显微镜技术高效地提供了单细胞内 Ca^{2+} 的实时变化情况。

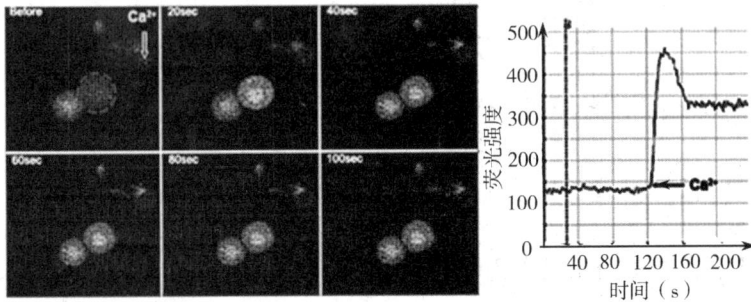

图 4-19　利用激光共聚焦荧光显微镜技术对单细胞内的 Ca^{2+} 浓度进行检测的结果示意图

六、双光子激光扫描荧光显微镜（Two Photon Laser Scanning Microscope，TPLSM）

（一）概述与原理

双光子激光扫描荧光显微镜是结合了激光扫描共聚焦显微镜和双光子激发技术的一种新技术。1990 年，美国康奈尔大学登克（Denk）等人提出将双光子激发现象应用到共焦激光扫描荧光显微镜中，从而为共焦激光扫描显微镜的更广泛应用开辟了道路。双光子激发共焦激光扫描荧光显微镜较好地克服了单光子激发共焦激光扫描荧光显微镜的缺点，而且有着较高的空间分辨率。

双光子激发的基本原理是：在高光子密度的情况下，荧光分子可以同时吸收 2 个长波长的光子，在经过一个很短的所谓激发态寿命的时间后，发射出一个波长较短的光子；其效果和使用一个波长为长波长一半的光子去激发荧光分子是相同的。双光子激发需要很高的光子密度，为了不损伤细胞，双光子显微镜使用高能量超快脉冲激光器（例如钛宝石飞秒激光器）。这种激光器发出的激光具有很高的峰值能量和很低的平均能量，其脉冲宽度只有 100 飞秒，而其周期可以达到 80～100MHz。在使用高数值孔径的物镜将脉冲激光的光子聚焦时，物镜焦点处的光子密度是最高的，双光子激发只发生在物镜的焦点上，所以双光子显微镜不需要共聚焦针孔，提高了荧光检测效率。图 4-20 是双光子激发共焦激光扫描荧光显微镜的结构示意图。

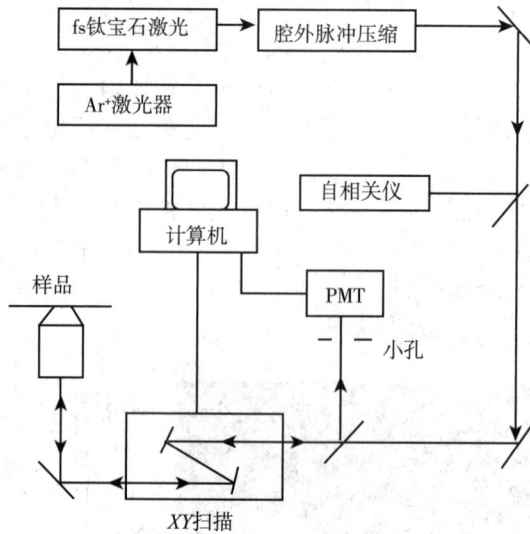

图 4 – 20　常见的双光子激发共焦激光扫描荧光显微镜结构示意图

(二) 双光子激光扫描显微镜的特点

在单光子激发情况下，荧光波长比激发波长大，而且荧光量子效率与入射光强度成正比，同时，在透过样品的整个激发光路上都产生了单光子激发现象。而对于双光子激发过程而言，每个双光子事件都必须有两个光子同时被吸收，因而可以用红外或近红外激光来激发通常吸收波长在紫外或远紫外波段的荧光分子。例如对 NADH 酶，可使用 700nm 的激光激发得到 450nm 的荧光。这样用较长波长的光来激发样品，可以避免紫外光对样品的伤害和使用复杂的紫外光学元件的许多限制，同时可以延长对活体生物样品的观察时间。

此外，红外激光具有相对较深的传播距离，使得双光子激发共焦激光扫描荧光显微镜可对浑浊的样品表面以下较深（＞200μm）处进行成像观察。而且由于荧光波长比入射的激光波长短得多，所以由瑞利和拉曼散射导致的背景干扰很低，从而可以进行极其灵敏的测量，如单个分子的检测和少量荧光标记的神经递质的检测。

同时，使用功率几十毫瓦、脉宽为飞秒量级的锁模钛宝石激光器作为激发光源，可以比较容易产生强度足够强的激光。且在物镜焦点处的激光强度与束腰距离的平方成正比，双光子激发过程被紧紧局域在焦点附近的很小区域（体积数量级为 λ^3），如此小的有效作用体积不仅使双光子荧光显微镜具有极其优越的空间分辨率，而且为在亚微米尺度上进行三维定位的光化学反应和三维高密度数据存储及其微细加工提供了前所未有的强大工具。

因而，双光子显微镜相对于共聚焦等其他显微镜的优点　①光损伤小：由于双光子显微镜使用的是可见光或近红外光作为激发光源，这一波段的光对活体细胞和组织的光损伤小，适用于长时间的研究；②穿透能力强：相对于紫外光，可见光和近红外光都具有更强的穿透能力，因而受生物组织散射的影响更小，解决对生物组织中深层物质的层析成像研究问题；③高分辨率：由于双光子吸收截面很小，只有在焦平面很小的区域内可以激发出荧光，双光子吸收仅限于焦点处的体积约为波长 3 次方的范围内；④漂白区域小：由于激发只存在于交点处，所以焦点以外的区域都不会发生光漂白现象；⑤荧光收集率高：与共聚焦成像相比，双光子成像不需要光学滤波器（共焦针孔），这样就提高了对荧光的收集率，而收集率的提高直接导致图像对比度的提高；⑥适合多标记复合测量：许多染料荧光探针的多光子激发光谱要比单光子激发光谱宽，因而可利用单一波长的激发光同时激发多种染料，从而得到同一生命现象中的不同信息，便于相互对照、补充；⑦避免组织自发荧光的干扰，获得较强的样品荧光：生物组织中的自发荧光物质的激发波长一般在 $350 \sim 560nm$ 范围内，采用近红外或红外波段的激光作为光源，能大大降低生物组织对激发光的吸收；⑧对探测光路的要求低：由于激发光源发射荧光的波长差值加大以及自发的三维滤波效果，多光子显微镜对光路收集系统的要求比单光子共聚焦显微镜低得多，光学系统也就相对更简单。

（三）双光子激光扫描显微镜的应用

由于双光子较单光子具有样本的更深穿透（双光子 $>500mm$；单光子 $100mm$），双光子显微镜比单光子显微镜更适合用来观察厚标本，更适合用来观察活细胞甚至活组织的三维、四维实时观测（图 4-21）。但是，双光子显微镜不能用于可吸收红外样品，如色素等，分辨率低于标准共聚焦（低一半），短脉冲比长脉冲有更大细胞损害，在对焦面荧光漂白比标准单光子大，并且激光系统贵而复杂，只可应用于荧光成像。

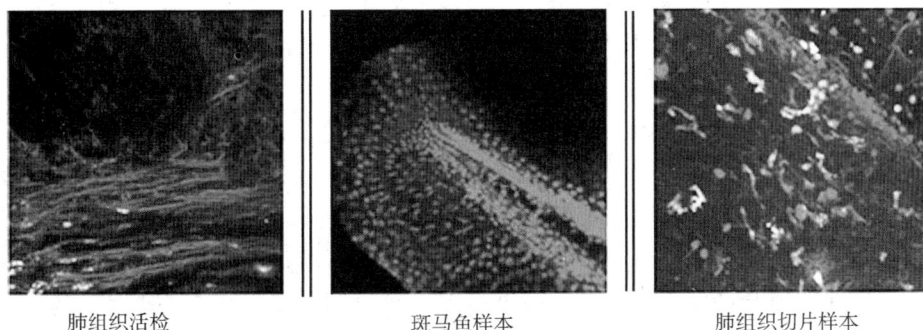

肺组织活检　　　　　　　斑马鱼样本　　　　　　　肺组织切片样本

图 4-21　双光子荧光显微镜用于不同组织样品的观测

在双光子显微技术的基础上，利用入射光发生全内反射时产生的隐失波来激发样品中的荧光分子，实现宽场、非扫描全内反射双光子成像，可以提高成像的灵敏度。由于隐失波属于近场波，其传播距离仅为 $200nm$ 左右，深层区域的荧光分子不被激发，荧光检测背景大为降低，因而利用这种方法得到的图像信噪比和灵敏度均大为提高，在活细胞研究中可达到单个生物大分子水平。既解决了双光子荧光显微镜低信噪比问题的同时，又保留了可以实时动态成像的特点，在单个活细胞分析及活细胞内生物单分子研究中具有独特优势。近年逐渐成熟的双光子全内反射技术，更是将这些优点发挥到了极致。此外，目前制药和生物技术公司需要大规模细胞内部细节自动分析和动态控制，这也为双光子显微技术提供了机会，大大扩展了双光子荧光成像技术的应用。可以预见，双光子显微成像技术必将得到更大的发展，并且必将给生物技术和生命科学带来一场强有力的革命。

【拓展阅读】

2014 年诺贝尔化学奖——超分辨率荧光显微成像技术

2014 年诺贝尔化学奖授予了美国科学家 Eric Betzig、William E. Moerner 和德国科学家 Stefan W. Hell，以表彰他们在超分辨率荧光显微技术领域的贡献。他们突破了一直以来由 Abbe 界定的光学显微镜分辨率极限（约 0.2μm），将荧光显微成像分辨率提高了 10~20 倍。主要贡献：Stefan W. Hell 利用受激发射损耗的方法来打破光学衍射极限。该方法将一束形似于面包圈的激光光斑套在用于激发荧光的激光光斑外，这个面包圈激光可以抑制其区域内荧光分子发出荧光，通过不断缩小面包圈的孔径就可以获得一个小于衍射极限的荧光发光点，并通过扫描获得超高分辨率的图像。Eric Betzig 利用随机单分子定位的方法，每次只有少量随机离散的单个荧光分子发光，然后通过对数十万个单分子的定位，整合出一张高分辨率的图像。而 William E. Moerner 是单分子荧光技术的先驱人物，他首次实现了单个分子的光吸收的测量，并与美籍华裔科学家钱永健合作发现了绿色荧光蛋白的光转化效应。

第三节　电子显微镜
Section 3　Electron Microscope

光学显微镜的分辨率受限于光源的波长，波长越大，分辨率 d 值越大。可见光波长 400~750nm，所以它的极限分辨率约为 0.2μm，小于 0.2μm 的物体不能被观察到或看清楚。例如，多数的细胞器和病毒等，都基本观察不到。于是人们开始寻找能够观察更细微结构的显微成像设备。由计算分辨率的阿贝公式可知，若想提高显微镜分辨率，就必须要使用波长更短的光源。电子显微镜就是利用波长极短的电子作为照明源而制作。然而，电子显微镜的发明并不一定是这一理论指导的产物，而是基于发明者的非凡创造力。

1924 年，德布罗意（L. V. De Broglie）证明任何实物粒子和光一样均具有波动性。电子作为实物粒子也具有波动性，即著名的德布罗意方程式（4-2），电子的波长为：

$$\lambda = \frac{h}{mv} \qquad (4-2)$$

式中，h 为普朗克常量（6.63×10^{-34}J·s）；m 为电子质量；v 为电子速度。式 4-2 又可变换为 $\lambda = \frac{12.26}{\sqrt{V}}$ Å（未经相对论修正），其中 V 表示电子束加速电压。表 4-1 给出了电子加速电压和波长之间对应的数值。总体而言，加速电压越大，电子束的波长越短。例如，加速电压 V 为 100 kV 时，得到电子束的波长为 0.0037nm。与可见光的波长（400~750nm）相比，两者差了几十万倍。

表4-1 加速电压和电子波长对应表

加速电压（kV）	电子波长（nm）
1	0.0388
10	0.0122
50	0.00536
100	0.0037
200	0.00251
1000	0.00087

在理解电子显微镜的工作原理之前，我们必须先要了解电子和物质间的相互作用。如图4-22所示，在真空中，高速运动的电子与样品相互作用后会产生很多信号。如果样品比较薄，部分入射电子能够穿透样品而形成透射电子。用这些透射电子作为成像的信号源，可搭建透射电镜（Transmission Electron Microscope，TEM）。部分入射电子被样品散射或与样品内的电子相互作用，会在样品表面上方对应形成背散射电子和二次电子，利用这些电子作为成像信号则可搭建扫描电镜（Scanning Electron Microscope，SEM）。不同的信号源，决定了电子显微镜具有不同的功能：TEM用于分析样品的形貌和内部结构，SEM则主要分析样品的表面形貌，二者在功能上具有一定的互补性。此外，入射电子束照射样品产生的特征X射线信号主要用于物质组分的分析，进一步扩展电子显微镜的分析能力。

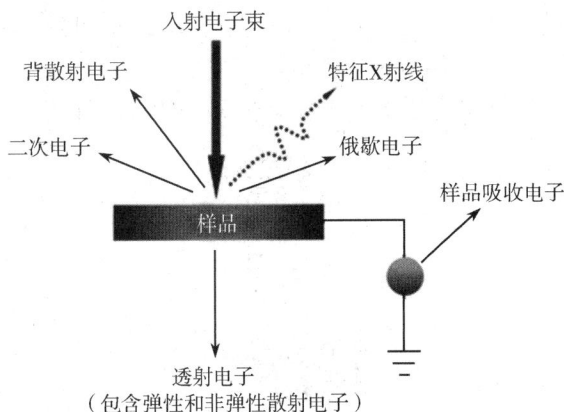

图4-22 入射电子束与样品相互作用示意图

除了电子的性质以及电子和物质间的相互作用外，要理解电子显微镜的工作原理，了解电子透镜（即能对电子束进行聚焦成像的设备）的工作原理也是必备。由于篇幅限制，此处对电子透镜的工作原理不做展开。当前，主要是利用磁场的方式对电子束进行聚焦成像，即大家熟悉的磁透镜（Magnetic Condenser）。

一、透射电子显微镜（Transmission Electron Microscope，TEM）

德国科学家卢斯卡（E. Ruska）经过不懈努力，终于在1931年制作了世界上第一台电子显微镜。尽管第一台电子显微镜放大倍数和当时最好的光学显微镜相当，但它却标志人类首次以电代光"照"出了物体的影像。在随后的几年中，经过稍加改进，电子显微镜就突破了光学显微镜分辨率的极限（200nm），并首次观察到病毒的形貌（1939年，H. Ruska，烟草花叶病毒）。由此，电镜引起了科学家们极大的关注。卢斯卡也因此被誉为电镜之父，并在1986年获得了诺贝尔物理学奖。卢斯卡所发明的电镜为透射电子显微镜，是应用最多的一种电子显微镜，也是20世纪最重要的科学发明之一。

图4-23是透射电镜内部结构示意图，主要部件从上到下依次为电子枪、聚光镜、光阑、样品台、放大成像系统和荧光屏或CCD相机。电子束在电场或磁场中运动，由于受电场力或磁场力的作用，其运动方向会发生改变。这与光束在两种不同折射率的介质中的变向运动类似。所以，利用合适的电场或磁场可以来操控电子束。当前，在电镜内部，电场主要用来加速电子，使其具有高的运动速度和小的波长；磁场主要用来聚焦电子束和成像。如图4-23所示，电子枪产生的电子束是发散的，需要聚光镜。聚光镜的作用主要是把电子枪发射的高速电子聚焦至样品上。物镜主要用于收集入射电子束穿透样品后产生的透射电子信号，中间镜的作用是进一步放大图像，最后再经投影镜放大，将样品图像投影到荧光屏上，或被CCD相机收集成像。经三级磁透镜的放大，我们可以在CCD相机中观察到被放大近百万倍的图像。和光学显微镜相比，透射电镜的分辨率提高了上千倍。

注意：电子显微镜以电子束作为光源。气体，甚至镜筒中的灰尘和其他分子（可能来源于样品）对高速运动的电子束具有很强的吸收、散射作用。因此，透射电子显微镜的镜筒内必须维持高真空，甚至超高真空的环境。真空度一般为 $10^{-5} \sim 10^{-10}$ torr（1torr＝1mmHg）（真空度要求跟电镜操作电压有关系），以保证电子束的顺利通过。另外，透射电镜对样品的厚度也有要求，一般应在50~60nm以内。

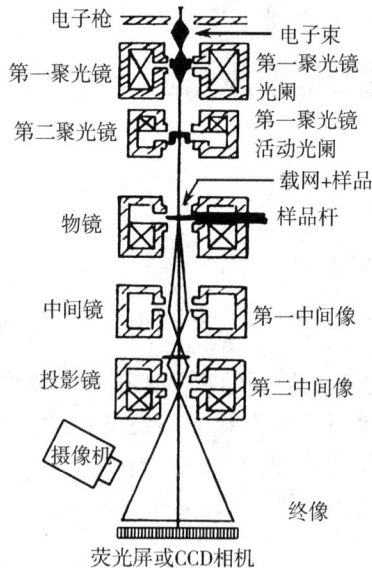

图4-23 透射电子显微镜（TEM）的内部结构示意图

二、扫描电子显微镜（Scanning Electron Microscope，SEM）

扫描电子显微镜的实验室研制始于 20 世纪 30 年代，直到 1965 年才得以商业化，以产品的形式问世。扫描电镜主要用于观察大块样品的表面形貌，具有较高的放大倍数和分辨率，图像具有一定的立体感。扫描电镜已成为重要的现代综合性分析仪器手段，在材料学、电子加工业以及医药和生物学研究领域中得到了广泛的应用。

图 4-24 是扫描电镜的内部结构示意图。总体而言，SEM 和 TEM 在结构上存在一定的相似性。扫描电镜主要包括电子光学系统以及信号检测和成像系统两大部分。电子光学系统包括电子枪、加速电场、聚光镜和扫描线圈等。信号检测和成像系统主要用来收集入射电子照射样品时在其表面产生的背散射电子和二次电子，并以此作为信号进行成像。扫描电镜的成像方式通常为"逐点成像，逐行扫描"的模式。具体为很细的电子束从电子光学系统里发射出来并聚焦到样品表面，镜筒内扫描线圈的磁场让电子束在样品表面按一定时间、空间顺序进行逐行扫描，探测器收集每一点的信号进行成像。跟 TEM 类似，SEM 的镜筒也必须保持高真空的环境。

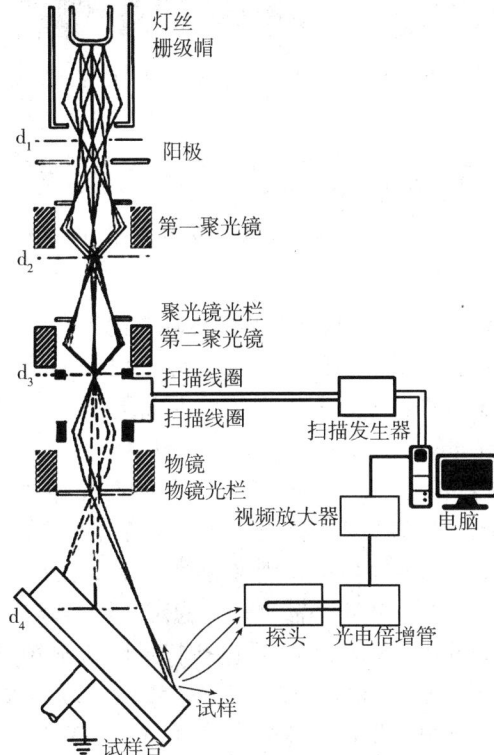

图 4-24　扫描电子显微镜（SEM）的内部结构示意图

SEM 和 TEM 的简单比较：

（1）两者的成像模式不同，TEM 主要用于分析样品的形貌和内部结构，SEM 则主要分析样品的表面形貌，功能上具有一定的互补性；

（2）SEM 的图像也是二维的，但有 3D 的效果；

（3）SEM 的放大倍数介于光学和 TEM 之间，一般在 10～200000 范围内；

（4）SEM 样品制备简单，TEM 成像需要样品很薄（100nm 以下）；

（5）SEM 采用扫描的方式进行成像，且使用的操作电压较低，对样品的损伤小。

利用电镜可以观察到光学显微镜无法观测到的结构，如病毒、蛋白质分子等。图 4-25 显示了噬菌体吸附在细菌表面时的 TEM 照片。必须指出，利用 TEM 和 SEM 进行生物样品分析时也存在一些弊端，比如由于电镜使用高速电子束作为光源，容易对生物样品产生损伤。近年发展起来的电镜三维重构技术已经成为研究生物大分子结构的一种重要手段，能够帮助人类更加完整、准确地阐明生命体的功能。

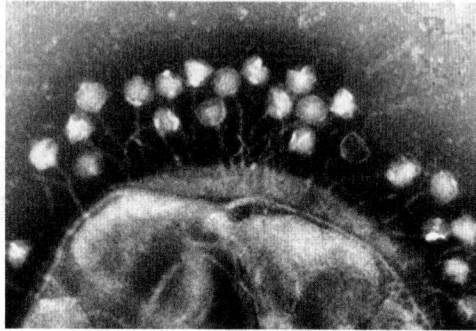

图 4-25　吸附在细菌表面的噬菌体的 TEM 图像

第四节　扫描探针显微镜
Section 4　Scanning Probe Microscope

在分析表征生物样品时，光学显微镜和电子显微镜都存在较多的缺陷——光学显微镜的分辨率不够高；电子显微镜用的电子束光源会损伤样品，而且在电子显微镜的模式下，生物样品的衬度不够高等。所以急需发明新的基于不同原理的显微镜成像技术。扫描探针显微镜（Scanning Probe Microscope，SPM）就是一类新型的显微镜，始于 20 世纪 80 年代，它们都是基于近场扫描原理，利用带有超细针尖的探针在样品表面扫描，获得样品的微观信息，如表面形貌、电特性、磁特性和柔韧性等。如被测样品表面的起伏程度超出了扫描器的伸缩范围，则会导致系统无法正常工作，甚至损坏探针。因此，除了对探针有要求之外，SPM 还需要一个稳定性好的减震系统。

目前，扫描探针显微镜有很多种，主要包括扫描隧道显微镜（Scanning Tunneling Microscope，STM）和原子力显微镜（Atomic Force Microscope，AFM）等。作为一种新的成像分析技术，STM 已被用于生命科学的各个领域。STM 最早是用于研究生物大分子，如 DNA 和蛋白质等的结构与功能，积累了丰富的成果。近年来，STM 在生命科学的应用领域不断扩展，如将之用于研究生物大分子之间的相互作用、生物结构的纳米操作、活细胞的结构与功能以及医学和药学研究等。

一、扫描隧道显微镜（Scanning Tunneling Microscope，STM）

IBM 苏黎世实验室的宾宁（G. Binnig）和瑞士物理学家罗霍尔（H. Rohrer）在 1981 年发明了扫描隧道显微镜，被国际科学界公认为 20 世纪 80 年代重大科技成就之一，并因此与卢斯卡（E. Ruska）一起共享了 1986 年诺贝尔物理学奖。STM 的主要原理是利用量子力学中的隧道贯穿效应（即约瑟夫森效应，1973 年诺贝尔物理学奖）。粒子在某力场中运动，力场的势函数 U 具有下述形式式（4-3）：

$$U(x) = \begin{cases} U(0 < x < a) \\ 0(x \leq 0, x \geq a) \end{cases} \tag{4-3}$$

式中，U 为势垒高度；a 为势垒宽度。按照经典力学观点，能量 $E < U$ 的粒子是不可能穿越势垒的。但在量子力学理论中，如图 4-26 所示，在微观尺度内，能量为 E 的粒子能够穿过比其能量更高的势垒，从 $x < 0$ 的区域进入 $x > a$ 的区域。这种现象就是隧道效应（或称势垒贯穿）。

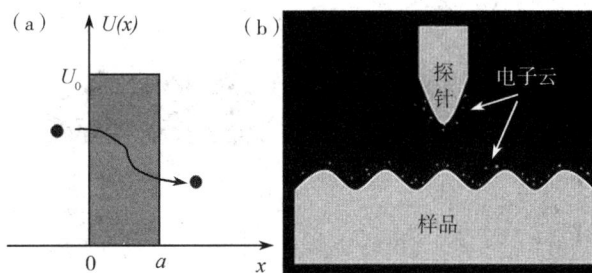

图 4-26
（a）隧道贯穿效应示意图；（b）样品表面和针尖的电子云示意图

图 4-27 给出了 STM 核心部位的结构和工作原理过程示意图。STM 的核心部件是一个针尖直径具有原子尺度的探针，探针与样品表面之间有一定的电压，并能在其上进行逐点"光栅式"扫描。调节样品与探针间距，使针尖靠近样品表面。当针尖原子与样品表面原子距离≤10 Å 时，由于隧道效应（探针和样品表面之间产生电子隧穿）和外加电压，使得样品表面和针尖之间有纳安级电流通过。电流强度对探针和样品表面间的距离非常敏感，距离变化 1 Å，电流就变化一个数量级左右。STM 是通过记录此电流的变化来获得样品表面的微观信息，所以 STM 要求样品表面与针尖都必须具有导

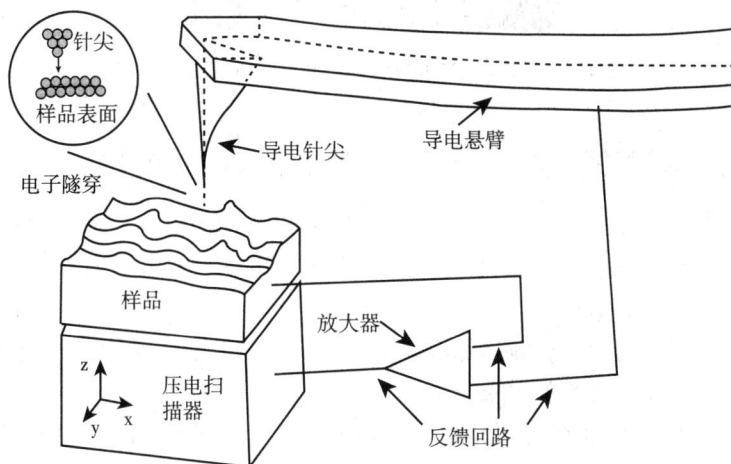

图 4-27 STM 核心部位的结构和工作原理示意图

电性。STM 横向分辨率达 0.1nm，纵向分辨率达 0.01nm。STM 是当前除 TEM 之外，重要的具有原子级分辨能力的表征手段。

STM 有两种成像模式（图 4 - 28）：恒流模式和恒高模式。恒流模式就是调节针尖和样品表面的距离来保持隧道电流不变。恒高模式则是保持二者之间的距离不变，隧道电流随样品表面的微观高度的变化而变化。后者扫描头不需上下移动，从而加快了扫描速度。

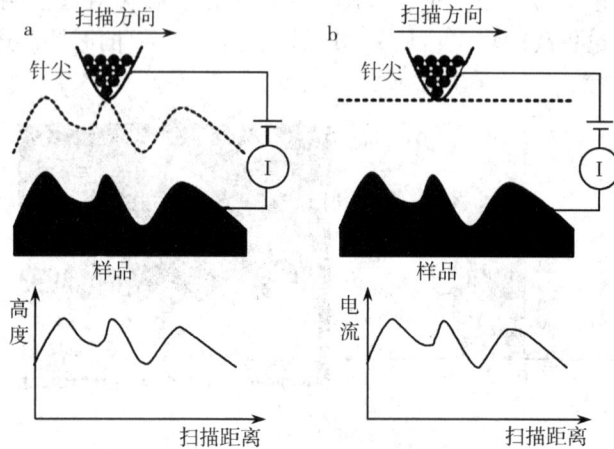

图 4 - 28　STM 两种工作模式
(a) 恒流模式；(b) 恒高模式

STM 的发明，使得人们可以操纵原子。1990 年，IBM 公司科学家利用 STM 在金属镍表面用 35 个惰性气体氙原子组成了"IBM"三个英文字母（图 4 - 29），具有划时代的科学意义。

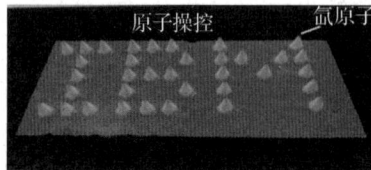

图 4 - 29　IBM 公司利用 STM 把 35 个氙原子排列成的"IBM"三个字母

二、原子力显微镜（Atomic Force Microscope，AFM）

STM 成像要求样品表面与针尖都必须具有导电性，这制约了该技术在生物样品分析中的应用。为此，原子力显微镜（AFM）应运而生。AFM 是宾宁（G. Binnig）和斯坦福大学的奎特（C. F. Quate）合作并于 1986 年设计完成的，它主要通过检测针尖与样品之间的原子间作用力来获得样品表面的微观信息。因此，不要求样品具有导电性，并且还放宽了对工作介质等的要求。

图 4 - 30 给出了 AFM 核心部位的结构和工作原理过程示意图。AFM 的工作原理是将一个对微弱力非常敏感的悬臂一端固定，另一端装有一个尖端极小的针尖。针尖尖端原子与样品表面相互作用，这一极微弱的作用力会使微悬臂发生微小的弹性形变。

针尖和样品之间的作用力与距离有强烈的依赖关系（遵循胡克定律）。通过检测微悬臂背面反射出的激光光点在光学检测器上的位置变化，可以转换成力的变化，进而获得样品表面的微观信息。对于 AFM 的分析检测来说，其微悬臂及其针尖的质量很大程度上决定了它的总体分析能力。

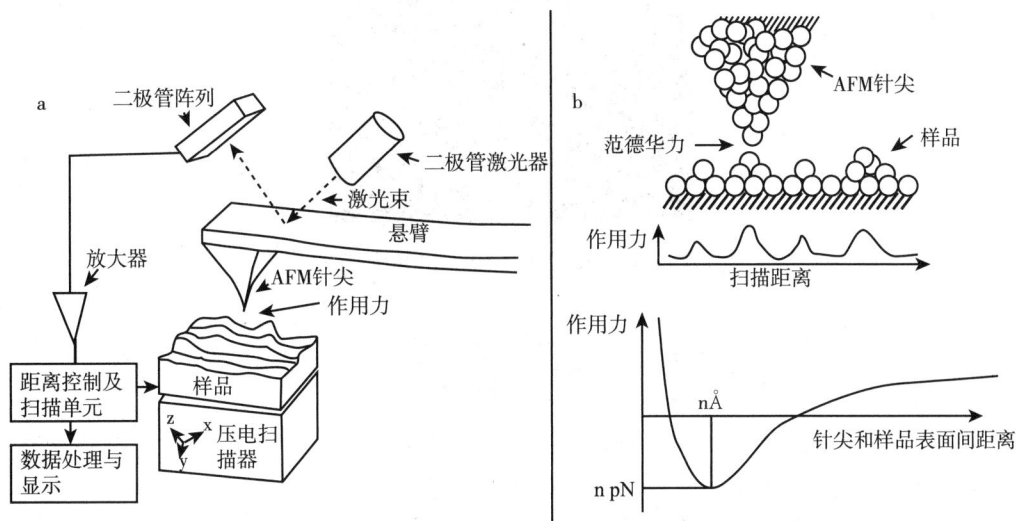

图 4-30　AFM 核心部位结构和工作原理过程示意图
(a) AFM 核心部位的构造；(b) 信号产生原理示意图

AFM 的操作模式依据针尖与样品之间产生作用力的方式分为三种：接触模式、非接触模式和轻敲模式。

(1) 接触模式中探针针尖始终与样品表面保持接触，通过记录两者之间的排斥力而得到高分辨率的图像。扫描时针尖与样品的直接接触有可能会破坏样品的表面结构，因此对与表面柔软的生物样品，不宜选用接触模式。

(2) 非接触模式下针尖在样品表面上方 5~20nm 处扫描，二者始终不接触。通过记录针尖与样品之间的范德华力来获得样品表面的信息。该模式避免了接触模式中遇到的样品损坏和污染针尖的问题，但分辨率相对接触式较低。

(3) 轻敲模式是介于接触模式和非接触模式之间发展起来的成像模式。微悬臂在样品上方与共振频率振荡，针尖周期性地敲击样品表面，因此所产生的剪切力明显减小，对样品不会产生损伤，同时分辨率较高。因此敲击模式是检测柔软生物样品的常用模式。

AFM 观测生物样品的主要优势有：能够在近生理环境下直接观测；在扫描过程中采用轻敲模式，针尖对样品的损伤最小；AFM 的样品制备步骤和扫描电镜相比简单，AFM 可以省去喷镀、染色和标记等增加图像反差的步骤。由于 AFM 具有的上述独特优势，很快在生命科学研究中得到广泛的应用，并取得了许多重要且具有标志性的成果。例如，AFM 可用于观察 DNA 的构型变化。伯格（Berg）等人将不同浓度的羟自由基与 pBR322 质粒 DNA 共孵育，尝试揭示羟自由基对 DNA 构型的影响。由于单链 DNA 高度约 2 Å，而双链 DNA 高度约 5 Å，因此可以利用 AFM 对 DNA 的解螺旋程度进行分析。如图 4-31 显示了质粒 DNA 的 AFM 图像。

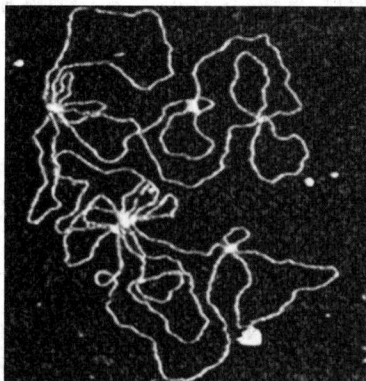

图 4-31　质粒 DNA 的 AFM 成像图片

思考题

1. 观察无荧光发射的无机纳米粒子进入细胞的情况，最适合用哪种光学显微镜？

2. 荧光模式为什么在生物学成像方面具有优势？

3. 与荧光显微镜相比，激光共聚焦荧光显微镜有哪些优势？为什么？

4. 透射电子和扫描电子显微镜的本质区别是什么？

5. 若要观察样品的表面形貌，哪种电子显微镜更适用？

6. 扫描隧道显微镜和原子力显微镜，哪种技术对样品的要求更低？哪种比较适合生物学研究？

7. 目前，最常用的原子力显微镜工作模式是哪种？为什么？

第五章 | 分子及细胞分析技术

Chapter 5　Molecule and Cell Analysis Technology

摘要（Abstract）

　　分子水平的物质是生命化学的主要参与者。因此，分子水平的检测技术，尤其是能实时反映细胞内分子水平变化的检测技术显得十分重要。本章将围绕生物分子和细胞分析的前沿技术领域，分别介绍荧光探针技术、分子间作用检测技术、流式细胞分析技术和免疫酶标技术，并概括性介绍各技术的最新进展及发展趋势。这些分析技术可以从细胞中提取生命相关过程的分子信息，帮助探索各种生物化学分子的定性、定位、迁移、定量和结构以及分子间相互作用等的变化，具有十分重要的学术意义和应用价值，尤其在生物医药领域。通过本章学习，学生能够了解、掌握分子和细胞分析前沿技术的基本原理及在生物医学工程相关领域中应用。

　　Molecules play important roles in the vital activities. The detection technologies which can especially monitor the intracellular changes at molecular level are very important. Cell analysis technology is utilized to detect the cells changing, obtain the life information from the cells, explore the chemicals changing in cells qualitatively and quantitatively, which is provided with important academic meaning and application value in the field of biomedical engineering. This chapter includes fluorescence probe technology, cell cytometry and immunoenzymatic technology based on the leading edge of cell analysis. The newest developments and trends of these technologies are also been introduced in this chapter. By learning through this chapter, the students will master the basic principles of these three cell analysis technologies and their application in biomedical engineering.

学习目标

1. **掌握** 荧光探针的特点、分类及重要荧光探针的基本结构；绿色荧光蛋白的结构、光谱性质及其在分子生物学中的相关应用；荧光量子点的结构和光学性质；流式细胞仪的四大系统构成，工作原理及分析结果集中重要表现形式；免疫酶标技术的原理，具体的实验方法及不同实验方法之间的不同点。

2. **熟悉** 基于不同原理的小分子荧光探针的设计思路和方法；荧光量子点在生物医学中的相关应用；将流式细胞仪用于细胞凋亡检测的原理及具体应用方法。

3. **了解** 细胞内活性氧氮和自由基等的检测方法；其他颜色荧光蛋白的光学性质；分子间相互作用的常用研究方法。

第一节　分子及细胞分析技术概述

Section 1　Introduction of Molecule and Cell Analysis Technology

分子水平的物质可以说是生命中生物和化学过程的主要参与者，分子水平变化的分析检测对揭示生命现象和本质具有重要意义。细胞是生命体结构和生命活动的基本单元，能实时反映细胞内各种分子水平变化的检测技术也显得十分重要。近年来，生物医药相关领域的发展也给分子和细胞分析检测技术提出了越来越高的要求。由此，高精度、高灵敏度、自动化、多用途的分析方法和仪器不断涌现并应用于分子和细胞分析检测中，极大地提高人们对分子生物学乃至整个生命科学的认识。本章围绕生物分子和细胞分析的科学难题，选取了四种重要的前沿技术领域，进行了详细介绍。荧光标记技术是当前最为常用的生物化学标记技术之一，具有非放射性、操作简单、稳定性高、灵敏度高和选择性好等特点，可广泛用于细胞内外检测、活体动物成像、疾病早期诊断等，在生物医学研究领域里发挥着重要的作用；分子间相互作用的检测技术在近十年来逐渐受到科学界的重视，分子间相互作用及作用方式决定了生物分子在生命过程中的角色，这些技术对揭示具体生物和生化过程的本质具有重要意义；流式细胞分析技术具有测量速度快、被测群体大、可进行多参数测量、分析全面等优点，是其他方法无法比拟的；细胞酶标技术具有测量准确、重复性好、能做定性定量分析等特点，应用广泛。除介绍相关技术的基本原理之外，我们还概括性介绍各技术的最新进展、发展趋势和应用案例，帮助学习者进一步提高对相关技术的了解认识。结合大家熟悉的各种显微镜成像技术，这些分析检测技术可以从细胞中提取生命相关过程的分子水平信息，帮助探索各种生物化学分子的定性、定位、迁移、定量和结构以及分子间相互作用等的变化。从而，有利于进一步揭示生理和病理条件变化而引起的细胞水平的变化（大小、形状和密度等参数）。这些信息是鉴定和了解生命基本生化生理过程的基础，对深入理解生命过程具有十分重要的学术意义和应用价值，尤其在生物医药领域。通过本章学习，学生能够了解和掌握分子和细胞分析前沿技术的基本原理及在生物医学工程相关领域中应用。

第二节　荧光探针技术

Section 2　Fluorescence Probe Technology

一、荧光探针简介（Introduction of Optical Probe）

光学显微成像是细胞水平研究的重要手段，且当前大多数光学成像都是基于荧光模式。因此，荧光分子探针的研制显得尤为重要，光学分子探针是光学成像的基本要素之一。新型荧光基团的产生和光学标记技术的发展提供了特异性好、对比度高的光学分子探针，极大地提高了活体光学分子成像检测的特异性和灵敏度。目前，光学标记技术主要使用传统的有机小分子荧光染料、荧光蛋白和各种无机荧光纳米材料，如量子点。这些光学标记技术的发展使得光学成像在生物医学研究的各个领域中展现出无穷魅力。

（一）探针的定义（Definition of Probe）

探针（Probes）是针对某种特定目标物的探测器，它能够特异性识别目标物，并可直接进行检测或带有可检测的标记物。化学和生物学意义上的探针，被称为化学探针或分子探针，是指与特定的靶分子发生特异性相互作用，并可被特殊检测技术探知的分子或复合物。与一般检测方法相比，探针技术具有许多特点，包括灵敏度高、专一性强、快速准确等，特别适用于实时检测和分子影像。人类使用分子探针与标记技术的历史可以追溯到20世纪初示踪剂的发明。最初，科学家主要是利用放射性物质和对应的标记技术来研究生物体内的生物学和生物化学的过程，并取得了很多重要成果，提升了我们对生物学的基础认识。当前，探针技术已然成为现代生物学、医学和药学等领域中不可缺少的重要技术。

一般情况下，分子探针至少由两部分构成：一是具有反应或识别功能的部分；二是具有信号输出功能的部分。其中，有识别功能的部分可以是某种核酸或蛋白质等生物大分子，也可以是某种配体、底物、药物等有机小分子，在探针中它们负责识别待测的生物靶标。具有信号输出功能的部分通常是某种标记，常用的标记有同位素标记、荧光标记、自旋标记、电化学标记等，它们负责将探针探测到的生物学信息以物理学信号（如光学、磁学、电学参数）的形式记录并进行输出。为了进一步拓展分子探针在生物学的应用领域，识别功能和信号输出功能的部分之间的偶联方式也正受到越来越多的关注。这里需要指出的是，还有一些新兴的探针无需进行标记。这些无标记探针主要是通过观察探针分子与目标分子识别前后的颜色、质量、构象、介电常数等性质的变化，来进行检测。本书未对这类技术进行讨论。

（二）探针的分类（Classification of Probe）

根据探针自身的化学组成和待检测的目标物，可将探针分为蛋白质探针、核酸探针以及用于检测阳离子、阴离子、过氧化氢、一氧化氮、氨基酸、糖和酶的小分子指示剂等。其中，发展最早、应用最多的是基于碱基配对和分子杂交原理而设计的核酸探针。核酸探针是指带有标记物的已知序列的核酸片段，它能够和待测样品中与其互补的核酸序列杂交而形成双链，这种方式已广泛用于基因测序研究中。

根据标记和检测技术类型，又可将探针分为放射性标记和非放射性标记两大类。放射性标记探针采用放射性同位素作为标记物，所用检测技术为各种探测器，主要包括闪烁探测器、晶体闪烁计数器、液体闪烁计数器。放射性同位素是最早使用，也是应用最广泛的探针标记物。常用的同位素有 ^{32}P、^{3}H、^{35}S、I^{125} 和 F^{18} 等。放射性标记的优点是灵敏度高，可以检测到皮克级，且放射性标记技术有利于保持被标记物原有的生化性质；缺点是易造成放射性污染，同位素半衰期短、不稳定且成本高等。非放射性标记主要包括荧光标记、自旋标记、抗体标记、生物素标记和酶标记等，其中荧光标记应用的最为广泛。荧光探针中的标记物可以是荧光染料、荧光蛋白（Fluorescence Protein）或最新研制的无机荧光纳米材料，所用的检测手段主要为各种荧光检测技术。目前，利用这些技术正在进行单细胞和单分子检测等科学研究。

二、有机小分子荧光探针的设计（Design of Organic Fluorescent Probe）

基于有机荧光染料设计的小分子荧光探针在生物体系，尤其是活体的分析检测中具有重要用途。目前，已开发应用的小分子荧光探针主要包括用于生物体系中阳离子、阴离子、活性氧、糖、核酸、酶以及生物膜和细胞器等检测的荧光指示剂。

（一）基于配体识别设计阳离子检测的小分子荧光探针（Fluorescent Probe for Detecting Cation Based on Ligand – Receptor Identification）

金属阳离子，如 Na^+、K^+、Mg^{2+} 和 Ca^{2+} 等参与了很多生物学和生物化学过程，像神经冲动的传递、肌肉收缩、信号传导和酶活性的调节等。这些离子在生物体系中的浓度不高（表5-1），而且由于生物体系复杂和干扰因素多等原因，使得传统的检测方法不能满足对生物体系中阳离子研究的需要。荧光检测方法因灵敏度高则显现出独特的优势，而且不断涌现出新的阳离子荧光探针，在对生物体系阳离子检测的研究中发挥了越来越重要的作用。

表5-1 血液和尿液中主要阳离子浓度的参考值

阳离子	血液（pH=7.35~7.42）（mmol/L）	尿液（pH=6~7）（mmol/L）
Na^+	143	125
K^+	5	65
Mg^{2+}	1	4
Ca^{2+}	1.5	4

1. 金属阳离子荧光探针的基本结构

金属阳离子荧光探针最重要的组成部分是与金属阳离子选择性结合的配体部分，配体部分的结构决定了探针的选择性。常见的阳离子配体有螯合剂类、冠状配体、穴状配体和杯烯类等几大类，它们对金属阳离子的选择性还跟离子的性质（大小、电荷数、配位数）、溶剂、温度和pH等因素有关。当然，荧光基团是探针的另一重要组成部分。把配体部分和荧光基团连接在一起，就组成了荧光分子探针。当探针的配体部分与某种金属阳离子识别结合后，引起荧光团荧光参数的变化，通过这个信号获得待测离子的信息。金属阳离子荧光探针的结构和检测原理如图5-1所示，在结合阳离子前后，金属阳离子探针配体部分的最高占有轨道能量会发生变化，此变化会引起探针荧光参数发生变化。

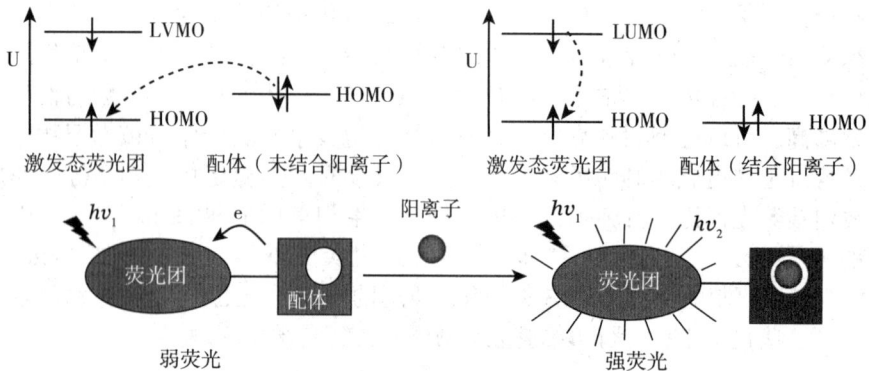

图5-1 基于配体识别机理的阳离子荧光探针
（LUMO：最低空轨道；HOMO：最高占有轨道）

2. 检测钠离子和钾离子的荧光探针

钠离子和钾离子是碱金属离子，属于"硬"原子。在检测 Na^+、K^+ 的荧光探针中，离子配体部分，如冠醚类衍生物，多包含氧和氮原子，参与阳离子的识别和结合。SBFI（Sodium – Binding Fluorescent Indicator）是检测 Na^+ 的荧光探针，PBFI（Potassium – Binding Fluorescent Indicator）是检测 K^+ 的荧光探针。二者结构非常相似（图 5 – 2），都是由冠醚结构和苯并呋喃荧光团组成。其中，冠醚结构负责金属阳离子的识别，Na^+ 对应的冠醚是 15 元环；K^+ 的离子半径大于 Na^+，所以 K^+ 的离子配体（冠醚）是 18 元环。苯并呋喃荧光团负责信号输出。当探针同阳离子识别结合后，荧光参数发生变化，导致形成的复合物荧光量子产率增大、峰型变窄、激发光谱和发射光谱都向短波长移动。图 5 – 2 给出了 SBFI 识别 Na^+ 前后的激发光谱和发射光谱。

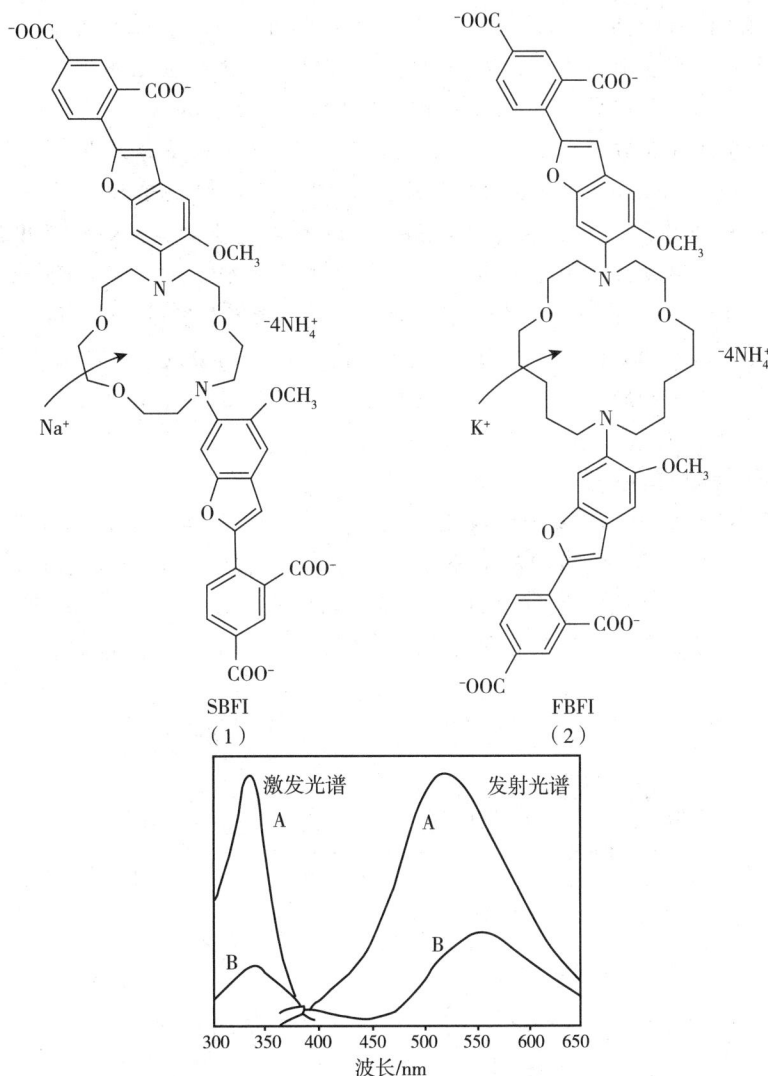

图 5 – 2　SBFI 识别 Na^+ 前后的激发光谱和发射光谱

（1）SBFI 和 PBFI 的分子结构及阳离子识别示意图；（2）SBFI 在含 135mmol/L Na^+ 的缓冲

（A）液中的激发光谱和荧光发射光谱；（B）空白对照的相应光谱

还有其他一些商品化的钠离子荧光探针，如钠绿（Molecular Probes 公司产品），它所采用的离子配体结构与 SBFI 相同，荧光团母体变为荧光素。钠绿可以在 488nm 的波长下激发发射较强绿色荧光，适用于激光共聚焦荧光显微镜分析。由于激发波长在可见光范围内，进行细胞实验时，不仅可以避免短波长光激发所带来的细胞损伤，而且发射波长也避开了生物体系的自发荧光，降低了背景荧光干扰。

【拓展阅读】

1. 钙离子检测的小分子荧光探针的设计

跟其他阳离子类似，Ca^{2+} 在生命活动中扮演了很多重要的角色，许多生理生化过程，如肌肉收缩、细胞分化和增殖等都必须有 Ca^{2+} 参与。而且，某些疾病的发生和发展也与 Ca^{2+} 有密切的关系。因此，细胞内 Ca^{2+} 浓度的实时、在位和活体监测对生物医学研究来说显得十分重要。本书以 Ca^{2+} 的荧光探针为例说明金属阳离子探针设计思路和过程（图 5 -3）。Ca^{2+} 的荧光探针最早是在 1979 年由 Tsien 设计，灵感来源于 Ca^{2+} 与 EDTA 螯合剂的配位作用。他首先合成 1，5 - 双（5 - 氨基苯氧基）乙烷 - N，N，N'，N' - 四乙酸（BAPTA）。与 EGTA 相比，BAPTA 对 Ca^{2+} 的选择性更好一些，且反应更快，但是它的最大激发波长在 250nm，不适合荧光检测。1982 年，Tsien 设计出 Quin 2 探针，它的激发波长在 340nm，最大发射波长是 492nm。结合 Ca^{2+} 以后，荧光显著增强，它在对 Ca^{2+} 的研究中发挥了巨大的作用。此后，Tsien 小组和其他课题组又设计了性能更加优越的 Ca^{2+} 荧光探针（图 5 -4）。它们的激发和发射波长位于可见光区时，更加适用于单细胞水平上 Ca^{2+} 相关研究，且能有效避免由于紫外光激发而引起的细胞损伤和细胞自发荧光的干扰。

2. 阴离子检测的小分子荧光探针

相较于阳离子检测，阴离子的检测方法相对较少，尤其是生物体系里的阴离子。生物体系中的阴离子虽然没有阳离子那么令人瞩目，但是它们的作用也是不可忽视的。大多数酶以阴离子作为底物（Substrate）或者辅助因子（Co - factor）。对阴离子的荧光检测一般基于碰撞荧光淬灭、复合物形成、还原反应、取代反应等机制。

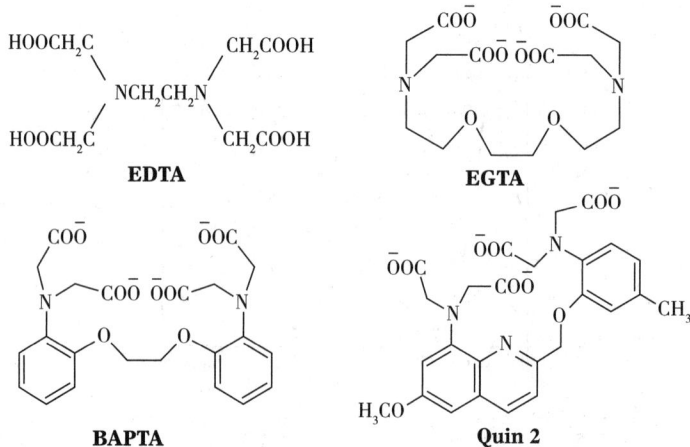

图 5 - 3　Ca^{2+} 荧光探针的设计思路和改善过程

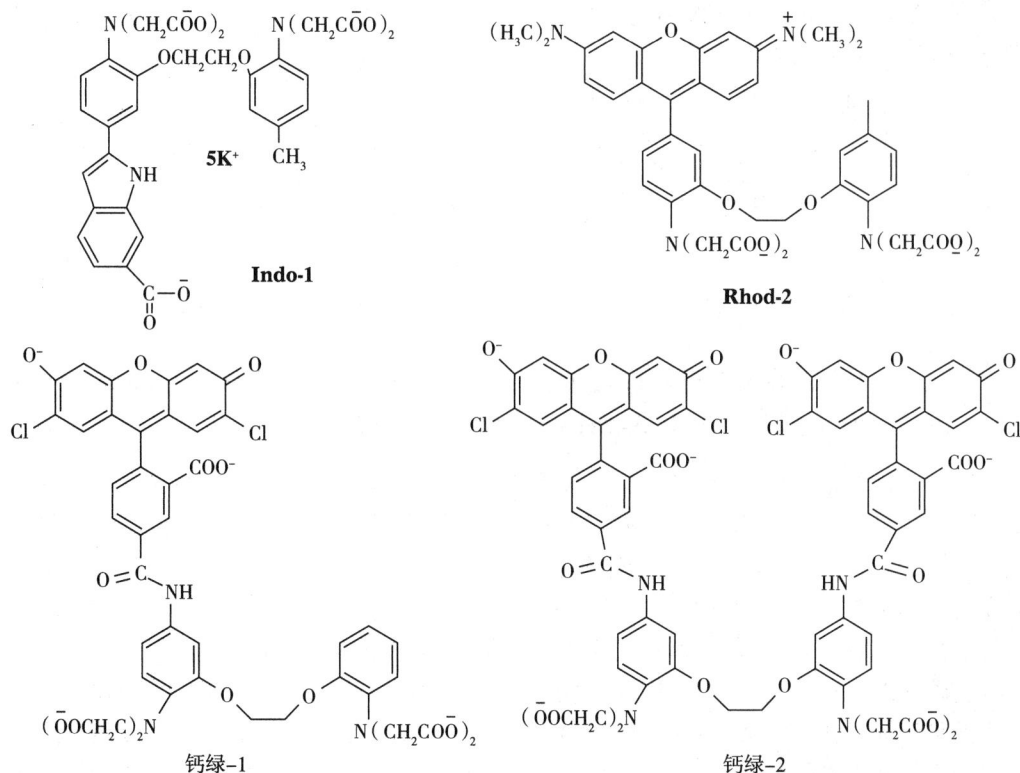

图 5－4　Ca^{2+}荧光探针中常见的几个离子配体结构

（二）基于化学反应设计活性物质测定的小分子荧光探针（Fluorescence Probe for Detecting Reactive Groups Based on Chemical Reaction）

自从 20 世纪 80 年代，活性物质在生物体系中的作用逐渐被人们所认识。生物体系内活性物质，例如，过氧化氢（H_2O_2）、次氯酸（HOCl）和氧自由基等，都是含有氧且具有高度的化学活性，称为活性氧（Reactive Oxygen Species，ROS）。还有一类称作活性氮（Reactive Nitrogen Species，RNS）的物质，它们包括氧化氮（NO）、二氧化氮自由基（NO_2）、过氧亚硝酸根（$ONOO^-$）、过氧亚硝酸（ONOOH）、亚硝基过氧碳酸酯阴离子（$ONOOCO_2^-$）、硝鎓离子（NO_2^-）以及三氧化二氮（N_2O_3）。很多生命现象都涉及 ROS 和 RNS 的参与，在正常的生命过程中，细胞内会持续产生适当水平的活性物质，这对于细胞过程是必需的。但是，如果体内 ROS 和 RNS 的含量超过一定水平，体内的抗氧化机制不足以应对的话，会导致细胞内核酸、蛋白质、糖类、脂类分子的损伤，从而引起一系列病变。

活性物质存在时间短、浓度低，且很快就被体内的抗氧化剂所捕获等，导致其体内检测比较困难。对此类物质的深入研究，需要一种灵敏度高、选择性强的检测方法。目前，常用的检测方法主要包括化学检测、物理检测和生物化学发光检测等。这些方法都具有一定的局限性，使得该类探针的研究仍在进行且极具挑战。

近年来，人们合成了很多针对 ROS 和 RNS 的荧光探针，而且部分探针已得到商业化应用。如图 5－5，Amplex Red 在辣根过氧化物酶和 H_2O_2 的存在下能产生一个强荧光的物质。它也可以被用来检测 O_2^-，将其用 SOD 转化成 H_2O_2 再进行检测。不过它可被进一步氧化成为无荧光的物质。

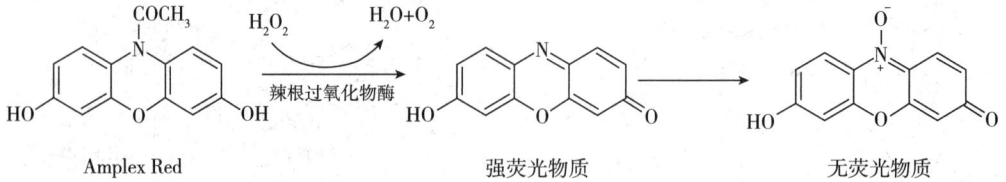

图 5 - 5　Amplex Red 检测活性氧的机制

（三）基于荧光共振能量转移设计酶活性测定的小分子荧光探针（Fluorescence Probe for Detecting Enzymatic Activity Based on FRET）

荧光共振能量转移（FRET）是一种重要的物理光学现象，这种机理被广泛应用于分子探针的设计，主要是用于核酸和酶活等物质的检测。通常，荧光共振能量转移发生需要至少满足三个基本条件：给体和受体间距离小于 10nm，能量匹配且要有合适的激发波长。图 5 - 6 中，CPF4 探针就是一个经典案例，它利用分子内 FRET 来传感测定酶的活性。CPF4 探针带有一个香豆素基给体和一个荧光素基受体，二者之间还有一个二苯基磷酸二酯连接桥。如图 5 - 6 所示，在缓冲水溶液中，用 370nm 光激发 CPF4，由于满足荧光共振能量转移的发生条件，香豆素基给体的发射光（450nm）被淬灭，能量传递给荧光素基受体，近而可以观察到 515nm 的发射光。此时，向 CPF4 的缓冲水溶液中加入磷酸二酯酶，磷酸二酯酶可识别和水解断裂对应的磷酸二酯键，导致分子

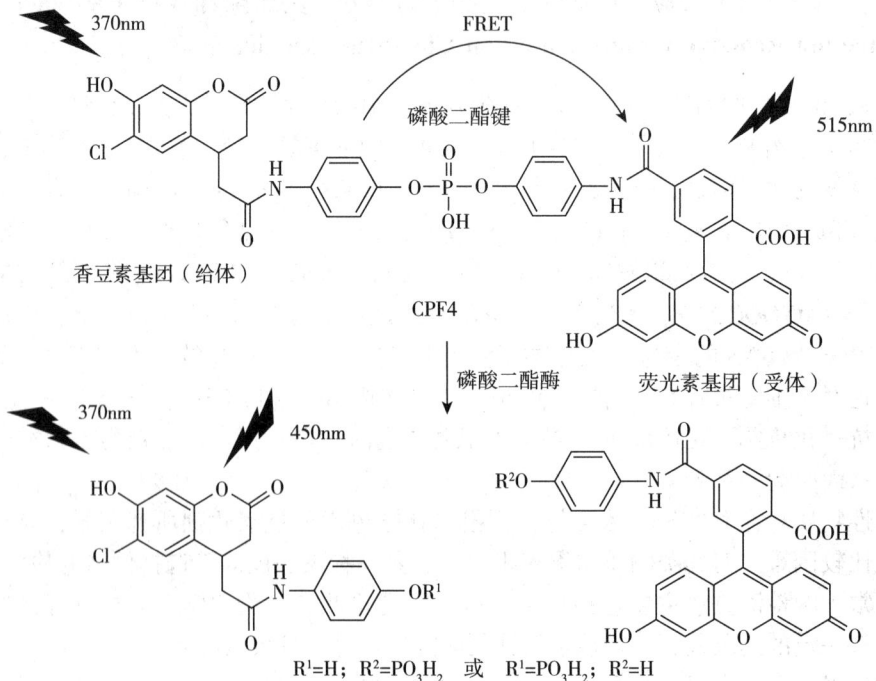

图 5 - 6　CPF4 探针测试磷酸二酯酶活性的工作原理示意图

内的 FRET 消失。如果再用 370nm 光激发，则体系的发射波长会位移至 450nm，这是香豆素的发射光峰位置。利用这一原理，CPF4 探针可用来测定磷酸二酯酶的活性。其他水解酶也可用类似的分子荧光传感器来测定。

三、荧光蛋白（Fluorescent Protein）

（一）绿色荧光蛋白的发现（Discovery of Green Fluorescent Protein）

绿色荧光蛋白是美籍日裔科学家下村修（Shimomura）等人从 Aequorea victoria 水母中发现的（图 5-7），它在氧分子的参与下可以高效率地发射内源性荧光，而不需要任何的外源底物或者辅助因子。最初，Aequorea victoria 发出的生物冷光被认为是一种名为水母素的蛋白质，Ca^{2+} 可以增强水母素发光。然而水母素发出的是蓝光，而 Aequorea victoria 的生物冷光却是明显的绿色，这个现象使人们感到非常好奇。1962 年，下村修和 F. Johnson 在一篇纯化水母素的文章中有个注脚，说还发现了一种新的蛋白质，其在阳光下呈绿色、钨丝灯下呈黄色、紫外光下呈强烈绿色。1974 年，他们成功纯化了该蛋白——绿色荧光蛋白（GFP）。随后，下村修和他的同事发现水母素发出的蓝色冷光与 GFP 激发光谱的激发波长相匹配，并据此推测 Aequorea victoria 发出绿光可能是如下机制造成的：由水母素内的化学反应激发电子进行无辐射能量转移，以激发 GFP 内的电子，这些电子在回到基态时发出绿光。

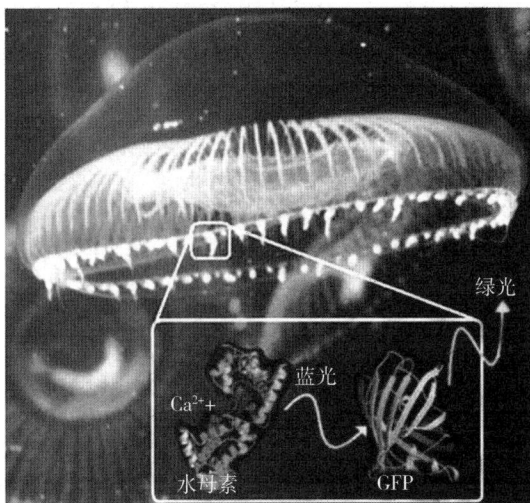

图 5-7　水母 Aequorea victoria 中绿色荧光的发光机制

（二）绿色荧光蛋白化学结构（Chemical Structure of Green Fluorescent Protein）

1. 一级结构及发光原理

天然 GFP 由 238 个氨基酸组成，分子量为 27 kDa。GFP 的发色团（Chromophore）是通过分子内的自催化环化而产生的对羟基亚苄基咪唑啉酮，它形成于 GFP 肽链的 65~67 位，即 Ser-Tyr-Gly（图 5-8）。GFP 折叠成为近似天然构象时，Gly 67 的酰胺亲核进攻 Ser 65 的羧基，通过环化和脱水形成咪唑酮结构。这时 GFP 还没有荧光性质，只有当分子氧存在时，Tyr 66 的 α-β 键脱氢，形成与咪唑酮相连的双键，至此才形成了具有荧光性质的 GFP 发色团。

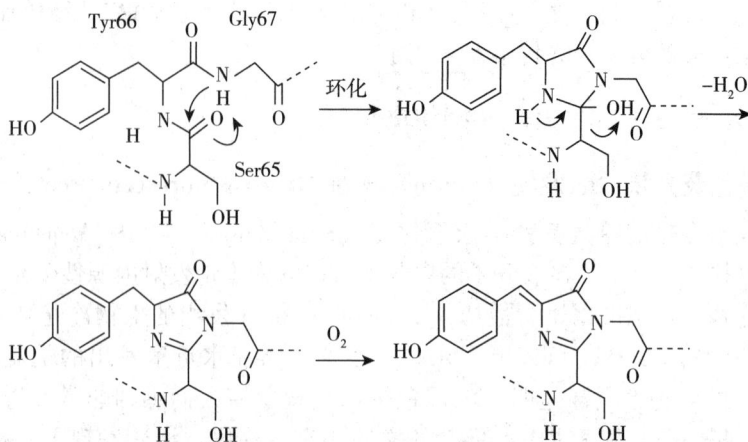

Ser65:65位的丝氨酸；Tyr66:66位的脱氢酪氨酸；Gly67:67位的甘氨酸

图 5 – 8　GFP 发色团的形成机制

1. 三维结构

科学家们早在 1974 年就得到了 GFP 的晶体，并于 1988 年发布了它的衍射图。而直到 1996 年，Ormoe 小组和 Yang 小组才分别解析出其晶体结构。如图 5 – 9 所示，GFP 是一个由 11 条 β 结构组成的桶状结构，"圆桶"的直径是 24 Å（1 Å = 0.1nm），高度是 42 Å。一条 α 螺旋的肽链沿着圆桶中轴线分布。发色团在 α 螺旋上，非常接近这个桶状圆柱体的中心，可以有效避免由氧分子的水合氢离子引起的荧光淬灭现象。因此，GFP 的荧光性能取决于整个分子的一级结构，整个肽链的精确折叠保证了 GFP 独特的荧光性质。

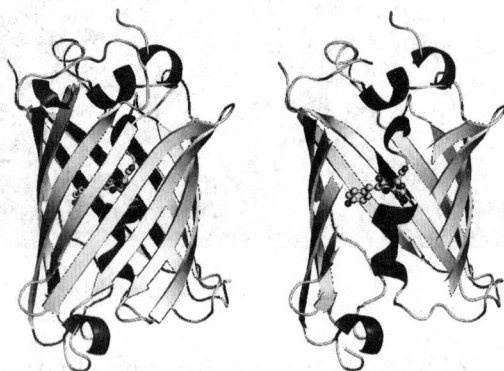

图 5 – 9　GFP 的三维结构示意图

（三）绿色荧光蛋白的性质（Properties of Green Fluorescent Protein）

1. GFP 的光谱特性

天然型 GFP 的最大吸收峰在 395nm，次吸收峰在 470nm，分别对应于中性形式及阴离子形式的吸收。这些形式的相互转换受到蛋白质浓度、pH、离子强度以及温度等因素的影响。其最大发射波长在 505nm 处，还有一个在 540nm 左右的肩峰。

天然型 GFP 变性之后，在中性或酸性条件下，最大吸收波长为 384nm；在碱性条件下，最大吸收波长为 448nm。这分别和未经变性的 GFP 吸收波长（395nm 和 470nm）大体相似。但经过变性的 GFP 的酶解片段几乎没有荧光，这大概是由于发色团失去完整蛋白"桶状"结构的保护，受到水分子、氧分子的碰撞而产生荧光淬灭。这也印证了 GFP 一级序列和三维立体结构的完整性对其荧光性能的维持是至关重要的。

2. GFP 和它的突变体

根据发色团组分的不同，美籍华裔科学家钱永健（Tsien）将现今已知的 GFP 及其突变体分为 7 类：第 1 类是含有中性酚类和酚离子混合发色团的野生型蛋白；第 2 类含有酚负离子发色团；第 3 类含有中性酚类；第 4 类具有大电子体系的酚负离子；第 5 类含有吲哚，第 6 类含有咪唑，第 7 类含有苯基。每一类都有不同的激发波长和发射波长（表 5 - 2）。

表 5 - 2　GFP 及其突变体的分类

类别	发色团类型	代表物	最大激发波长/nm	吸收系数/ [L/（mol·cm⁻¹）]	最大发射波长/nm	量子产率
1	中性酚类	野生型	395 ~ 397	25 ~ 30	504	0.79
	酚离子		470 ~ 475	9.5 ~ 14		
2	酚负离子	EGFP	488	55 ~ 57	507 ~ 509	0.60
3	中性酚类	H9 - 40	399	29	511	0.64
4	大 π 电子体系的酚负离子	Topaz	514	94.5	527	0.60
5	吲哚	W1B	434	32.5	495	0.39
6	咪唑	P4 - 3	382	22.3	446	0.30
7	苯基		360		442	

第 1 ~ 4 类 GFP 的发色团是源于多肽 66 位的 Tyr，而第 5 ~ 7 类则是源于 66 位的 Trp、His 或 Phe。典型性 GFP 的光谱列于图 5 - 10。

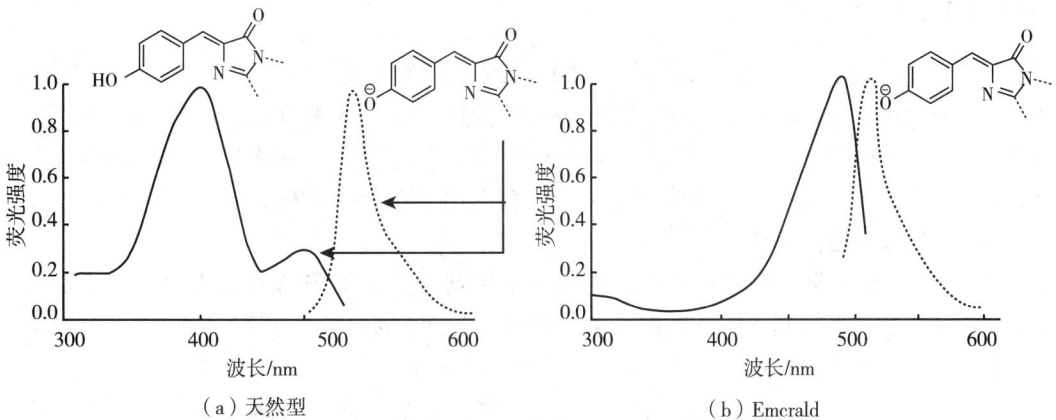

（a）天然型　　　　　　　　　　　　（b）Emerald

图 5 - 10　第 1 类（a）和第 2 类（b）GFP 的发色团结构及其激发和发射光谱

2. GFP 的稳定性

GFP 是一种可溶性蛋白，性质稳定，可以承受诸如热、碱性 pH、高压、长时间光照、甲醛固定、石蜡包埋和很多生物酶等因素的干扰。其抗光漂白性能要比荧光素强，这主要得益于 GFP 蛋白分子的结构对发色团有很好的掩蔽作用。另外有研究显示，在压力高达 600MPa 时，GFP 也会保持原有的荧光。然而，GFP 的发色团结构依然会受 pH、温度等外界因素的影响。例如，温度从 15℃升到 65℃时，395nm 激发峰的强度稍微有所降低，而 470nm 的激发峰则增强。温度继续升高，就会引起变性，78℃时荧光强度损失 50%。pH 对 GFP 荧光性能的影响也非常大。天然型 GFP 在高 pH（11~12）下，395nm 处的吸收峰和激发峰强度都大大降低，470nm 处的峰强度则有所增大；而在低 pH 时，天然型 GFP 的荧光会被淬灭。GFP 荧光的产生需要氧化性环境，强还原剂的存在（如 2mmol/L FeSO$_4$）会使 GFP 失去荧光，但是重新暴露在空气中，GFP 荧光又会得到恢复。大多数中等浓度的有机试剂不会造成荧光的减灭，但会引起吸收曲线的改变。

3. GFP 的改进

虽然 GFP 作为荧光探针有许多优点，但野生型 GFP 发光相对较弱，且受环境影响较大。为满足研究的需要，人们不断地对 GFP 进行改造，改造的方式主要有以下几种。一是替换 GFP 生色团的氨基酸。这是最常见的构造 GFP 突变体的方式。例如，将 65 位 Ser 换为 Thr（S65T）或 Cys（S65C），荧光强度可提高 4 倍；将 64 位 Phe 换为 Leu（F64L），荧光强度可提高 1.5~3 倍。二是对碱基组分进行优化，如改变 GC 含量。Davis 等人通过改变荧光蛋白的碱基组分，得到了荧光信号强度增加的 smGFP。三是增加增强子和更换强启动子。GFP 在受体内表达水平的提高，有赖于寻找到更为通用的转录翻译增强子和更换更强的启动子，如果 GFP 基因的表达频率大大提高，那么它的荧光强度也将显著增强。当然还有其他的方法对 GFP 进行改进，改造之后的 GFP 突变体在荧光光谱、量子产率、对温度和 pH 的敏感性等方面都有所改变，从而扩展了 GFP 的应用范围。

（四）绿色荧光蛋白在分子生物学中的应用（The Application of GFP in Molecular Biology）

GFP 荧光较稳定，且荧光的产生不需任何反应底物及其他辅助因子，无种属限制。同时，GFP 的检测十分方便，用基因枪转化的受体细胞组织的表达，可以用手提紫外灯观察。用普通荧光显微镜，以蓝光或紫光激发，再选择合适的滤光片，就可以看到细胞内 GFP 荧光。这种方便的检测方法使得 GFP 分子生物学中得到了诸多应用。

1. 作为报告基因的应用

GFP 已经被广泛应用到转基因研究领域，特别是在活细胞基因表达的时空成像方面。把 GFP 基因连接到目的基因的启动子之后，通过测定 GFP 的荧光强度就可以对该基因的表达水平进行检测。

然而不足的是，GFP 需要相当强的启动子来保证足够的 GFP 表达量，从而获得检测所需的荧光信号。这是因为每个 GFP 最多只能产生一个荧光团。一种有效的解决办法是，把 GFP 标记到细胞的某个特定区域，使得 GFP 被高度浓缩，而且细胞中没有被标记的区域可以提供一个细胞自身背景的内部参比。通过这种方法，可以大大减少所需 GFP 分子的数量。

2. 作为融合标签的应用

把 GFP 作为标签融合到主体蛋白中来检测蛋白质分子的定位、迁移、构象变化以及分子间的相互作用，或者靶向标记某些细胞器，这是 GFP 最成功的一类应用。用常规的分子生物学手段把某个蛋白质的基因和 GFP 的基因融合到一起，然后使它在细胞中表达。一般来说，融合可以在主体蛋白的 N 末端或 C 末端进行，有时需要加一段肽来连接。

人们据此应用 GFP 研究蛋白质之间的相互作用及构象变化。这种探索主要依赖于荧光共振能量转移（FRET）现象。借助 FRET 技术，既可以研究蛋白质分子的构象变化，此时 FRET 发生在融合到同一个主体蛋白上的两个荧光团之间；又可以研究两个目标蛋白质分子之间的相互作用，此时 FRET 发生在不同蛋白质分子上的两个荧光团之间。一个典型的例子，是利用 GFP 片段（N – EGFP 和 C – EGFP）的重新组装引起的荧光恢复，来研究蛋白质之间的相互作用（图 5 – 11）。

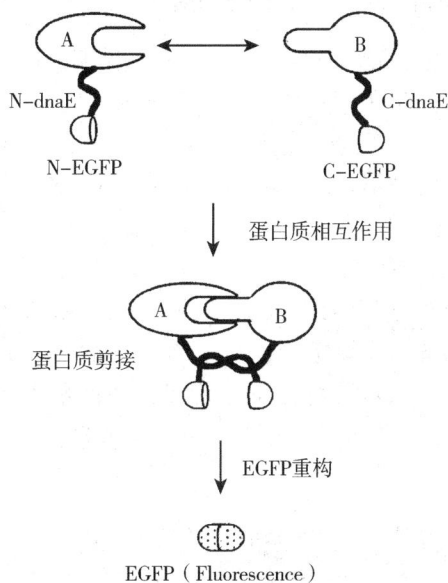

图 5 – 11　应用 GFP 的荧光恢复研究蛋白质分子（A 和 B）的相互作用

3. 作为生物传感器的应用

GFP 由于其独特的光信号传导机制，以及在表达后已被周围化学环境所影响的特性，非常适用于活细胞体内的光学感受器。例如，天然型 GFP 及其许多突变体的吸收光谱和发射光谱具有 pH 和温度依赖性，可被用来检测活细胞内 pH 和温度等。

（五）其他荧光蛋白（Other Fluorescent Proteins）

天然的 GFP 虽然有很多优点，但是其发光强度相对较弱，并且只有一种颜色，无法进行复杂的标记。为此，钱永健和他的同事系统地研究了 GFP 的工作原理，并对它进行了大刀阔斧的化学改造，不仅大大增强了它的发光效率，还发展出了现在实验室中广泛应用的增强型绿色荧光蛋白（EGFP），以及蓝色、青色和黄色等新型荧光蛋白。

在此之后，其他的实验室又从珊瑚虫中发现了红色的荧光蛋白 DsRed。钱永健等人解析了 DsRed 发色团结构，并且研究了其形成的化学过程。随着不断的探索和改造，生物学家"荧光调色盘"中的色彩逐渐丰富了起来（图 5 - 12）。

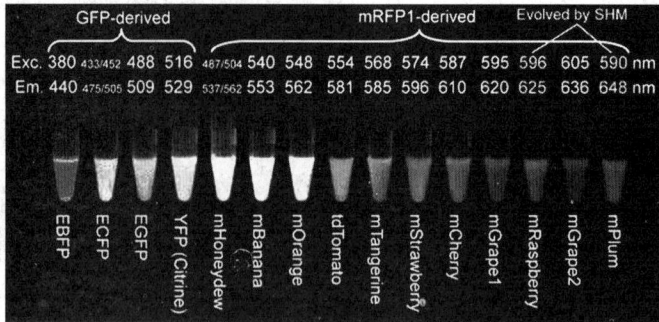

图 5 - 12　常用荧光蛋白及其激发和发射波长

四、量子点荧光探针（Quantum Dots Fluorescent Probe）

无机半导体量子点（Quantum Dots，QD），或称为纳米微晶体，是当今纳米材料研究领域的热点材料之一。因量子限域效应，量子点呈现出优异的，且可以调控的荧光特性。这些荧光特性赋予了量子点在生物传感、生物标记及成像等领域的应用潜力。量子点是一种由 ⅡB - ⅥA 族、ⅢA - ⅤA 族和ⅣA - ⅥA 族等元素组成的，直径通常约为 5~8nm，能够接受激发光产生荧光的半导体纳米粒子，参见图 5 - 13。与传统有机染料和荧光蛋白相比，它具有以下特点：①通过调节量子点的大小和组成，可以获得从可见波长到红外的荧光发射（图 5 - 13）；②在比较宽的吸收波长范围内具有大的摩尔吸收系数；③具有高亮度和光稳定的优点。因为它的吸收光谱宽，发射光谱窄，发射强度高且各种颜色的量子点可同时激发等特点，使得量子点可被用于蛋白质、基因序列（Gene Array）和其他生物分子的相关研究。本节将重点介绍荧光量子点探针的相关原理及其在生物学研究领域的一些应用。

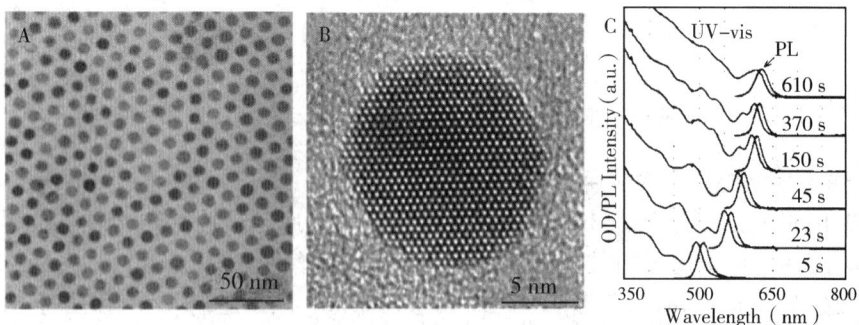

图 5 - 13　CdSe 量子点典型的低分辨（A）和高分辨（B）的透射电镜照片，
（C）不同尺寸的 CdSe 量子点的吸收和发射光谱

（一）荧光量子点的制备策略（Synthetic Strategies of Fluorescent Quantum Dots）

荧光量子点一般是由成百上千个第ⅡB副族和第ⅥA主族元素原子（如CdSe和CdTe）或是第ⅢA主族和第ⅥA主族元素原子（如InP和InAs）等构成。量子点的合成策略主要包括物理法、化学法或生物法三大类。其中，化学法比较适于大规模的合成制备，受到较多的关注。对于化学法而言，一般又可以分为两大类：一类是在水相（Aqueous Solution）中合成；另一类是在有机相中合成。量子点的水相合成主要是通过在水溶液中加入稳定剂如硫化甘油、柠檬酸、聚磷酸盐和巯基丙酸等制得。水相合成法操作简单、成本低、毒性小，但存在荧光产率相对较低、尺寸分布较广等缺点。当前，性能优异的荧光量子点主要是在有机溶剂中高温条件下制备的。这些有机溶剂通常带有长链的烷基（如氧化三辛基膦、十八烯、油胺和十二硫醇等），具有较高的沸点。并且，这些有机溶剂不仅仅作为反应介质，它们碳链末端的氮原子或氧原子可以与量子点表面配位未饱和的金属原子相互作用。进而在量子点表面形成一单层的有机配体分子保护层，其憎水性的长碳链向外伸展，阻止粒子聚集成大的固体颗粒，也导致了该类量子点的脂溶性。量子点胶体溶液形成主要得益于其纳米尺度的极小尺寸和表面配体的稳定作用（可能包括电荷之间的相互作用，以及量子点表面配体和溶剂间弱的范德华力等）。

（二）荧光量子点的光学特性（Optical Properties of Fluorescent Quantum Dots）

当前，量子点已成为材料学领域的热点材料，其主要原因在于它们具有优异的光学或荧光性质。这些性质主要取决于它（半导体）的量子点限域效应（或量子尺寸效应）。量子点的发光性质是由于电子、空穴以及它们周围环境的相互作用而引起的。当激发能级超过带隙时，量子点就会吸收光子，使价带内电子跃迁到导带。量子点的紫外可见光谱中有很多能级态，第一个看得见的峰称为量子点限制峰，是由最低能级态激发所产生；其他电子状态存在于更高能级水平。因此，单一波长的光可同时激发多种颜色的量子点。导带属于激发态，跃迁到导带内的电子不稳定，可以再通过跃迁的方式（或热弛豫的方式）回到价带（基态），在此去激发的过程中发射光子，即激子荧光信号。也可以落入半导体材料的电子陷阱中。当电子落入较深的电子陷阱中的时候，绝大部分电子以非辐射的方式去激发，只有极少数的电子以光子的形式释放，此光子信号为缺陷荧光（图5-14）。

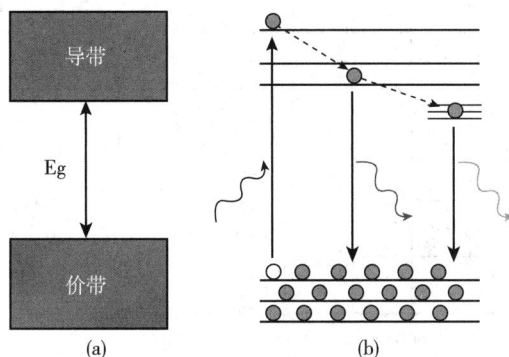

图5-14 荧光量子点发光示意图

（a）体相半导体；（b）量子点发光示意图

在生物学领域，量子点优异的荧光性质可提升荧光检测方法中的信噪比。与传统的有机荧光染料相比，量子点具有以下独特的光学特性。

1. 量子点的发射波长与它的粒径大小和化学组成有关

通过调节粒子的大小和母核化学组成，可以获得荧光发射波长从 400~2000nm 的量子点，荧光量子产率在室温下可以达到85%。如当 CdSe 量子点直径为 2nm 时，发射蓝光；当直径为 6nm 时，发射红光（图5-15）。不同尺寸大小的 CdSe 的荧光可涵盖整个可见光谱。调节量子点的化学组成也可以有效地改变其发射波长，如改变 Zn-Ag-In-Se 量子点的化学组分比例（Zn/Ag/In），可以使荧光峰在 660~800nm 范围内可调。

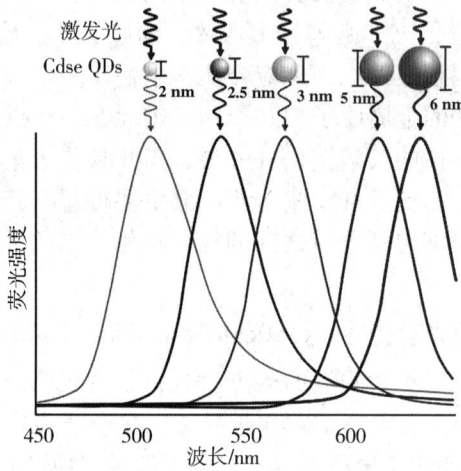

图5-15　CdSe 量子点的尺寸与荧光发射波长的关系

图5-16 给出了几种典型的量子点的尺寸和荧光峰位置的关系曲线。

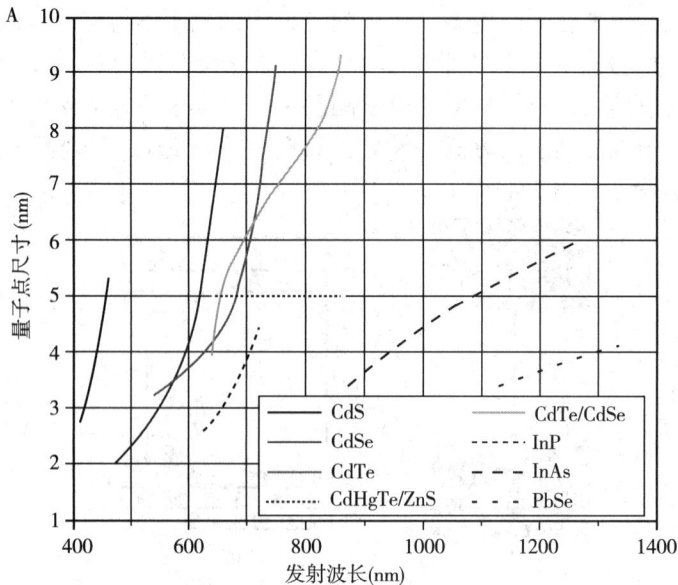

图5-16　几种典型的量子点的尺寸——荧光峰位置的关系曲线

2. 量子点的吸收光谱分布较宽，而发射光谱窄且呈对称分布

不同尺寸的量子点可以被同一波长的光激发并发出不同颜色的光，实现一元激发，多元发射。例如，CdSe 量子点的吸收光谱分布宽，而发射峰的半峰宽可以控制在 27 ~ 40nm，使得不同尺寸的 CdSe 量子点可以被同一波长的光同时激发，并且避免各自的发射光谱相互重叠（图 5 - 17）。这样就能同时使用具有不同发射波长的量子点来进行生物标记。而对传统的有机荧光染料分子来说，每种有机荧光染料分子都需要自己相应的激发光源，具有相同激发波长和不同发射波长的有机荧光探针不多。且激发光谱窄，发射光谱宽，不同颜色荧光分子的光谱容易相互重叠，因而很难同时使用两种以上的荧光分子进行多色标记。

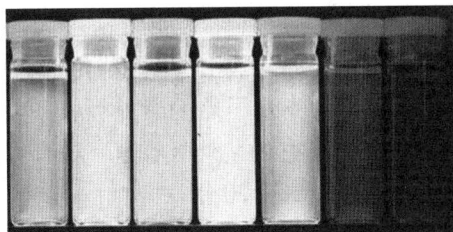

图 5 - 17　不同尺寸的 CdSe 量子点同时被 365nm 紫外光激发

疾病往往牵涉一系列的基因和蛋白质，用不同颜色的荧光探针标记分子并进行跟踪，可以让科学工作者理解和区别复杂的人类疾病。因此用不同颜色的荧光量子点来同时检测几个不同的目标分子，对于生物检测来说是非常有价值。多维成像技术，如核磁共振成像技术（MRI）、正电子发射成像技术（PET）、X 射线成像技术等对设备的要求非常高；而相对简便的荧光成像技术不仅可以提供荧光强度和波长的信息，而且可以进行多波长同时成像（彩色成像）。从这个技术讲，荧光量子点显得特别有优势。

3. 量子点具有良好的光化学稳定性

其抗光漂白性（Anti Photo - bleaching）比有机染料和荧光蛋白更强。有机染料荧光分子的激发周期和发射周期一般只有几分钟，而量子点通常可持续几个小时，如用 ZnS 包被的 CdSe 量子点与 FITC 分别标记细胞的不同部位并持续激发，可以发现量子点的抗光漂白性明显优于 FITC（图 5 - 18）。

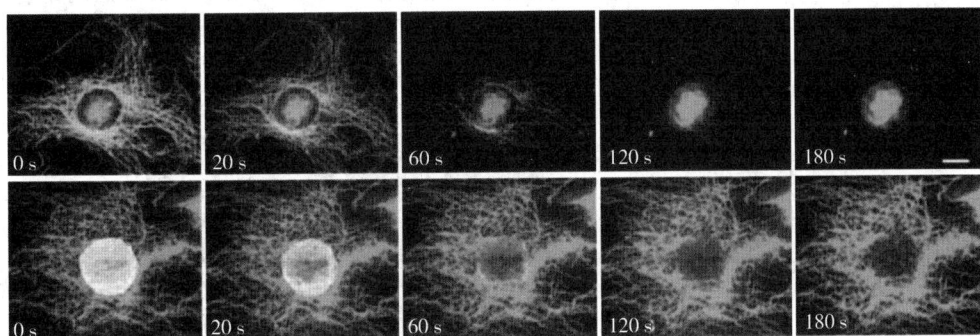

图 5 - 18　ZnS 包被的 CdSe 量子点（红色）与 FITC（绿色）的光稳定性对比

4. 荧光量子点的激发态寿命长

通过时间分辨成像技术（Time Resolved Imaging Technology）可以将量子点发射的荧光很方便地从背景荧光中区别出来。

5. 荧光量子点具有大的斯托克斯（Stokes）位移

Stokes 位移是指荧光光谱较相应的吸收光谱的红移，较大的 Stokes 位移有利于提高体内生物分子成像的检测灵敏度。这是因为体内成像过程中往往会有很强的背景荧光，干扰正常的检测过程，而量子点这一光学特性可以使它的发射荧光和背景荧光通过基于波长检测技术区别开来。

6. 荧光量子点具有非常大的摩尔吸收系数

荧光物质的激发态（Excited State）寿命决定了它的荧光发射速率，量子点的激发态寿命较长（$20 \sim 50ns$），它的荧光发射速率约为传统有机染料的 $1/10 \sim 1/5$。实际上，荧光成像技术通常是在受限激发的条件下操作的，这样的话，荧光发射强度主要取决于荧光物质对激发光的吸收。因为荧光量子点的紫外吸收系数大约是有机染料的 $10 \sim 50$ 倍，因而导致在同样的激发条件下它的紫外吸收速率是有机染料的 $10 \sim 50$ 倍，因此它的荧光发射强度能达到有机染料的 $10 \sim 20$ 倍。

（三）荧光量子点在生物医学中的应用（Application of Quantum Dots Fluorescent Labeling Probe in Biomedical Area）

量子点作为一类新型分子成像试剂已被广泛用于生物成像。在生命科学的其他领域，量子点荧光探针还被用于免疫荧光分析。有些量子点是通过有机相合成的，其表面具有一层有机疏水分子，为了使量子点在生物体内进行应用，需要在憎水的量子点的外围引入一层两性的高聚物的外壳，其憎水链与量子点表面的疏水链发生的疏水作用（或直接与量子点表面发生配位），而亲水部分则裸露在外面，使量子点具有水溶性。为了提高对生物目标的识别能力，通常把两性高聚物包裹的量子点与具有生物特异识别能力的配体相连，如单克隆抗体、多肽、寡核苷酸等。

1. 量子点荧光探针用于细胞成像

提到量子点的生物学应用，最先想到的是对细胞进行成像。量子点标记得到的图像具有更好的对比度和清晰度，能在很大层次上代替有机染料，1998 年，Nie 等用巯基乙酸修饰 CdSe/ZnS，并将其与转铁蛋白偶联，使量子点可以进入 HeLa 细胞内部，而未做偶联处理的量子点不能进入细胞内，首次实现了量子点的离体活细胞实验，奠定了量子点在生物医学领域应用的基础（图 5-19）。

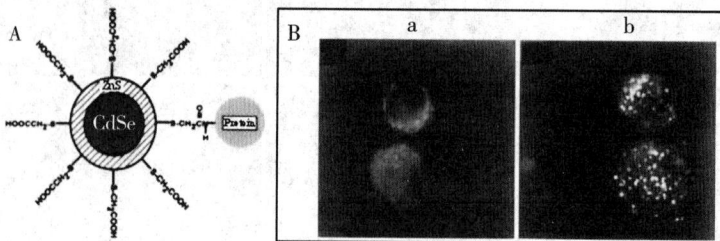

图 5-19　量子点结构示意图

(A) 和细胞成像 (B)［(a) 未连接处理的量子点；(b) 连接处理的量子点］

2. 量子点荧光探针用于体内成像

偶联靶分子的量子点可以用于疾病靶向诊断以及生物靶向药物示踪，良好的光稳定性使其能用于体内长时间观察，并进行病理切除指导。功能化量子点为生物活体成像研究提供了高分辨率、快速、高灵敏度的动态成像结果。

3. 量子点荧光探针用于荧光免疫分析

在传统的标记免疫分析技术中，放射免疫分析（RIA）存在污染，酶免疫分析（EIA）灵敏度较低，发光免疫分析（LIA）和荧光免疫分析（FIA）发光时间短，容易淬灭。量子点以其优良的光电性能受到了科学家的重视，并将其作为荧光探针运用在荧光免疫分析中。

1998 年，Nie 等发现在牛血清蛋白中，多克隆抗体能识别量子点标记的免疫球蛋白，使量子点聚集在一起；而没有这种抗体，QDs – IgG 则均匀分散于 BSA 中，证明用量子点标记的免疫球蛋白分子能识别专一的抗原和抗体，为以后的量子点在荧光免疫分析中的研究奠定了基础。Kerman 等将亲和素化的 QDs 与生物素化的单克隆抗体偶联制成探针，利用双抗夹心免疫分析法成功地对人血清标本中的总前列腺素特异抗原进行了检测。

4. 量子点荧光探针在 FRET 研究中的应用

传统有机荧光染料吸收光谱窄，发射光谱常伴有拖尾，影响了供体发射光谱与受体吸收光谱的重叠程度，而且造成供体、受体发射光谱之间的相互干扰。荧光量子点克服了这些不足之处：第一，它的发射光谱窄，减少了供体与受体发射光谱的重叠，避免了相互间的干扰；第二，由于量子点具有较宽的光谱激发范围，当它作为能量供体时，可以更自由地选择激发波长以最大限度地避免对 FRET 受体的直接激发；第三，通过改变量子点的组成或尺寸，可以调节其发射波长，保证了供体发射波长与受体吸收波长的良好重叠，增加了共振能量转移效率。

图 5 – 20 展示了根据核酸碱基配对原则和荧光共振能量转移原理而设计的发夹型荧光探针，该分子信标的环由 25 个碱基构成。当无靶 DNA 分子存在时，分子信标呈茎 – 环结构，茎部的 QDs 与 DABCYL 距离较近，发生 FRET，QDs 荧光淬灭；当互补靶 DNA 分子存在时，由于环 DNA 分子序列与靶 DNA 分子序列特异性结合，导致 QDs 与 DABCYL 分开，无 FRET 发生，QDs 的荧光强度增加。

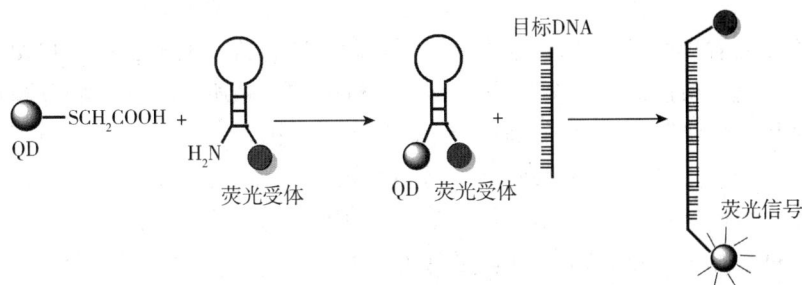

图 5 – 20 基于 FRET 检测 DNA 的原理示意图

（四）量子点荧光探针的毒性（The Toxicity of Quantum Dots）

随着量子点合成技术的不断改进，量子点有望成为最具潜力的荧光标记物之一，但是由于量子点本身含有镉、铅等有毒重金属成分，现在尚未推广到临床及实际生活中。在细胞层面，一方面，在量子点与细胞的作用过程中，它们给细胞膜造成极小的微孔，这可能改变细胞内外的离子浓度差以及细胞内部起保护细胞完整性和正常运作功能的大分子浓度；另一方面，微环境中酸碱度变化也会诱导量子点的变质，向环境释放重金属离子，导致细胞发炎甚至死亡。而在生物机体层面，当量子点进入机体后，通过光解或生物降解释放出内核的重金属离子 Cd^{2+}、Se^{2+} 等，沉积在动物体的肝脏和肾脏中，严重损伤肝、肾等器官的功能，导致对机体细胞或组织的损伤。为了避免或尽量减小量子点毒性，最直接方法是在量子点表面涂覆一层无毒或低毒的有机分子、无机分子或聚合物来屏蔽毒性。另外一种方法就是创造一种不包含毒性成分的量子点体系，如 $I-III-VI_2$ 和 $III-V$ 型量子点。

（五）前景展望（Prospects）

量子点的出现给生命科学众多领域的研究带来了新的契机，在细胞荧光标记、组织光学成像、细胞内微粒示踪、动植物活体定位成像、基因组学研究、生物芯片的制备等生命科学研究中发挥着越来越重要的作用。由于量子点表面修饰有大量的扩展空间，科学家正致力于研究用不同的共聚物包裹量子点使之多功能化，可以与多种药物分子结合；这不但可以追踪药物分子的动力学过程，而且可以实时的监测和治疗病理组织，还可能成为药物海量筛选的有力工具，有望为研究体内药物作用机制提供有效的实验方法。随着纳米、生物、材料和检测技术的不断发展，以及对量子点合成与应用研究的不断深入，有望在未来合成出生物相容性好、性能稳定、低耗能、低毒性、特异性强的多功能量子点，广泛地应用于各个学科领域，这对于疾病诊断、病理组织检测、药物筛选等生物和医学研究有重要的现实意义。

第三节　流式细胞分析技术
Section 3　Flow Cytometry

近年来，随着单克隆抗体的应用及流式细胞分析（Flow Cytometry，FCM）的快速发展，流式细胞分析已成为许多疾病诊断和分析的重要依据。流式细胞分析即流式细胞术，是利用流式细胞仪对处于快速直线流动状态中被荧光染料染色的单列细胞或生物颗粒进行逐个、多参数、快速地定性、定量分析或分选的技术。它凝结众多不同学术背景、不同科研领域科学家的心血。从流式细胞术的发明、发展直到今天在各个领域应用的拓展，每一步都是流体力学、激光技术、电子工程学、分子免疫学、细胞荧光化学和计算机等学科知识综合运用的结晶。现代流式细胞术可结合单克隆抗体技术、定量细胞化学技术和定量荧光细胞化学，在生物学、临床医学、药物学、材料学等众多研究领域中的应用有更加突飞猛进的发展。流式细胞术的发展史也就是各个相关学科发展史的缩影。

一、流式细胞术的发展历史（Development History of FCM）

最早的流式细胞仪雏形诞生于 1934 年，Moldavan 提出使悬浮的单个血红细胞流过玻璃毛细管，在亮视野下用显微镜进行计数，并用光电记录装置测量的设想；1936 年，Caspersson 等引入显微光度术；1940 年，Coons 提出用结合荧光素的抗体去标记细胞内的特定蛋白；1947 年，Guclcer 运用层流和湍流原理研制烟雾微粒计数器；1949 年，Coulter 提出在悬液中计数粒子的方法并获得专利；1950 年，Caspersson 用显微分光光度计在紫外（UV）和可见光光谱区检测细胞，这为现代流式细胞仪中的液流技术奠定了技术；1953 年，Croslannd－Taylor 应用分层鞘流原理，成功地设计红细胞光学自动计数器；1953 年，Parker 和 Hutcheon 提出的全血细胞计数器装置成为了最早的流式细胞仪；1954 年，Beirne 和 Hutchcon 发明光电粒子计数器；1959 年，B 型 Coulter 计数器问世；1965 年，Kamemtsky 等提出了用分光光度计定量细胞成分以及结合测量值对细胞进行分类的设想；1967 年，Kamemtsky 和 Melamed 在 Moldaven 的方法基础上提出细胞分选的方法；1968 年 Fulwyler 等成功试制出第一台流式细胞仪；1969 年，Van Dilla Fulwyler 及其同事们在 LosALmos，NM（即现在的 National Flow Cytometry Resource Labs）发明第一台荧光检测细胞计；1972 年，Herzenberg 对细胞分选器进行了改进，能够检测出经荧光标记抗体染色的细胞的较弱荧光信号；1975 年，Kochler 和 Milstein 提出单克隆抗体技术，为细胞研究中大量的特异性免疫试剂的应用奠定基础。现今随着光电技术的进一步发展，流式细胞仪已开始向模块化发展，即它的光学系统、检测器单元和电子系统都可以按照实验要求随意更换。随着流式细胞术技术的日臻完善，它成为分析细胞学领域中无可替代的重要工具。

二、流式细胞仪的工作原理（Working Principle of FCM）

流式细胞仪主要由 4 部分组成：液流系统、光学系统（图 5－21）、电子系统、计算机和分析系统，其中液流系统中的流动室是仪器的核心部件。这四大系统共同完成了信号的产生、转换和传输任务。它只能检测悬浮的单细胞或微粒的信号。

待测细胞或微粒进行荧光染色后制成悬液标本，在压力作用下，鞘液管中的鞘液被持续不断地压入流动室，形成一股稳定连续的液流，保证了样本液稳定地处于鞘液流的轴线上，并以单个细胞形式直线通过光源照射区。流式细胞仪通常以激光作为激发光源，经过聚焦整形后的光束垂直照射在样品流上，被荧光染色的细胞在激光束的照射下产生散射光和激发荧光。这两种信号同时被前向和 90°方向的光电倍增管（PMT）接收。光散射信号在前向小角度进行检测，称为前向散射（forward－scatter，FSC），可反映细胞相对大小及其表面积信息；90°散射光又称侧向散射（side scatter，SSC），是指与激光束液流平面垂直的散射光，可反映细胞粒度及细胞内相对复杂性信息。荧光信号的接收方向与激光束垂直，经过一系列双色性反射镜和带通滤光片的分离，形成多个不同波长的荧光信号。这些荧光信号的强度代表所测细胞膜表面抗原的强度或其细胞内、核内物质的浓度，经光电倍增管接收后可转换为电信号，再通过模/数转换器（Analogue／Data Converter），将连续的电信号转换为可被计算机识别的数字信号。计算机采集所测量到的各种信号并进行计算处理，将分析结果显示在计算机屏幕上，也可以打印出来，还可以数据文件的形式存储在硬盘上，以备日后的查询或进一步分析。

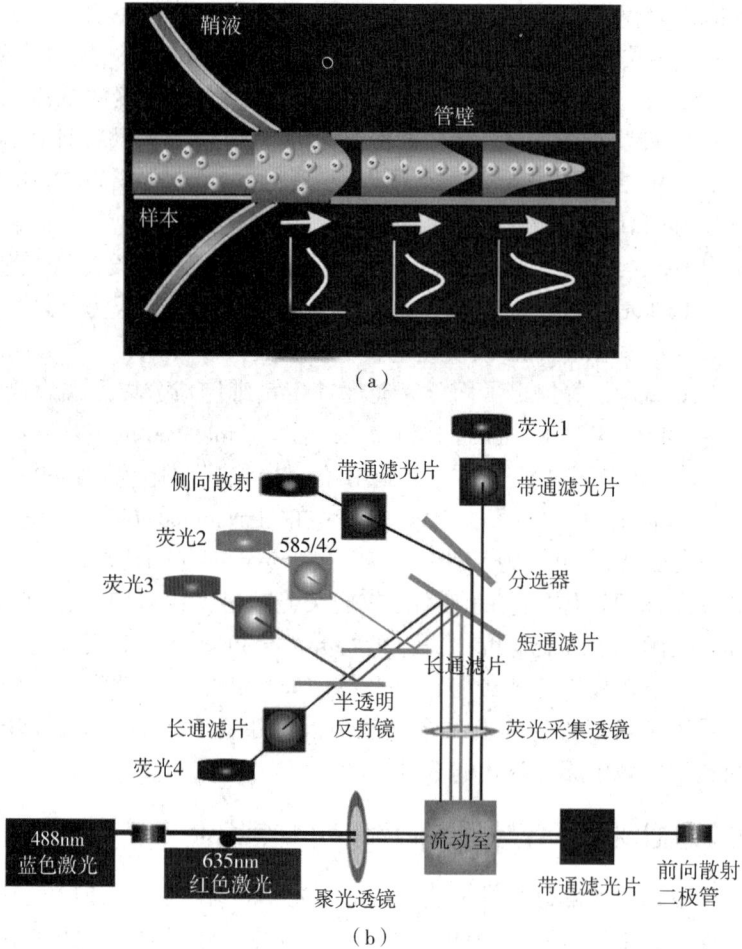

（a）

（b）

图 5 - 21　流动室放大图（a）和流式细胞仪工作原理图（b）

1. 细胞分选功能

流式细胞仪还可对目的细胞进行分选提取，它通过分选器分离含有单细胞的液滴而实现（图 5 - 22a）。当经荧光染色或标记的单细胞悬液放入样品管中，被高压压入流动室内，流动室内充满鞘液，在鞘液的包裹和推动下，细胞被排成单列，以一定速度从流动室喷口喷出。在流动室的喷口上配有一个超高频的压电晶体，充电后振动，使喷出的液流断裂为均匀的液滴，待测细胞就分散在这些液滴之中。将这些液滴充以正、负不同的电荷，当液滴流经过带有几千伏的偏转板时，在高压电场的作用下偏转，落入各自的收集容器中，没有充电的液滴落入中间的废液容器，从而实现细胞的分离。静电高压值一般是固定的，调节充电脉冲幅度，改变液滴荷电多少，可改变充电液滴的偏转角和偏转距离。使用不同孔径的喷孔及改变液流速度，也可能会改变分选效果。流式细胞仪经不断改进后，分选速度从以往的 5000 个/s 提高到了现在的 25000 个/s。图 5 - 22b 是淋巴细胞、单核细胞及中性粒细胞分选的结果图，X 坐标为目的细胞一参数相对含量，Y 坐标为目的细胞另一参数的含量，可以将三种细胞分开。

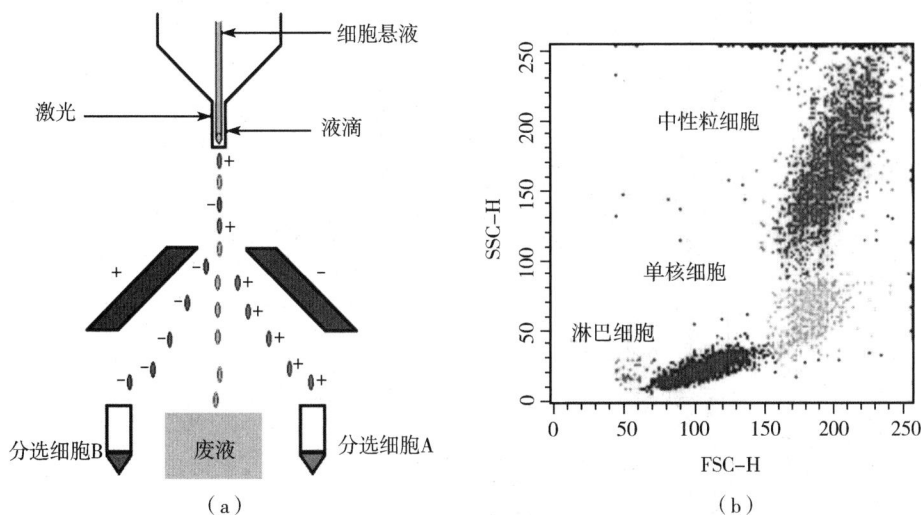

图 5－22　流式细胞仪分选原理示意图（a）和淋巴细胞、单核细胞、中性粒
三种细胞的 FCM 分选结果（b）

2. 定量分析功能

定量流式细胞分析（Quantitative Flow Cytometry，QFCM）是指用流式细胞术对细胞或微粒上标记荧光分子的定量分析，从而对细胞的生物分子进行精确测量。如每个分子表达的平均分子数、抗原数等。定量流式细胞分析不同于以往的相对荧光强度或阳性细胞百分率测量，它更为准确、灵敏。如在获得性免疫缺陷综合征和"非典"的研究与治疗中，对外周血中的 CD^{4+} T 淋巴细胞进行绝对记数，来反映病情进展及监测疗效。

3. 流式细胞仪的数据显示

流式细胞仪检测数据的显示视测量参数的不同而有多种形式可供选择（图 5－23），包括直方图、散点图、密度图及三维图形。

4. 直方图

单参数数据以直方图的形式表达，它是使用最多的图形显示形式，既可用于定性分析，又可用于定量分析。单参数直方图是由 X、Y 二方向组成的二维平面图，其 X 轴为测量的散射光或荧光的强度（可以是线性轴，也可以选择对数轴），纵轴为相对细胞数。在直方图中，每个峰表示某些性质相同的一群细胞。若用"标尺"把各峰分开区间，即可统计分析出各区间中具有相同性质细胞的多少，占总收获细胞的百分比，以及散射光或荧光强度的峰值、平均值等结果。一般来说，流式细胞仪坐标轴的分辨率有 256 或 1024 通道数，这视其模/数转换器分辨率而定。

5. 散点图

直方图只能表明一个参数与细胞数量之间的关系，不能显示两个独立参数与细胞的关系，当需要研究两个或多个测量参数之间的关系时，可采用散点图和密度图。二维散点图横坐标和纵坐标分别为与细胞有关的两个独立参数，平面上每一个点表示同时具有相应坐标值的细胞存在。在散点图上，细胞密度大的地方，点的密度大；细胞

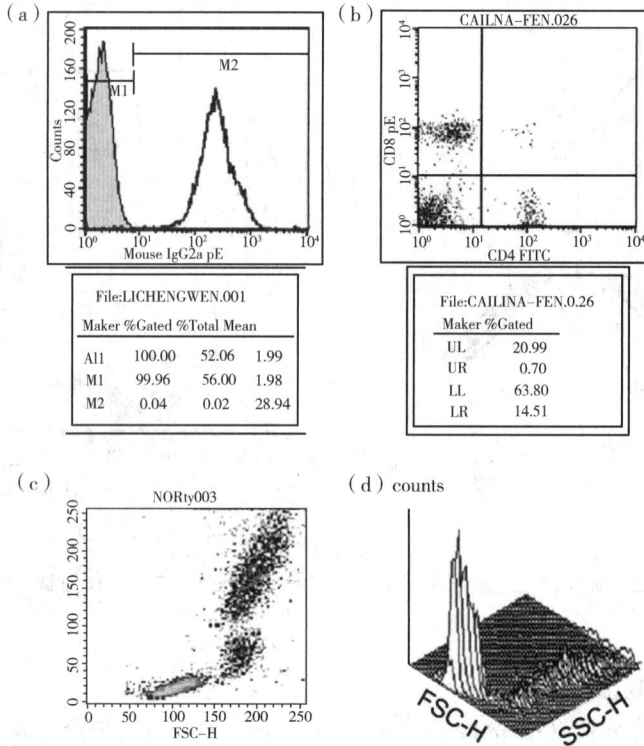

图 5 – 23　流式细胞术常见图形
(a) 直方图；(b) 散点图；(c) 密度图；(d) 三维图

密度小的地方，点的密度小。而在密度图中，点的颜色代表细胞出现的频率。根据细胞性质的不同，在散点图与密度图上可以出现多群细胞，这些群体称为"亚群"。此外，还有等高线图、三维图等数据显示的方法。

　　流式细胞术发展趋势可归纳为：①流式细胞仪从单纯大型仪器发展为适应各种实际应用的便携式、台式、高分辨率、高质量分选的研究型流式细胞仪；②对流式细胞术检测荧光参数，从采用荧光单色、双色分析发展为多色分析，目前最多可同时检测15 种荧光信号；③从检测参数的相对定量发展为绝对定量；④从检测参数的手动人工分析发展为利用计算机软件的自动分析（Automatic Analysis）；⑤所采用的荧光试剂，从非配套试剂发展为配套的试剂盒试剂。而这一切，就要求流式细胞仪使用者和科研人员，一定要不断地有意识地学习上述各门学科知识，只有这样才能更好地将流式细胞术应用到生物医学的临床实践和基础科学研究工作中去。

三、流式细胞术在生物医学中的应用（Application of FCM in Biomdeical Engineering）

（一）流式细胞术在细胞周期研究中的应用（Application of FCM in Cell Period）

　　在生物细胞核中，DNA 含量并非恒定，随细胞增殖周期时相不同而发生变化，利用流式细胞术可测定细胞周期各时相细胞的百分比。通过测定细胞群体的 DNA 含量，得出 DNA 含量分布曲线（图 5-24）。当 DNA 被荧光染料着色后在流式细胞仪上进行分析，会观察到一个"窄"峰。从 DNA 含量直方图上可清楚地分辨出 G_0/G_1 期、S 期及 G_2/M 期 3 个细胞群体，从而将细胞周期在流式细胞仪的 DNA 含量直方图上分为 3 个部分，即 G_0/G_1 期、S 期、G_2/M 期。

用流式细胞术还可进行多参数分析，即同时测定一个细胞的多种性质。如散射光和荧光，或多种不同颜色的荧光。例如细胞经吖啶橙染色后，DNA 发绿色荧光，RNA 发红色荧光。测定这两种荧光就能同时得知一个细胞内的 DNA 和 RNA 含量，测定结果可用二维散点图或三维立体图表示。用这种方法可根据 DNA 和 RNA 含量而鉴别出 G_0 与 G_1 期、M 期和 G_2 期细胞。此外，流式细胞术还可测定细胞群体同步化的程度和所处的时期，鉴别死细胞和活细胞，利用荧光标记配体，还可定量测定细胞表面和内部的受体等。

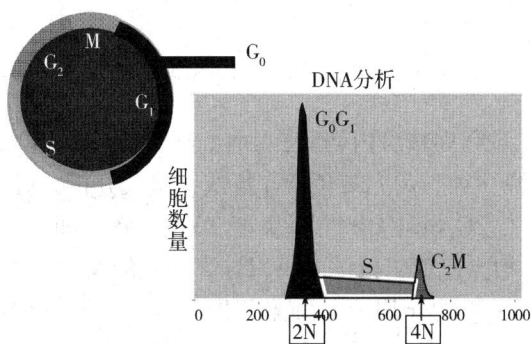

图 5-24 利用流式细胞仪检测细胞内 DNA 含量的直方图

（二）流式细胞术在细胞凋亡中的应用（Application of FCM in Apoptosis）

生物体内环境的稳定，不仅依赖细胞的增殖和分化，也依赖于细胞的凋亡。细胞凋亡一般分为早期凋亡，晚期凋亡和坏死。随着流式细胞术检测技术的发展以及越来越多的荧光探针、检测试剂盒的出现，应用流式细胞仪进行凋亡细胞的检测成为细胞凋亡研究中的新手段。最常用 Annexin V/PI 双染色法来检测细胞凋亡。在正常细胞中，磷脂酰丝氨酸（PS）只分布在细胞膜脂质双分子层的内侧。在细胞发生凋亡时，细胞膜上的磷脂双分子层的不对称性遭到破坏而使 PS 暴露在细胞膜外。Annexin V 具有易于结合到磷脂类如 PS 的特性，对 PS 有高度的亲和性。故可通过细胞外侧暴露的磷脂酰丝氨酸与凋亡早期细胞的胞膜结合。用荧光素（EGFP、FITC）标记 Annexin V，将其作为荧光探针，利用流式细胞仪可检测细胞早期凋亡的发生。碘化丙啶（Propidium Iodide，PI）是一种核酸染料，能够透过细胞膜而使细胞核染红，可检测凋亡晚期的细胞和坏死细胞，但无法检测早期凋亡细胞。因此将 Annexin V 与 PI 匹配使用，就可以将处于不同凋亡时期的细胞区分开来。

凋亡细胞对所有用于细胞活性鉴定的染料如 PI 有抗染性，坏死细胞则不能。细胞膜有损伤的细胞的 DNA 可被 PI 着染产生红色荧光，而细胞膜保持完好的细胞则不会有红色荧光产生。因此，在细胞凋亡的早期 PI 不会着染而没有红色荧光信号。正常活细胞与此相似。在双变量流式细胞仪的散点图上（图 5-25），左下象限显示正常活细胞，为（FITC－/PI－）；左上象限显示为坏死细胞，为（FITC－/PI＋）；右上象限是非活细胞，即晚期凋亡细胞，为（FITC＋/PI＋）；而右下象限为早期凋亡细胞，显现（FITC＋/PI－）。

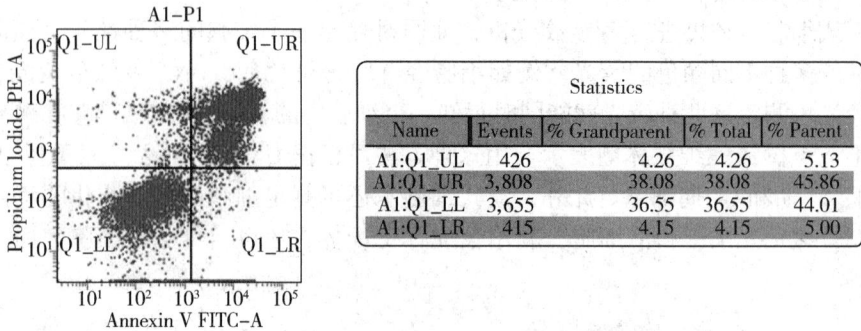

Statistics				
Name	Events	% Grandparent	% Total	% Parent
A1:Q1_UL	426	4.26	4.26	5.13
A1:Q1_UR	3,808	38.08	38.08	45.86
A1:Q1_LL	3,655	36.55	36.55	44.01
A1:Q1_LR	415	4.15	4.15	5.00

图 5 - 25　Annexin V/PI 双染色检测细胞凋亡结果示意图

另外，在细胞凋亡过程中核酸内切酶在 DNA 分子核小体间降解，导致小分子 DNA 漏出，核 DNA 含量下降，细胞荧光染色后作流式细胞仪分析，可以发现在 DNA 直方图上正常二倍体细胞的 G_0/G_1 峰前出现一个亚二倍体峰，即凋亡峰（apoptotic peak, AP），代表凋亡细胞。根据此亚二倍体峰可以计算细胞的凋亡指数。此外，细胞生活状态下，在钠－钾泵、钙泵等的作用下，细胞膜内外维持着不同的离子浓度，形成细胞膜电位。细胞凋亡时线粒体膜电位下降，这是参与细胞凋亡的一个重要组成部分。FCM 可以检测亲脂性离子荧光染料在细胞膜内外的分布，来测量膜电位的高低，以此来评价细胞的活力。常采用罗丹明 123 荧光染料来进行检测凋亡过程中线粒体膜电位的变化。

（三）流式细胞术在肿瘤细胞检测中的应用（Application of FCM in Detection of Tumor Cells）

FCM 可以协助肿瘤的早期诊断，人体正常组织癌变要经过一个由量变到质变的漫长过程，而癌前细胞即处于量变过程中向癌细胞转化阶段。人体正常的体细胞均具有比较稳定的 DNA 二倍体含量。当人体发生癌变或具有恶性潜能的癌前病变时，在其发生、发展过程中可伴随细胞 DNA 含量的异常改变，FCM 可精确定量肿瘤细胞 DNA 含量的改变，作为诊断癌前病变发展至癌变中的一个有价值的标志，有助于癌变的早期诊断。癌前病变的癌变发生率与细胞不典型增生程度有密切关系，增生程度越重，癌变发生率越高。随着细胞不典型增生程度的加重，DNA 非整倍体出现率增高，这是癌变的一个重要标志。FCM 在通过荧光探针对细胞进行 DNA 含量测定及细胞周期分析，探测哪些处于正常细胞向癌细胞转化的量变阶段，哪些属于尚未达到质变的细胞。

经 DNA 特异性染料染色的细胞群体，激光照射后发出特异性荧光，在一定条件下，荧光强度与 DNA 含量成正比。DNA 含量高的荧光强，DNA 含量低的荧光弱，位于直方图的左侧（图 5 - 26）。正常骨髓细胞（图 5 - 26a）的 FCM 直方图有两个峰，一个主峰代表 G_1 和 G_0 期的细胞，这些细胞有正常的二倍体 DNA 含量；另一峰在离起点 2

倍于 G_0/G_1 峰的位置，代表 G_2 和 M 期的细胞，这些细胞刚完成 DNA 合成，因此其 DNA 含量也是 G_0/G_1 细胞的两倍。多发性骨髓瘤细胞（图 5-26b）中 S 期细胞含量增高，左侧红色峰代表的是 APC 探针染色的细胞数量，右侧黄色峰代表的是 PE 探针染色的细胞数量。FCM 测定 DNA 含量的目的是评价 S 期组分（S-Phase，SP），SP = ［S/ ($G_0 - G_1 + S + G_{5\_}M$)］*100%，总的 S 期组分为两中探针检测的 SP 之和。

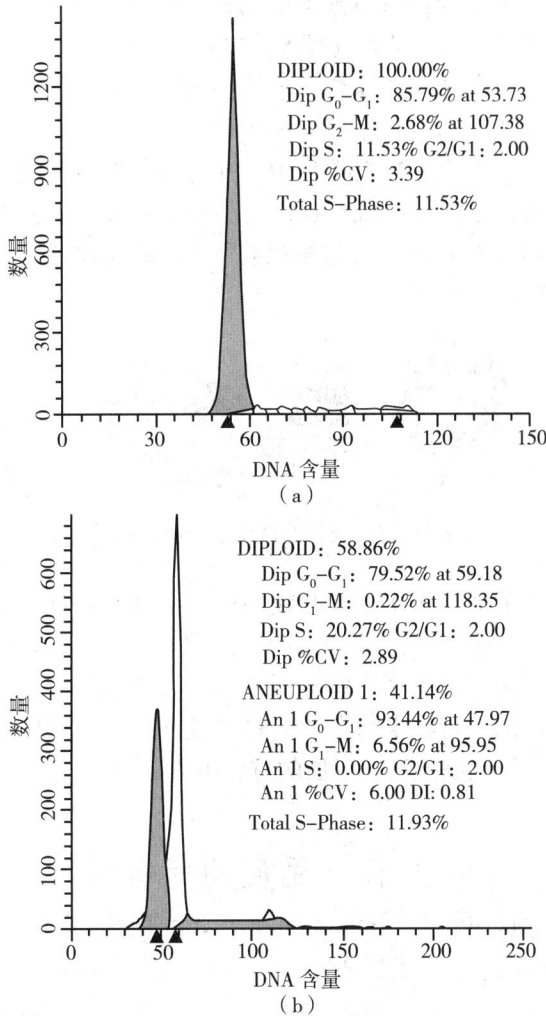

图 5-26 正常（a）与多发性骨髓瘤（b）的 FCM 分析

（四）利用流式细胞仪对编码微球的检测（Application of FCM in Detection of Coded Microsphere）

生物芯片技术是近年来随着人类基因组计划和蛋白质组计划的进展在生命科学领域中迅速发展起来的一项新技术，是一种以经过特殊编码、可识别的微球作为生物分子反应及信号检测载体的阵列分析技术，现已被大家所熟知。将生物芯片技术和 FCM 有机结合在一起，把不同生物探针（核酸、蛋白等）标记在各种有荧光的微球上，以荧光标记微球作为反应载体在液相系统中完成生物学反应，即为流式细胞术液相芯片技术。液相芯片技术的分析基础是多色聚苯乙烯微球基质，在微球基质上固定不同探针分子，在液相体系中悬浮一定数量的微球基质构成检测系统，为了区分不同的探针，每种用于标记探针的微球基质都带有独特的色彩编号，在制造微球基质过程中掺入两种不同颜色的荧光，两种颜色荧光的不同比例使得微球基质可达上百种。

分析过程中，不同编号的微球包被不同的探针分子，检测样品中的目的分子，目的分子在于带有荧光的报告分子结合（图5-27）。检测时检测系统将反应微球单个排列送入检测通道，每一个微球单独检测。该仪器同时发射红色和绿色两种激光，同时检测微球上的红色分类荧光和报告分子上绿色荧光强度。红色激光用于鉴别微球，即可知探针种类，绿色激光用于分析报告分子，并将结果通过光电倍增提转换成数值输出，系统对微球得到的信号值进行统计，确定检测物的种类和数量。每种微球具有特定的荧光光谱，可被特异性识别出来，可以将不同编码的微球标记不同的探针分子，混合在一个反应体系中。

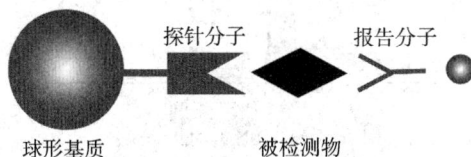

图5-27 液相芯片反应原理示意图

液相芯片技术整合了多种技术，具有较高的特异性与灵敏性，适用于已有的检测方案，节约人力、物力、时间等，特别适用于流行病调查、临床诊断。

总之，流式细胞术是一种在医学基础、临床及科学研究中具有广泛应用前景的细胞分析技术。随着流式细胞分析技术与方法的迅速发展，流式细胞术在临床的应用范围也不断拓展，并将成为推动临床医学发展的重要手段。

第四节　免疫酶标技术
Section 4　Immunoenzymatic Technology

一、免疫酶标技术简介（Introduction of Immunoenzymatic Technology）

免疫酶标技术（Immunoenzymatic Technology）是生物科学和医学科学在20世纪60年代开始研究的新技术。国外于1966年首先应用酶标记抗体进行细胞内抗原定位。直到1977年才利用碱性磷酸酶标记抗原-抗体建立了酶联免疫吸附试验测定方法。1976年应用辣根过氧化物酶标记技术测定旋毛虫抗体。

免疫酶标技术最初是作为免疫组织化学的一种新型染色方法，其原理和操作程序与荧光抗体技术相似，不同的是用酶代替荧光素作为标记物，并以底物被酶分解后的显色反应进行抗原或抗体的示踪。根据放射免疫测定的原理，发展和建立了各种酶免疫测定方法，可以定性或定量检测体液中的半抗原、抗原和抗体。免疫酶技术融汇了免疫荧光和放射免疫测定方法敏感性、特异性和精确性等优点，又弥补了二者的某些不足。

因此，虽然免疫酶标技术问世较晚，但发展十分迅速，各种检测方法日新月异，它已成为目前使用最多的一类免疫学实验技术，应用范围遍及医学和生物学科的各个领域。根据免疫酶标技术的实际应用目的，可分为免疫酶组织化学技术（Immunoenzymatic Histochemistry，IEH）和酶免疫测定（Enzyme Immunoassay，EIA）两大类。后者按照抗原抗体反应后，是否需要分离游离的与抗原或抗体结合酶标记物，又分为非均相酶免疫测定（Heterogeneous Enzyme Immunoassay）和均相酶免疫测定（Homogeneous Enzyme Immunoassay）两种类型。

二、免疫酶标技术的原理（Principle of Immunoenzymatic Technique）

免疫酶标技术是利用酶作用于底物的专一性和敏感性，加上抗原抗体反应的特异性，两者结合而形成的一门血清学技术。参加免疫酶反应的有五种成分两个系统。五种成分是抗原、抗体、酶、底物和供氢体；两个系统分别是反应系统和指示系统。抗原抗体是反应系统；酶，底物和供氢体是指示系统（图5－28）。酶是活体细胞产生的具有特异性好、催化功能强的蛋白质（如辣根过氧化物酶可专一的催化过氧化氢使其分解，它在五十万分之一甚至二十万分之一的浓度下就能发生作用）。通过化学方法在不破坏酶活性和免疫球蛋白免疫反应性的情况下，将酶标记（结合）在已知的抗体分子上形成酶标记抗体（即结合物），这种结合物能与相应的抗原或者与"抗原－第一抗体"结合，形成既有免疫活性又有酶活性的混合物。这种混合物加入酶的相应底物，在酶的作用下，底物发生水解，氧化或还原等反应形成有色产物，它是借酶标记抗原、抗体对酶相应的底物作用产生有色物质为标志来间接说明抗原抗体的反应情况。有色物质生成的量与被检抗原或抗体的量成正比，因此酶标记技术不但可以定性而且可以定量检测抗原或抗体。

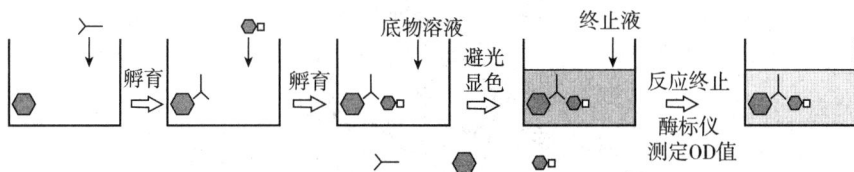

图5－28　免疫酶标技术实验流程

免疫酶标法的实验方法可分为直接法、间接法、PAP法等。

（1）直接法　直接法是将酶直接标记在一抗上，然后直接与相应的抗原特异性的结合。形成抗原－抗体－酶复合物，最后用底物显色剂显色。该方法要求，每种抗原必须分别用其抗体标记（图5－29）。

（2）间接法　间接法是将酶标记在二抗上，先将一抗与相应的抗原结合，形成抗原－抗体复合物，再用二抗（酶标抗体）与复合物中的特异抗体结合，形成抗原－抗体－酶标抗体复合物，然后用底物显色剂显色（图5－30）。该方法只需要一种酶标抗体即可，但是依靠化学连接形成的酶标抗体对酶和抗体的活性有影响。

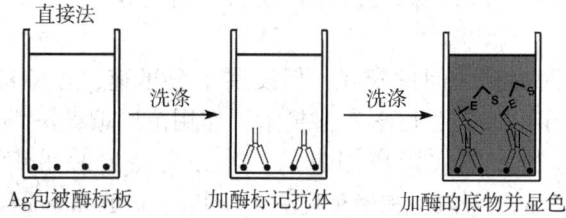

图 5 - 29　免疫酶标技术实验直接法流程（Ag：抗原，酶标抗体与抗原反应）

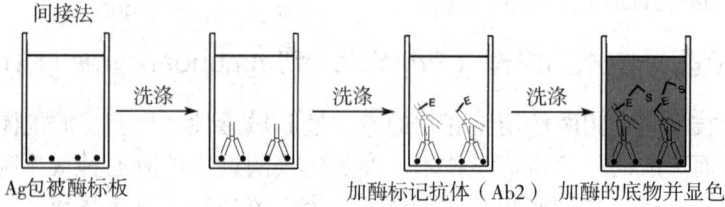

图 5 - 30　免疫酶标技术实验间接法流程（Ag：抗原，Ab：抗体，
酶标抗体与已形成的抗原 - 抗体复合物反应）

（3）过氧化物酶 - 抗过氧化物酶抗体复合法　过氧化物酶 - 抗过氧化物酶抗体复合法是将用化学交联法把酶与抗体分子结合的技术改进为用酶和酶抗体免疫反应而结合的方法，避免了由于化学反应过程中对酶活性和抗体效价的不良影响。基本原理是用酶免疫动物，制备高效价、特异性强的抗酶抗体，将酶和抗酶抗体制成复合物（PAP），然后用第二抗体作桥，将复合物和特异性的第一抗体（即连结在组织抗原上的抗体）连接起来，经过酶催化底物的显色反应后，显示出抗原所在的部位及含量（图 5 - 31）。

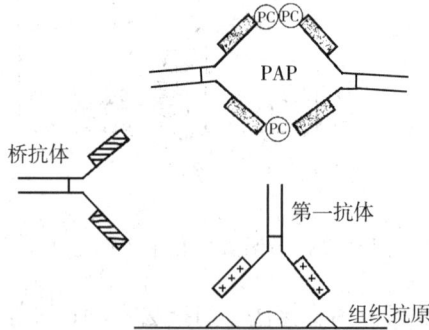

图 5 - 31　免疫酶标技术实验过氧化物酶 - 抗过氧化物酶抗体复合法示意图

因为 PAP 是由 3 个过氧化物酶分子和 2 个抗酶抗体分子结合形成的一个环形分子，排列呈五角形结构，3 个角为辣根过氧化酶（HRP），另 2 个角为抗 HRP 抗体，直径约为 20.5nm，这种结构异常稳定，冲洗时酶分子不会脱落，从而大大提高了实验过程的敏感性。

三、免疫酶标技术在生物医学中的应用（Application of Immunoenzymatic Technique in Biomedical Engineering）

酶标抗体可使很多抗体活性丢失，而过氧化物酶－抗过氧化物酶抗体复合法则可避免，因而有较高的敏感性，而且非特异性染色少。故而，可以利用过氧化物酶－抗过氧化物酶抗体复合法检查出其他方法检出阈值以下的微量抗原。例如一些甲醛固定石蜡包埋组织中的抗原，虽然大部分已失去抗原性，有时仍可用过氧化物酶－抗过氧化物酶抗体复合法检查出来。使各种组织切片、细胞涂片的免疫组织化学和免疫印迹显色。可检查一些肿瘤细胞的特异抗原、相关抗原以及这些抗原的增减和分布，有助于确定肿瘤细胞的组织来源、分类以及分化程度。

免疫酶标法可以研究细胞在不同生理条件下相关蛋白的含量及分布，即利用免疫细胞化学法显示蛋白分布，以及用酶联免疫实验进行蛋白的定量。此外，还通过电镜下的免疫酶标实验进行蛋白定位，进而研究细胞中相关蛋白分布与取向。免疫酶标技术与电镜技术结合起来形成的免疫酶标电镜技术，也已成为一种灵敏度较高的检测方法，在植物体内病毒检测过程中得到了广泛应用。

第五节　分子间相互作用力测量技术
Section 5　Intermolecular Force Measurement Technique

一、分子间相互作用力测量的意义（Significance of Intermolecular Force Measurement）

在生物学中，分子间相互作用是形成高度专一性识别、反应、调控、运输等过程的基础。诸如底物与受体蛋白的结合识别、酶反应、分子信息的读出、免疫学的抗体－抗原结合、DNA结合蛋白的基因表达的调控、基因编码的翻译和转录、病毒进入细胞及细胞识别等。这些过程在化学体系、环境体系中也广泛存在，涉及金属离子－配体、酸－碱、细菌－药物、污染物等诸多方面。只要研究的内容涉及两个或多个化学物种通过分子或局部间的弱相互作用力选择性结合或位点识别，均可看成此领域研究的范畴。故主客体相互作用研究的领域已经渗透到包括生命科学、环境科学、分子生物学、配位化学、超分子化学等前沿领域。相互作用的一方通常被称为受体（主体），另一方被称为配体（客体）。

相互作用研究则是获得受体与配体之间相互作用前后生物学的、化学的、物理化学的、分子生物学等性质的变化信息，从而对受体和配体之间的相互作用进行表征与测量。受体与配体之间相互作用的表达方式有多种，包括结合的配比、结合常数、结合位点、作用方式、自由能变等参数，其中表征相互作用强弱最重要的参数之一是结合常数。从广义上说，主客体的相互作用相当于各层次物质间各种力的相互关系，包括小分子之间、大分子之间、小分子与大分子及分子组装体之间的结合。其相互作用方式包括共价作用和非共价作用，其中非共价键力的弱相互作用力包括范德华力、亲

水 – 疏水相互作用、静电力和氢键等。

在药学和细胞生物学等研究领域中，测量分子间相互作用的强弱是一个非常重要的研究内容，可对分子成药性和药效进行预测，帮助我们了解生物学过程和分子识别过程，驱动药物先导物的发现。通过研究药物和各相关蛋白的结合，可帮助我们选择最优的候选药物，优化药物的安全性、有效性以及药物剂型和制造工艺。因此，分子间相互作用研究在新药筛选、药物毒性评价、药理学和药效学等研究中有广泛应用。另外，分子间相互作用在一定程度上影响到生物大分子的生理作用，是各种生理活动得以正常进行和生理功能得以正常发挥的基础。因此，复杂体系的相互作用研究将会在生命科学具有极其重要的价值，也是人类探索生命奥秘的一个着眼点，对揭示生命现象的本质具有深远意义。

分子间相互作用力检测可分为定性测量及定量测量。定性测量可以了解分子间相互作用的有无及强弱，而定量测量可以准确地测量分子之间的结合常数。

二、定性测量技术（Qualitative Measurement Technique）

（一）荧光共振能力转移（Fluorescence Resonance Energy Transfer）

荧光共振能量转移是指两个荧光发色基团在足够靠近时，当供体分子吸收一定频率的光子后被激发到更高的电子能态，在该电子回到基态前，通过偶极子相互作用，实现了能量向邻近的受体分子转移，即发生能量共振转移。通常供体与受体分子间的距离在 10nm 范围以内时，就会发生能量共振转移现象。下面以绿色荧光蛋白（green fluorescent protein，GFP）的两个突变体青色荧光蛋白（cyan fluorescent protein，CFP）和黄色荧光蛋白（yellow fluorescent protein，YFP）为例简要说明其原理。如图 5 – 34 所示，CFP 的发射光谱与 YFP 的吸收光谱有相当的重叠，当它们足够接近时，用 CFP 的吸收波长激发，CFP 的发色基团将会把能量高效率地共振转移至 YFP 的发色基团上，导致 CFP 的发射荧光减弱或消失，而激发 YFP 发射荧光。两个发色基团之间的能量转换效率与它们之间的空间距离的 6 次方成反比，对空间位置的改变非常灵敏。例如要研究两种蛋白质 a 和 b 间的相互作用，可以根据 FRET 原理构建融合蛋白，这种融合蛋白由两部分组成：CFP – 蛋白质 a、YFP – 蛋白质 b。用 CFP 吸收波长 433nm 作为激发波长，当蛋白质 a 与 b 没有发生相互作用时，CFP 与 YFP 相距很远而不能发生荧光共

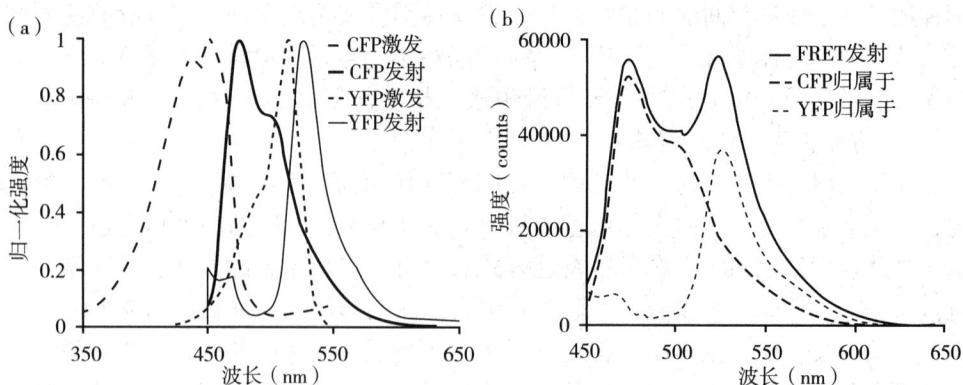

图 5 – 34　CFP 与 YFP 的吸收光谱、发射光谱（a）和 CFP 与 YFP 重叠后的发射光谱（b）

振能量转移，因而检测到的是发射波长 476nm 的 CFP 荧光；但当蛋白质 a 与 b 发生相互作用时，由于蛋白质 b 受蛋白质 a 作用而发生构象变化，使 CFP 与 YFP 充分靠近发生荧光共振能量转移，此时检测到的就是发射波长为 527nm 的 YFP 荧光。将编码这种融合蛋白的基因通过转基因技术使其在细胞内表达，这样就可以在活细胞生理条件下研究蛋白质－蛋白质间的相互作用。

（二）生物医药领域实际应用 （Application in Biomedicine）

1. 检测酶活性变化

活细胞内检测蛋白激酶活性：蛋白质磷酸化是细胞信号转导过程中的重要标志，研究其中的酶活性是研究信号通路的一个重要方面。酶活性测定主要是利用放射性以及免疫化学发光等方法测定酶活性，但前提都是要破碎细胞以测量细胞提取物中酶活性，还无法做到活细胞内定时、定量、定位地观测酶活性变化。而利用 FRET 方法就可以很好地解决这个问题。例如：利用 FRET 原理设计一种新的探针（一种融合蛋白），其中包含一个对已知蛋白激酶特异性的底物结构域，一个与磷酸化底物结构域相结合的磷酸化识别结构域。这个探针蛋白的两端是 GFP 的衍生物 CFP 与 YFP。利用 FRET 原理工作，当底物结构域被磷酸化后，分子内部就会发生磷酸化识别结构域与其结合而引起的内部折叠，两个荧光蛋白相互靠近就会发生能量迁移。如果磷酸酶进行作用将其去磷酸化，分子就会发生可逆性的变化。例如利用几组嵌合体来研究 4 种已知蛋白激酶的活性：PKA （protein kinase A）、Src、Abl、EGFR （epidermal growth factor receptor）。将构建的报告探针转入细胞，当对细胞进行生长因子处理后，几种酪氨酸激酶都在几分钟内被激活，检测到 25% ~ 35% 的活性变化。由此可见，利用 FRET 方法可以很好地观察活细胞内酶活性变化，并且能做到定时、定量、定位，是一种非常有效的研究手段。

2. 细胞膜受体之间的相互作用

外界刺激因素向细胞内的信号传递一般认为通过其在胞膜上的受体，当配体与受体结合后，引起受体构象变化或化学修饰，介导信号传递。但是最近关于 Fas 及其同源物 TNFR （均为胞膜上的三聚体受体） 的研究发现，它们都可以在无配体存在的情况下自发组装，并介导信号传递，引发细胞凋亡。其中在鉴定 Fas 发生三聚体化的实验中使用了 FRET 技术，将 Fas 分别与 CFP、YFP 融合，利用此项技术可以很方便地观测到 Fas 单体是否发生聚合。在研究多巴胺与抑生长素两种递质时发现，当 SSTR5 （type 5 somatostatin receptor） 与 D2R （type 2 dopamine receptor） 共同分布在大鼠脑中的一些神经元中，它们将两者共表达，即加入多巴胺的激活剂能增强 SSTR5 somatostatin 的亲和性，加入多巴胺拮抗剂能抑制 SSTR5 的信号传递，表达 D2R 能恢复 SSTR5 突变体与腺苷环化酶的偶联。应用 FRET 技术 （SSTR5 用红色染料标记，D2R 用绿色染料标记）发现了两者之间的直接相互作用。而且当两受体的配体都存在时才出现 FRET，说明两受体被激活时才发生相互作用。

3. 细胞内分子之间的相互作用

Rho 家族的小 G 蛋白通过调节肌动蛋白的多聚化调控着重要的生理功能。与其他信号分子一样，这些 GTPase 的效应在时间和空间上都非常集中，那么如何检测它们活性的时空动力学呢？新的 FLAI R 技术 （fluorescence activation indicator for Rho proteins）

可很好地解决这个问题。将 PAK1 能结合并激活 Rac - GTP 的 domain PDB 与荧光染料 Alexa 标记，微注射入表达 GFP 与 Rac 融合蛋白的细胞中。这样，当 Rac 与 PDB 相互作用时，GFP 和 Alexa 就会足够接近以致发生 FRET。这种方法能够实时地检测到在一个活的细胞中 Rac 的定位改变与 Ra 激活之间的关系。通过将 Ras 和 Raf 的 Ras 结合结构域（Raf RBD）与 GFP 的突变种 YFP 和 CFP 进行融合构建，Ras 和 YFP 融合，Raf RBD 与 CFP 融合，当两分子靠得足够近时，它们之间就会激发 FRET。当设计好的融合蛋白与特异性的 GEFs（guanine - nucleotide exchange factors）和 GAPs（GTPase - activating proteins）共表达时，可清楚地显示 FRET 的增加和减少与 Ras 的激活和抑制有关。

三、定量测量技术（Quantitative Measurement Technique）

（一）表面等离子共振（SPR）技术

表面等离子共振（Surface Plasmon Resonance，SPR）是一种物理现象，由 Wood 在 1902 年的实验中首次发现，1941 年 Fano 才真正解释了该现象。当入射光以临界角入射到两种不同折射率的介质界面（比如玻璃表面的金或银镀层）时，若入射光的频率与波数与金属表面振动的自由电子（即等离子）频率一致，则金属表面的电子（即等离子）就吸收光能发生共振（surface plasmon resonance，SPR），使反射光强度在一定角度内大幅减弱。这时的入射角为共振角（SPR 角）。

SPR 角随表面折射率的变化而变化，而折射率的变化又和结合在金属表面的生物分子的量成正比。因此可以通过获取生物反应过程中 SPR 角的动态变化，得到生物分子之间相互作用的特异性信号。许多利用颜色为识别基础的生物感测器或实验室晶片皆利用了表面等离子体共振的原理。1990 年，Biacore AB 公司开发出了首台商品化 SPR 仪器，为 SPR 技术更加广泛的应用开启了新的乐章。简言之，SPR 可进行实时分析、简单快捷的监测 DNA 与蛋白质、蛋白质与蛋白质、药物与蛋白质、核酸与核酸、抗原与抗体、受体与配体等生物分子之间的相互作用。该技术在生命科学、医疗检测、药物筛选、食品检测、环境监测、毒品检测以及法医鉴定等领域具有广泛的应用需求。

表面等离子体共振检测技术的原理如图 5 - 35 所示。首先将待测物的特异性配体（或抗体等）固定在金属基底表面，特异性捕获流过表面的生物介质内的待测物，金属介质表面的折射率随着配体与待测生物分子的结合量而变化。根据共振角的变化，可以精确地测量配体与待测生物分子的结合常数 K_d。SPR 系统能跟踪检测溶液中的分子与芯片表面分子的结合、解离整个过程的变化，如图 5 - 36 所示。

SPR 中的平衡和动力学：

$$A + B \underset{k_d}{\overset{k_a}{\rightleftharpoons}} AB$$

A 是溶液中的待分析物（analyte），B 是偶联在传感芯片上的分子，AB 是结合复合物。

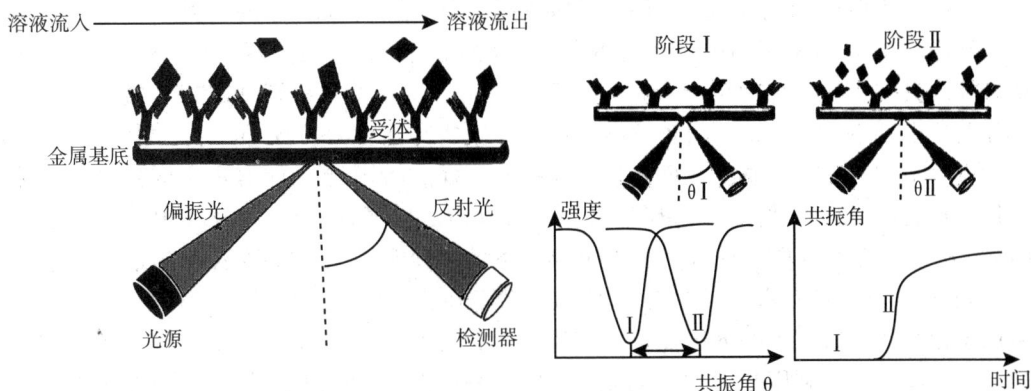

图 5 - 35　表面等离子体共振检测技术的原理

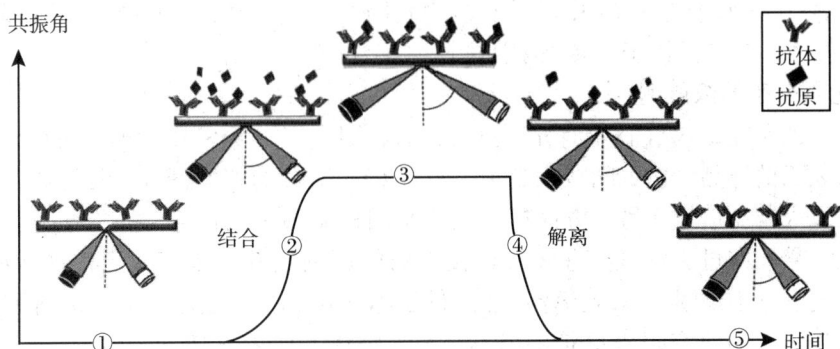

图 5 - 36　SPR 系统跟踪检测溶液中的分子与芯片表面分子的结合、解离过程

（二）表面等离子共振在生物医药领域中的应用

SPR 分子间作用力检测技术尽管被广泛应用于生物学与医学的许多领域，但就其应用原理不外乎以下三种：动力学研究、生物分子结合位点研究、生物分子浓度测定。

1. 动力学研究

SPR 分子间作用力检测技术最早的应用即是对免疫中单克隆抗原抗体相互作用的动力学研究。在利用 SPR 技术研究组织相容性复合体（major histocompatibility complex，MHC）、T 细胞（抗原）受体（T cell receptor，TCR）与多肽抗原三者的相互作用时测定了三者相互作用的亲和常数及动力学参数，从而提出了一个相当有说服力的生物学模型：T 细胞的激活依赖于抗原递呈细胞表面大量的抗原多肽 - MHC 复合物对单个 T 细胞表面大量 TCR 的刺激。除用于免疫学的基础研究外，SPR 技术由于能提供抗原 - 抗体间的反应动力学参数以大大提高筛选质量而被用于加快、优化免疫测定的开发。

2. 生物分子结合位点的研究

利用 SPR 技术进行结合位点的分析为生物大分子相互作用关系的研究提供了一个强有力的工具。由于它可获取靶分子的拓扑结构信息及结构变换与功能的关系，从而被广泛用于蛋白质之间、DNA 之间及蛋白质 - DNA 间的结合分析，尤其是蛋白质 - DNA 间作用的研究已成为研究基因表达调控的关键所在。

在研究蛋白质间的相互作用中，对蛋白伴侣（Chaperones）的研究一直是热点之一。利用 SPR 技术采用两种方法对蛋白伴侣 GroEL 和 GroES 进行研究，第一种方法主要研究内酰胺酶的各种构型与 GroEL 结合的作用；第二种方法则利用 SPR 技术验证了其先前提出的蛋白伴侣工作机理模型。这两种做法都是将 GrolEL 偶联于 SPR 装置的传感片上，不同的是在传感片表面流过的样品不一样。Hartl 等是使 GroES 与 ATP 一起流过传感片表面，从传感图上可以观测到 GroES 与 GroEL 的结合过程及 ATP 的存在促使 GroES 从 GroEL 上解离，且可算出 ATP 存在下的解离常数，从而显示该 K_d 值（动态常数）与 ATP 被 GroEL 水解时的 K_d 值完全一致。在分子生物学领域，SPR 技术在DNA – 蛋白质相互作用研究中的突出优点使其取代了以往用放射同位素标记法进行的基因表达调控方面研究。利用 SPR 系统可对 MetJ（SAM 甲硫氨酸抑制子）与 DNA 操纵子的亲和作用进行研究，即采用一系列的 SAM 类似物（改变 SAM 中 S 原子与 DNA 中的距离）以替代 SAM，得出了诱导亲和常数的阶梯性（hierarchy），从而证明了晶体学研究提出的 SAM 中 S 原子与 DNA 中间的势能为基因开关这一理论。此外，在基因表达方面，BIA 技术还被广泛用于对转录激活的研究。

3. 生物分子的浓度测定

该方向的研究是 SPR 技术有异于前两者的新型应用。用 SPR 检测器所得的信息可直接来自表面的样品，也可间接来自能与样品特异结合的相关试剂。且该相关试剂一方面可以放大样品信号，另一方面还可以从粗制样品的嘈杂信号中获得微量待测样品的特异性信号。在过去的几年里，SPR 技术的应用领域进一步拓广到许多新型领域，如信号传递、细胞黏附、基因治疗、神经科学等。其中尤其值得一提的是利用 SPR 技术进行信号传递的研究报告更是层出不穷。如利用 SPR 技术对 SH2（src 同源域 2）、SH3 进行研究等，以及其他大量有关神经信号传递的研究。总之，SPR 技术对复合物信息获取的特异性导致其在多领域的广泛应用，并随着人工智能、精密仪器及相关试剂的日新月异发展，必将成为生物学、医学等诸多领域的强有力分析手段。

四、微量热泳动技术（MicroScale Thermophoresis，MST）

（一）微量热泳动技术的原理

微量热泳动技术是近年兴起的一项用于研究生物分子间相互作用的新技术。微量热泳动技术基于荧光标记分子在温度梯度内的定向移动，能够在溶液中快速、灵敏地测量生物相关分子间的相互作用。它不需要表面固定和大量样品，对相对分子质量也没有限制。热泳动对分子的大小、电荷和水化层的微小变化都十分敏感，适合于蛋白质、核酸、小分子和离子等多种物质的相互作用研究。微量热泳动技术由于其独特的优势，将在生物医学领域中，如疾病诊断、医学检验和基础医学研究、药物开发和信号通路研究等领域有广泛的应用。MST 技术的原理如图 5 – 37 所示，不同电荷粒子在电场作用下向着不同电极移动，而不同大小、电荷和水化层的分子在不同温度下也会发生泳动。如图 5 – 38 所示，有的物质趋冷泳动而有的物质趋热运动。

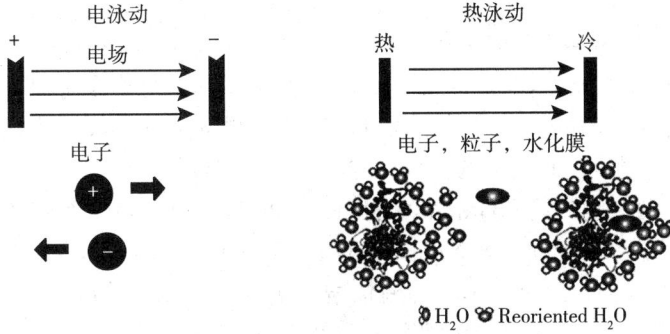

图 5 - 37　MST 技术的原理

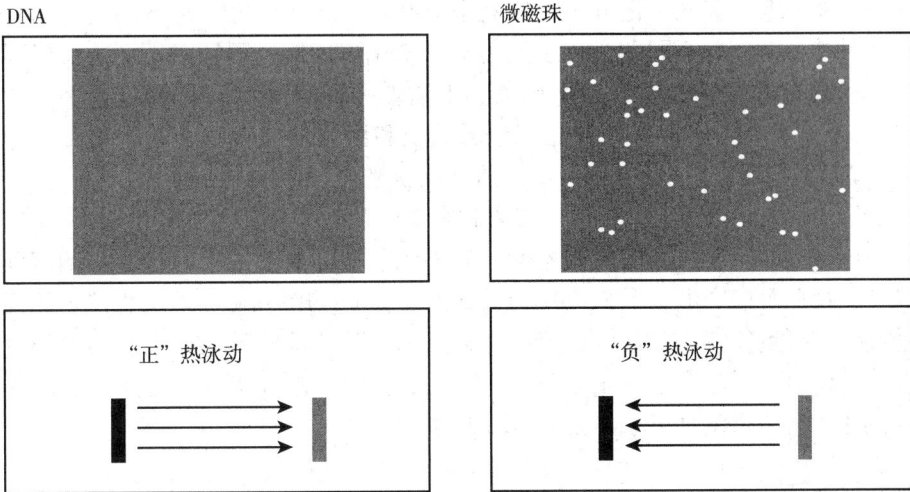

图 5 - 38　带电荷粒子（DNA 及微珠）在电场作用下向着不同电极移动

　　热泳动现象既包括热量的扩散，还包括分子质量浓度的扩散。MST 可以通过测量温度梯度下分子偶联时水化层、分子大小和电荷等微小改变引起的热泳动变化来分析分子间的相互作用，如图 5 - 39 所示。在一定的缓冲液中，分子与配体结合后会引起分子结构、表面电荷和分子 - 溶剂水化熵的变化，从而引起热泳动现象的不同，通过这一现象可以分析分子间的相互作用。

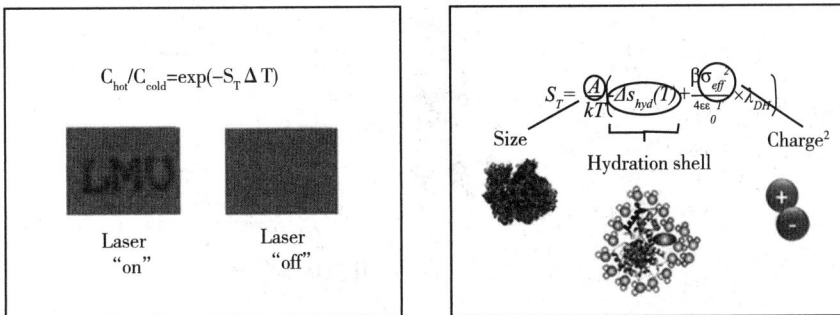

图 5 - 39　利用 MST 测量温度梯度下分子偶联时水化层、
分子大小和电荷等微小改变引起的热泳动变化

（二）微量热泳动技术的常用检测仪器

微量热泳动仪（Microscale Thermophoresis，MST）是由总部设在慕尼黑的德国高科技公司 NanoTemper 发明的设备。使用微量热泳动仪测量生物溶液中蛋白 – 蛋白之间的相互作用，引起了很多科研人员的极大兴趣。

目前的 MST 设备包括荧光标记系统 Monolith NT. 115/Monolith NT. 115 Pico 和 Automated，以及无标记系统 Monolith NT. LabelFree。其中，Monolith NT. 115 Pico 检测灵敏度可达 pM 级水平，NT. LabelFree 可检测核酸、蛋白质、多肽等内在含有的荧光基团。MST 的光学系统是整个设备的关键部分，包括红外激光器（infrared laser）、发光二极管（light emitting diode，LED）、光电倍增管、二向色镜、物镜和标准毛细管。LED 发出的可见光用来激发荧光标记分子，仪器中设有蓝、绿和红色三种不同类型的 LED – 滤器，每种滤器对应着不同的激发和发射波长范围，因此，可针对不同的荧光标记材料选择。检测所用的容器是 MST 标准玻璃毛细管（standard capillary），最多可同时放置 16 根，通过虹吸作用将带有荧光标记的物质和配体的混合物转移至毛细管中，仅 4μl 就可满足测定所需。IR – Laser 发射的红外激光波长为 1480nm，由二向色镜反射，与荧光的激发和发射通过同一物镜，红外辐射集中在毛细管上直径约 50μM 的区域范围内，这个区域内的荧光强度同时被检测。红外辐射被样品溶液吸收，而周围溶液温度仍然较低，由此可以产生一个 5 ~6K 的微观温度梯度。IR – Laser 对溶液的加热具有很高的精确性和可重复性，并且可以集中在样品上导致局部的温度增加。局部温度变化即引起分子的由热区向冷区的定向移动，同时，溶液中的荧光基团被激发，发射的荧光强度变化由同一物镜收集和监测，如图 5 – 40 所示。

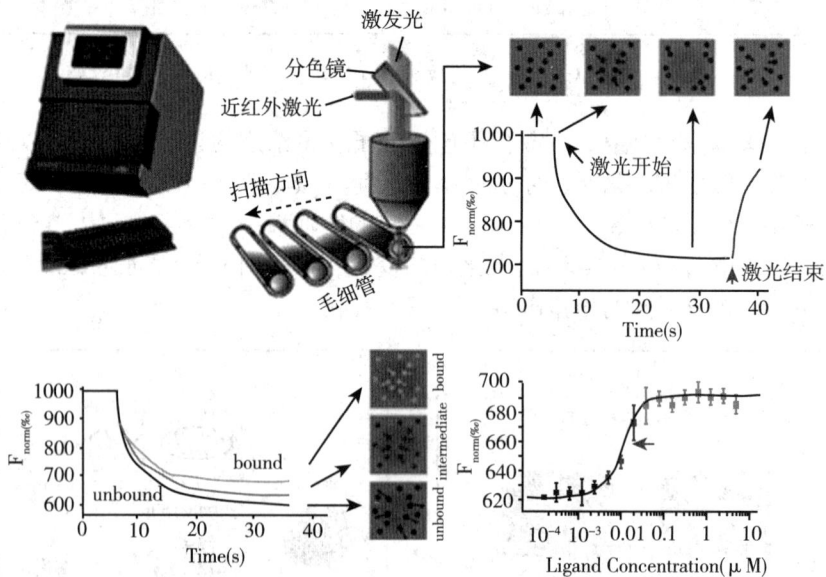

图 5 – 40　MST 设备的工作原理示意图

如图 5 – 41 所示，初始状态下，IR – Laser 是关闭的，荧光分子在毛细管中成均匀分布的状态，此时收集的稳定荧光信号称为 "initial fluorescence（初始荧光）"。当打开

IR - Laser 时，毛细管的局部区域立刻被加热，由于荧光量子产率对快速的温度变化很敏感，荧光信号在1s内热泳动开始前会有一个强烈的下降，这个阶段的荧光信号变化称为"T - Jump（温度跃迁）"。然后分子开始由局部加热区域向低温区域定向移动，热区域内的荧光信号也随着荧光分子的移动而降低，由于质量扩散效应的反作用，分子的分布最终达到一个稳定状态，这个过程就是"thermophoresis（热泳动）"，整个过程约30s。关闭 IR - Laser 后，荧光分子会反向扩散（back diffusion），荧光信号又有一个回升，形成一个典型的 MST 信号曲线。配体与荧光标记分子的偶联会不同程度的影响荧光信号的改变，由此产生一系列的 MST 特征曲线。K_d通过归一化荧光 F_{norm} 来定量分析，$F_{norm} = F_{hot}/F_{cold}$，$F_{hot}$ 是加热区域的荧光值，F_{cold} 是低温区域的荧光值。当荧光标记分子和配体偶联形成复合物后，F_{norm} 可用下面的公式表达：

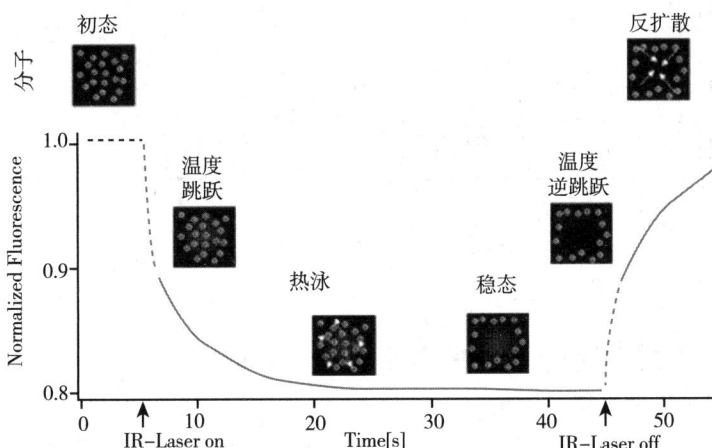

图 5 - 41　IR - Laser 打开及闭合状态下荧光分子的分布状态

$$F_{norm} = (1 - x) F_{unbound} + xF_{bound} \qquad (5-1)$$

F_{norm} 是总体的标准化荧光，$F_{unbound}$ 是未偶联的荧光分子的标准化荧光，F_{bound} 是偶联的荧光分子复合物的标准化荧光，x 是偶联荧光分子的比例。不同浓度的配体和固定浓度荧光标记分子混合得到的 F_{norm} 被记录并通过一定的数学模型来拟合。应用质量作用定律，x 与 K_d 的关系可以表达为：

$$x = \frac{C_F + C_L + K_d - \sqrt{(C_F + C_L + K_d)^2 - 4C_F C_L}}{2C_F} \qquad (5-2)$$

其中 C_F 为荧光标记分子的固定浓度，C_L 为配体的分析浓度。

由公式（1）和（2）组合以及拟合的曲线可以计算出两分子间的 K_d 值，MST 实验中 K_d 值由 MST 内置软件 NT Analysis Software 通过公式计算直接给出结果，如图 5 - 42 所示。

T - Jump 信号和 thermophoresis 信号都可以用来拟合得到分子间的亲和力。IR - Laser 打开时，对溶液的加热是一个快速的过程，荧光染料的荧光强度随温度增加而改变，温度的突然变化会改变荧光染料的吸光度、荧光寿命、量子产率以及发射荧光光谱等特性，而这些特性也受周围环境、周围配体蛋白的结构和氨基酸组成的影响。因此，当周围环境改变时，荧光染料的荧光值也会有所改变，若荧光标记分子与邻近的配体偶联，这种偶联就会改变荧光随温度的变化程度。产生的 T–Jump 信号可以记录荧光标记分子与配体之间的偶联，也能够用来拟合得到分子间相互作用的 K_d。Thermophoresis 信号的改变不仅能够用来分析亲和力，还能够分析分子间相互作用的机制信息，如偶联模式、偶联位点等。

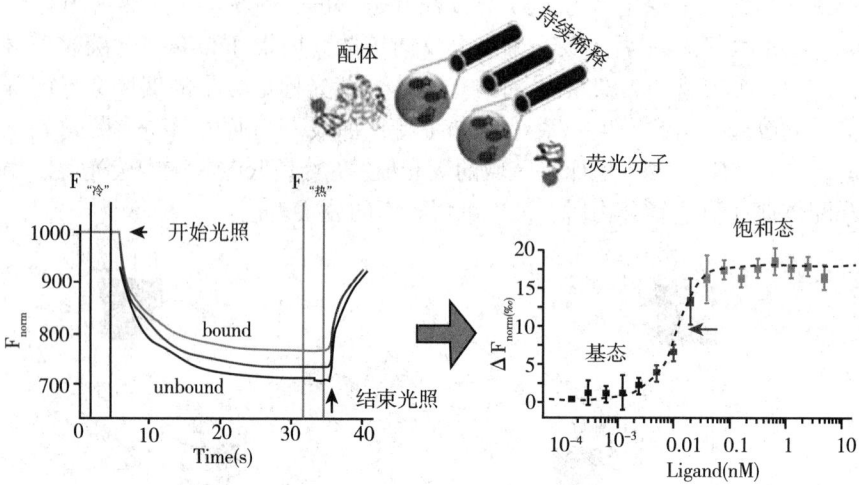

图 5–42　K_d 值的计算

（三）微量热泳动技术在生物医药领域中的应用

1. 蛋白质与蛋白质相互作用

研究蛋白质的结合过程可以很容易地通过 MST 来测量，目前有学者采用该技术对疾病相关的蛋白质相互作用进行了研究和分析，从而可以揭示或印证疾病发生发展的分子生物学机制。急性肾损伤会释放胞内分子刺激免疫细胞分泌促炎性细胞因子，导致白细胞增加，触发肾炎。濒死的肾小管上皮细胞会释放组蛋白到胞外区域与 Toll 样受体 TLR2 和 TLR4 发生反应，诱导激活髓样分化因子 MyD88、转录因子 NF–κB 和有丝分裂蛋白激酶的信号通路。利用 MST 技术研究组蛋白 4（H4）分别与 TLR2 和 TLR4/MD2 复合物的相互作用，得到 H4 与 TLR2 的亲和力为（4.2±1.7）nM，与 TLR4/MD2 的亲和力为（6.0±3.7）nM。这表明肾脏细胞的损伤能够引起组蛋白的释放，以高亲和力识别机体免疫系统 Toll 样受体，抑制肾损伤后的机体免疫作用。

2. 蛋白质与多肽、核酸、小分子相互作用研究

除了蛋白质，多肽、核酸、小分子在疾病的发生发展中也起到了关键作用，这些物质与蛋白质之间的相互作用研究也成为热点。阿尔兹海默病（Alzheimer's disease, AD）是一种与年龄相关的神经性系统退化病，尚没有有效的治疗手段。淀粉质–β 肽（amyloid–β peptide，Aβ 肽）是 AD 病理学的早期生物标志物，是 AD 脑中神经斑的主要组成。2012 年辉瑞公司和强生公司开发出了一种以 Aβ 肽为靶标来治疗 AD 的新药 Bapineuzumab，它是一种人源化单克隆抗体（Fab）。利用 MST 技术测定人化 3D6 抗体 Fab 片段与野生型 Aβ40、Aβ28、Aβ8 和 N 端生物素化的 Aβ40 之间的亲和力，发现野生型 Aβ40 与 Fab 之间的 K_d =（89±9）nm，N 端生物素化 Aβ40 与 Fab 的亲和力下降了约 65 倍，确定了 Aβ40 自由的 N 端是偶联的关键位点。Fab 与 Aβ28 间的亲和力略有

下降，与 Aβ8 的亲和力有显著下降。通过分子结构和亲和力的共同研究，可知 Fab 对 Aβ 肽的识别具有精妙的选择性，它不能识别 N 端修饰和截断的 Aβ 肽，该研究可对 AD 生物标志物的临床检验、抗 AD 治疗抗体的临床实验提供研究依据。

MST 技术可以在人血清中直接测定蛋白质和多肽间的亲和力。人造抗原－多肽 COR1 在体外模拟心脏的 $β_1$－肾上腺素受体与自免疫抗体的反应。利用 MST 技术测定 COR1 与抗体在 50％ 人血清中的亲和力，并采用自竞争的方式，在 50％ 人血清基质中混合荧光标记和未标记的 COR1，不同标记的 COR1 浓度得到不同的偶联曲线，两种测定方式均获得了相同的 K_d 值（74±11）nM。这一方法不仅可以用于检验医学中的血清免疫学研究，还可以检测复杂基质中的物质浓度和亲和力。此外，利用 MST 技术探究蛋白质与核酸之间的亲和力。AT－hooks 是一段短肽，可以结合富含 AT 的 DNA 小沟区域，这种结合会导致 DNA B 型结构的变化。GRP 三肽是 AT－hooks 的核心结构，高度保守，并且对 DNA 与从转录因子到核染色质等不同蛋白质的结合都是非常重要的。HMG 是一种高速泳动蛋白，包含与 DNA 结合的 AT－hooks 序列，可以参与到很多与 DNA 相关的生物学过程，包括转录、复制和修复。实验中，保持荧光标记的 DNA 浓度不变，HMG 蛋白进行梯度稀释，得到含有 1 或 2 个 AT－hooks 的 HMG 蛋白（GST－AT1，GSTAT1＋2）的 MST 拟合曲线。得出 GST－AT1＋2 与 DNA 的亲和力（EC_{50}＝4μM）比 GST－AT1（EC_{50}＝20μM）高 5 倍。利用 MST 技术还可以研究核酸和蛋白质的偶联模式。其中，核酸适配体作为一种新型的核酸类生物识别元件有逐渐替代抗体的趋势。将固定浓度荧光标记的具有不同作用位点的两种适配体分别与梯度稀释浓度的凝血酶混合，得到的亲和力分别为 44.2nM±1.36nM 和 15.5nM±0.637nM；并发现长度为 15mer 的适配体与凝血酶偶联获得热泳动信号与普通 MST 的 S 型曲线不同，出现一个凸起的峰；经分析得出，当凝血酶浓度较低时，该适配体能够同时与凝血酶的纤维蛋白原和肝素位点结合，而另一个 29 mer 的适配体仅对凝血酶肝素位点的结合具有专一性。

MST 技术可以探究蛋白质与分子量小的离子间的结合情况。突触蛋白－1 是神经元胞外分泌的主要 Ca^{2+} 感受器，它可以同时偶联 Ca^{2+} 和阴离子的磷脂酰肌醇二磷酸（PIP2），但两者偶联精确的协作性尚未理解。利用 MST 技术定量测定了 Ca^{2+} 和 PIP2 对突触蛋白－1 的协同结合。突触蛋白－1 的 C2B 区域能够结合两个 Ca^{2+}，亲和力均大约在 200μM，PIP2 结合 C2B 区域的 K_d 为 20μM。PIP2 的加入使 Ca^{2+} 与突触蛋白－1 的结合亲和力上升至 5μM，增强了突触蛋白－1 对 Ca^{2+} 的敏感度，同样地，Ca^{2+} 的存在也增强了 PIP2 与突触蛋白－1 的亲和力。这充分说明了 MST 技术有足够的灵敏度来测量没有明显大小或质量变化的分子间相互作用。

3. 小分子间相互作用研究

MST 技术还可以测量小分子与小分子间的相互作用。Triostin A 来自链霉菌属，是喹喔啉抗生素家族的重要成员，能够通过双插入作用与双链 DNA 的小沟结合，从而抑制细胞的生长。用核酸碱基代替 Triostin A 上的喹喔啉基团并对其进行修饰和改造得到的 Triostin A 衍生物也可与双联 DNA 结合。MST 技术是一种分析小分子结合 DNA 的有效方法，可以用来筛选序列特异性的抗生素类和抗癌类药物，能够快速且精确地测定亲和力，分析结合过程对化合物结构和 DNA 序列的依赖性。

【拓展阅读】

1. 石英晶体微天平（Quartz Crystal Microbalance，QCM）技术

石英晶体微天平（Quartz Crystal Microbalance，QCM）主要通过检测物质在石英晶片表面上吸附前后石英晶片共振频率的变化以得到吸附物质的量和一些物理性能。

例如对共振频率为5MHz的石英晶片，1Hz的共振频率变化相当于$176ng/cm^2$的被吸附物质质量的变化（假设物质的密度为$1g/cm^3$），若石英晶片的有效检测面积为$50mm^2$，则吸附物质的有效质量约为88ng。

石英晶体微天平具有非常高的灵敏度，可以测到纳克范围内的痕量物质质量的变化，因此被广泛地应用于生物、化学传感器以及微量物质在表面的吸附过程研究。

2. 等温滴定量热技术（Isothermal Titration Calorimetry，ITC）

等温滴定量热技术（Isothermal Titration Calorimetry，ITC）是一种监测由结合成分的添加而起始的任何化学反应的热力学技术，即用一种反应物滴定另一种反应物，随着加入滴定剂的数量的变化，直接测量生物分子结合过程中释放或吸收的热量的变化。通过测量结合过程中的热传递，就能够准确地确定结合常数（K_D）、反应化学量（n）、焓（ΔH）和熵（ΔS）。这就提供了有关分子相互作用的完整热力学信息。ITC不仅可测定结合亲和力，还能阐明潜在分子相互作用的机制。更深入了解结构–功能关系，让我们能够更加自信地在苗头化合物选择和先导化合物优化方面作出决策。ITC是唯一一种能够在一次试验中同时确定所有结合参数的技术。ITC可以测定结合配偶体在自然状态下的亲和力，无需通过荧光标记或固定化技术对结合配偶体进行修饰。

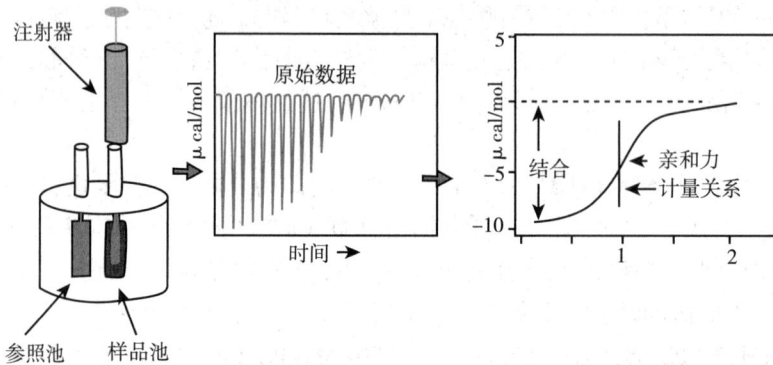

（1）等温滴定量热技术的工作原理　微量热计中有两个池，其中一个含有水，作为参比池，另一个含有样品。微量热计必须使这两个池保持完全相同的温度。热敏装置检测发生结合时两个池之间的温差，并反馈给加热器，由加热器来补偿该温差并使两个池恢复到相同的温度。参比池和样品池被设定到所需的实验温度。将配体装入一个非常精确的注射装置上的注射器中。将注射装置插入包含目标蛋白质的样品池中。将一系列小份配体试样注入蛋白质溶液中。如果有配体与蛋白质结合，则可检测到并测出几百万分之一摄氏度的热量变化。进行第一次注射时，微量热计测量被释放的所有热量，直到结合反应达到平衡。测得的热量与结合量成正比。

（2）等温滴定量热技术的应用　蛋白质、核酸等生物大分子有序空间结构或复合物的形成都是可逆的热驱动过程，因此，研究反应过程热力学的方法也应运而生。不

论是分子内或分子间的生化反应，在反应前后都会有一定程度的热量变化，ITC 分析技术可以灵敏地捕捉到这种变化并实时监测，通过检测生物分子间的相互作用过程中热量的变化反映分子之间的相互作用，成为鉴定生物分子间相互作用的首选方法之一。

ITC 广泛用于药物发现和开发领域的以下方面：量化结合亲和力；候选药物的选择与优化；测定热力学特性和活性浓度；作用机制表征；在小分子药物发现过程中确认预期结合靶标；测定结合特异性和化学计量；验证从苗头化合物到先导化合物演化过程中的 IC_{50} 值和 EC_{50} 值；酶动力学测定。

思考题

1. 什么是荧光探针？荧光探针有哪些分类？

2. 如何设计一种基于荧光共振能量转移测定酶活的小分子荧光探针？

3. 绿色荧光蛋白的发色团是什么？绿色荧光蛋白具有什么样的光谱性质？绿色荧光蛋白在分子生物学中有哪些应用？

4. 荧光量子点具有的光学性质是什么？荧光量子点在生物医学中有哪些应用？

5. 流式细胞仪由哪四大系统构成？其工作原理是什么？流式细胞仪分析结果具有哪几种表现形式？

6. 如何将流式细胞仪用于细胞凋亡的检测？

7. 什么是免疫酶标技术？免疫酶标法的实验方法有哪些？这些实验方法有何不同点？

第六章 | 纳米生物技术

Chapter 6　Nanobiotechnology

摘要（Abstract）

　　纳米生物技术作为 21 世纪关键的高新技术之一，是纳米技术和生物技术的结合产物。它利用纳米生物材料良好的生物相容性和基于纳米尺度特殊生物效应所展现出优异的光、电、磁等性能，来解决目前生物医学领域的重大科学问题。同时，利用纳米技术还可进行纳米尺度观测和操作生物分子，制作纳米生物器件。目前，纳米生物技术以其强稳定性、高精度、高度灵活性和低成本等突出优点广泛应用在生物医药、分析检测、疾病诊疗等领域，特别是纳米药物载体、纳米生物传感器以及微智能化医疗器械等，将在人们日常生活保健和疾病治疗方面发挥着重要作用。

　　Nanobiotechnology is the combination of nanotechnology and biotechnology, as one of the high and new technology in the 21st century. It utilizes the nanobiomaterials with good biological compatibility and excellent performances based on nanometer effects to solve the current problems in the biological medicine field. Meanwhile, it utilizes nanotechnology to observe and operate biological molecules in nanoscale, and make nano biological devices. At present, the nanobiotechnology has been widely used in biomedicine, analysis testing, disease diagnosis and treatment and other fields, which characterized with strong stability, high precision, high flexibility, low cost, etc. Especially drug nanocarriers, nanobiosensors and micro/nanointelligent medical devices, they will play an important role in people's daily life and healthcare.

学习目标

1. **掌握** 纳米生物材料的概念及基本纳米效应；纳米生物材料的种类及不同用途；纳米药物载体的基本类型和基本特征。
2. **熟悉** 贵金属纳米颗粒，半导体量子点，石墨烯，碳纳米管等在纳米生物检测技术应用的优势；纳米材料在生物医学领域应用的优势。
3. **了解** 纳米生物检测技术中表面等离子体共振原理、荧光共振能量转移原理和表面增强拉曼散射原理。

第一节　概　　述
Section 1　Introduction

一、纳米相关的名词概念（Definition）

"微观领域"是包括分子、原子和各种基本粒子（一般线度小于 $10^{-7} \sim 10^{-6}$ cm）的微观粒子和它们现象的总称，宏观领域与之相对。两者之间涵盖了从微米，亚微米，纳米至团簇尺寸的范围。其中"纳米"（Nanometer，nm）作为一种几何尺寸的量度单位，1nm 等于 10^{-9} m，为 4 至 5 个原子排列起来的长度。如图 6 - 1，1nm 相当于头发丝直径的八万分之一，病毒和 DNA 的大小都在 $1 \sim 100$ nm 的范围。

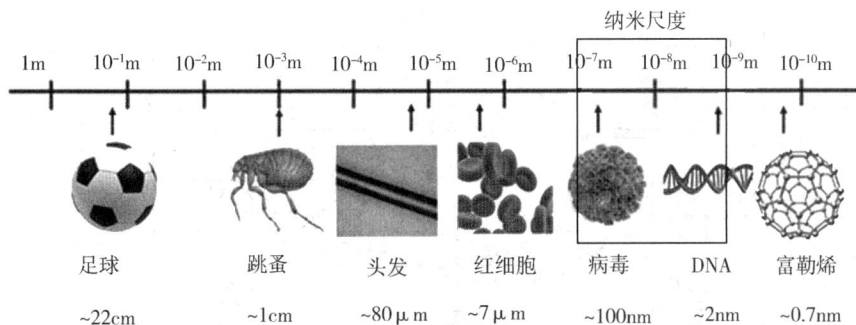

图 6 - 1　纳米尺度图解

当物质的三维空间中至少有一维达到纳米级，就成了纳米级结构的物质，即"纳米材料"（Nanomaterial），包括 10 到 10^7 个原子。纳米材料按空间维度分为四类：①零维纳米材料，如纳米颗粒材料、原子簇等。②一维纳米材料，如纳米线、棒、丝、管和纤维等。③二维纳米材料，如纳米膜、纳米盘、超晶格等。④三维纳米材料，如纳米介孔、纳米块体材料等。

纳米材料相比于常规宏观物质，由于尺寸的变小表现出了异常独特的光、电、热、磁、力等物理性能和化学性能，如高化学反应活性、高介电常数、吸收光谱的蓝移或红移、熔点降低、超塑性等。纳米材料相对于常规材料所具有的奇异或反常的物理和化学性能称之为"纳米效应"（Nanometer Effect），主要表现在 ①表面效应（Surface Effect）：随着颗粒尺寸变小，比表面积将会显著增大，电子配位不足，使其具有很高的化学活性。②尺寸效应（Small Size Effect）：随着颗粒尺寸变小，导致纳米材料的颗粒表面层附近原子密度减小，能带变窄，使得材料的声、光、电、磁、热、力学等物理特性和化学特性发生改变。③量子尺寸效应（Quantum Effect）：颗粒尺寸下降到一定值时，电子能级的变化程度大于热能、磁能、光子能量、静电能或超导态的凝聚能的变化时，导致纳米微粒热、磁、光、电及超导特性与常规材料有显著不同。④宏观量子隧道效应（Macroscopic Quantum Tunneling Effect）：由于电子同时具备粒子和波动两种其特性，即使微观粒子的总能量小于势垒高度的时候，该粒子仍然能够穿越这一势垒。除上述几种纳米材料的基本特征外，纳米材料还有介电限域效应和量子限域效应等。

这些特性使纳米材料具有广阔的应用前景，并以其为研究对象产生了一门前沿技术——"纳米技术"（Nanotechnology），即对纳米材料进行加工，制造出特定功能产品。由于纳米技术将最终使人类能够以"从小到大"和"从大到小"两种方式按照自己的意愿操纵单个原子和分子，以实现对微观世界的有效控制，被认为对 21 世纪一系列高新技术的产生、发展、一体化进程有极为重要影响。而信息、生物和新材料代表了高新技术发展的方向，其中纳米技术在生物学方面应用最为广泛，即为"纳米生物技术"（Nanobiotechnolgy），指从纳米水平装配具有复杂功能的装置和体系，并将其应用于生物学研究的技术。它是一门涉及物理学、化学、生物学、材料学、医学、量子学、电子学、计算机学等众多领域的综合性交叉学科，如图 6-2。

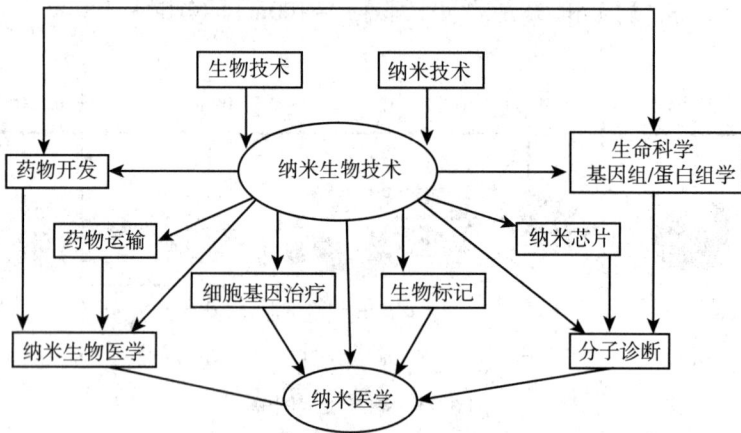

图 6-2　纳米生物技术及其他生物技术的关系

二、纳米生物技术的发展背景（Development Background of Nanobiotechnology）

纳米技术是在 20 世纪 80 年代末逐步发展起来的前沿性、交叉性的新兴科学技术，是继信息技术和生物技术之后又一深刻影响人类和社会经济发展的重大技术。纳米生物技术是纳米技术和生物技术的结合，综合了两者在工程技术中的优势，涵盖了众多学科且应用广泛。随着近几年来纳米技术的发展，打开了基于分子/原子水平的生物领域研究的新局面，解决了传统生物学的一些问题，推动了传统生物学研究进入了全新的发展阶段。纳米科技的核心思想是在原子或分子水平进行产品设计和制造，自然界中现在存在的生物体系中的生物大分子也恰恰是分子水平的，通过对生物大分子的研究和利用，将会有助于纳米科技本身的发展。

自纳米技术在 20 世纪 90 年代获得了突破性进展，美国、日本、德国等已把纳米生物技术作为 21 世纪的科研优先项目予以重点发展。2000 年 6 月，美国国立卫生研究院（NIH）专门组织了"纳米科技与生物医学"的研讨会，具体讨论了当前纳米生物学的发展状况和应用前景，包括疾病早期检测、纳米仿生、组织工程中的关键纳米技术、纳米药物传递和治疗等前沿领域，得出了"纳米科技将催生的生物学和生物工程"的结论。2001 年又陆续在美国、欧洲和日本召开了许多不同层次的纳米生物学和纳米生物技术的国际研讨会。美国宾州的费城地区成立了地区的纳米科技中心，专门致力于纳米生物技术的研发。欧洲的发达国家都有着自己专门的纳米生物技术计划。

我国纳米生物技术的发展与发达国家相比，起步较晚，但我国"九五"期间的"863 计划"启动了国家纳米振兴计划，"十五"期间"863 计划"将纳米生物技术列为专题项目予以优先支持发展，2006 年度"973 计划"将纳米研究作为四个重大科学研究计划之一，2016 年度"纳米科技"重点专项项目以及近几年的自然科学基金均设立了纳米生物技术主题和重大项目。目前国内高校和科研单位正在从不同角度开展这方面的研究，期间打下了一定的纳米生物技术研究基础，取得的研究成果在现代生物医药、环境、农业、能源、化工等领域有着广泛的应用和明确的产业化前景。

三、纳米生物技术的应用前景（Potential Applications of Nanobiotechnology）

纳米生物材料展现出了诸多独特的性质，如粒径小、比表面积大、生物亲和性好、可定向修饰、毒性低、磁响应性强、发光强度高而稳定且荧光波长可调等。与传统方法相比，纳米生物技术具有稳定、高精度、高度灵活性和低成本等突出优点，并以极快的速度增加和发展。它既可以用于生物医学，也可以服务于其他社会需求，应用范围非常广，主要是在纳米检测技术、纳米诊断技术、纳米治疗技术方面，涉及药物与基因载体、疾病的诊断和治疗、病原菌和蛋白质等的检测、成像技术、生物探针、细胞染色等。本章节就纳米材料在纳米生物材料、纳米生物检测及纳米药物递送这三大生物技术方面介绍各自领域最新进展和技术总结。

第 二 节　纳 米 生 物 材 料
Section 2　Nanobiomaterials

一、纳米生物材料概述（Overview of Nanobiomaterials）

美国 Naomi Halas 教授曾说："我认为，在纳米尺度中令人振奋的就是你在这个近乎完美的尺度能够以最有效的方式和生物系统（体系）相互作用，因此，从单细胞水平甚至更小，从蛋白质、肽和核酸到组织以及整个器官都可用于医学研究。在很多方面，纳米技术与生物技术之间存在一种天然的亲和力。"这段话指出纳米技术与生物技术的相互融合在生物医学领域中具有广阔的应用前景，并且随着纳米科技的发展，纳米技术将更加广泛地应用于生物医用材料的研究。

纳米生物材料是指对生物材料进行诊断、治疗、修复或替换其病损组织、器官或增进其功能的新型高技术纳米材料。在通常情况下，纳米生物材料又指纳米生物医用材料。纳米生物材料是纳米科技与生物医学相互结合及相互渗透的产物，其发展对纳米医学的发展具有深远的意义。

天然纳米生物材料其实广泛地存在于自然界，例如，自然界的蛋白质就有许多纳米微孔结构；哺乳动物的牙齿、骨骼具有纳米结构和纳米磷灰石的存在；构成生命要素之一的核糖核酸蛋白质复合体的线度在 15～20nm，生物体内各种病毒的尺寸也在纳米尺度范围等。例如纳米药物载体（图 6-3）。

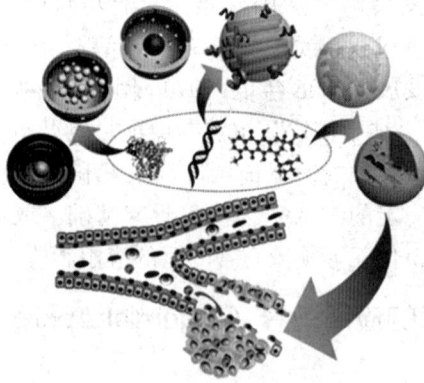

图 6-3　纳米药物载体

随着科学技术的发展，纳米生物材料在诊断检测、药物治疗以及健康预防等生物医学领域也取得了广泛的应用。例如，利用可降解生物材料，将难溶性药物包裹在其内可形成载药纳米颗粒。这些纳米粒子不但具有穿过组织间隙并被细胞吸收的特性，而且还具备低毒、靶向、缓释，且可实现口服、静脉注射等多种给药途径等优点。用于影像学增强的纳米粒子可作为新一代造影剂，为更灵敏、更仔细地观察细胞及病变组织提供了更多可视化工具。此外，纳米生物材料在组织工程支架、人造皮肤及血管、医学诊断与检测等方面均展现出良好的发展势头和巨大的发展潜力。

二、纳米生物材料的特性（Characteristics of Nanobiomaterials）

纳米材料由纳米结构单元构成，纳米粒子处在原子簇和宏观物体交界的过渡区域，这就使得这样的系统既不属于典型的微观系统也不属于宏观系统，而是一种介观系统。当物质的尺寸减小到纳米尺寸范围时，其表面原子数的相对比例增大，原子比表面积也会增大。这种变化影响到物质的结构，从而使材料具备表面效应、小尺寸效应、宏观量子隧道效应等不同于微观原子、分子和宏观物体的奇异特性。在宏观物理化学性质上，纳米材料的光学、力学、磁学、热学、电学等性质也与大块物体相比有很大不同。纳米生物材料属于纳米材料当中的一种，因而纳米材料的基本性质纳米生物材料也具备。下面将对纳米材料的基本特性做具体阐述。

（一）表面效应（Surface Effect）

纳米材料的表面效应是指纳米粒子的比表面积随粒径的变小而急剧的增大，所引起的性质上的巨大变化。当粒子直径减小到纳米级时，不仅会引起表面原子数的迅速增加，同时纳米粒子的表面积和表面能都会迅速增加。从表 6-1 中可以看出，当颗粒粒径大于 100nm 时，其表面效应可以忽略不计。而当尺寸减小时，其表面原子百分数会急剧增长，当纳米粒子粒径减小到 1nm 时，此时其表面原子数比例高达 99%，原子几乎全部集中到纳米粒子的表面。由于表面原子周围缺少相邻的原子，有许多悬挂键，具有配位不饱和性质，同时这些原子也具有很高的表面能，因而使得这些原子很容易与其他原子相结合而稳定下来，故具有很高的化学活性。利用金属纳米颗粒表面很高的化学活性，可将其用作新一代高效催化剂。

表 6 - 1　超细颗粒表面原子百分数与颗粒直径的关系

直径/nm	1	2	5	10	20	100
原子总数	30	2.5×10^2	3×10^3	3×10^4	2.5×10^5	10^6
表面原子所占比例/%	99	80	40	20	10	2

（二）体积效应（Volume Effect）

纳米粒子体积极小，所包含的原子数很少，因而许多现象就不能用通常有无限个原子的块状物质的性质加以说明，这种特殊的现象通常称之为体积效应。例如，随着纳米粒子直径的减小，能级间隔增大，电子移动困难，电阻率增大，从而使能隙变宽，金属导体会变为绝缘体。

（三）量子尺寸效应（Quantum Size Effect）

当粒子尺寸降低到纳米级别时，金属粒子费米面附近的电子能级由准连续变为离散能级的现象和半导体微粒存在不连续的最高被占据分子轨道和最低未被占据的分子轨道能级、能隙变宽现象均称为量子尺寸效应。对纳米颗粒而言，尺寸变小的同时，其比表面积亦显著增加，表面原子的电子能级离散、能隙变宽、晶格改变、表面原子密度减小，从而产生以下一系列新奇的性质。

1. 特殊的光学性质（Special Optical Properties）

当材料尺寸减小到一定程度时，此时纳米颗粒具有很强的吸光性。虽然不同的块状金属具有不同的颜色，但当其尺寸减小到纳米级别时，几乎所有的金属都呈现出黑色。这是因为当尺寸细化到纳米尺度时，金属纳米粒子对光的反射率会低于1%，此时金属纳米粒子会出现消光现象，故在颜色上显示为黑色，且尺寸越小，颜色愈黑。利用这个特性，纳米材料可以作为高效率的光热、光电等转换材料，应用于红外隐身技术等。

2. 特殊的热学性质（Special Thermal Properties）

大尺寸固态物质的熔点一般固定且很高，但当其尺寸减小到纳米级后，其熔点会显著降低，尤其当颗粒尺寸小于10nm时，熔点降低现象尤为显著。例如，金的常规熔点为1064℃，但当其尺寸减小到2nm时，其熔点仅为327℃左右。超微颗粒熔点降低的性质对粉末冶金工业具有一定的吸引力。例如，在钨颗粒中附加0.1%～0.5%重量比的超微镍颗粒可以使烧结温度从3000℃降低到1200℃～1300℃，通过这种方法，可以降低大功率半导体管基片的烧结温度。

3. 特殊的磁学性质（Special Magnetic Properties）

小尺寸纳米颗粒的磁性与大块材料显著不同，磁性纳米颗粒具有高矫顽力和超顺磁性的特性。纯铁的矫顽力约为80 A/m，然而当其颗粒尺寸减小到20nm以下时，其矫顽力可增加1000倍，若尺寸进一步减小到6nm时，其矫顽力反而降低到零，呈现出超顺磁性。利用磁性纳米颗粒的高矫顽力特性，可以制成高贮存密度的磁记录磁粉，大量应用于磁带、磁盘、磁卡以及磁钥匙等。利用其超顺磁性，人们已将磁性纳米颗粒制成用途广泛的磁性液体。

4. 特殊的力学性质（Special Mechanical Properties）

当颗粒的尺寸减小到纳米级别后，其晶界数量大幅地增加，可使材料的强度、韧性和超塑性得到极大的提高，对机械应力的反应完全不同，相比同类大块材料，其力学性能得到很大程度的提升。例如，陶瓷材料在通常情况下呈脆性，然而由纳米超微颗粒压制成的纳米陶瓷材料却具有良好的韧性；呈现纳米晶粒状态的金属也要比传统的粗晶粒金属硬 3~5 倍等。

（四）宏观量子隧道效应（Macro Quantum Tunnel Effect）

微观粒子具有贯穿势垒的能力被称为隧道效应。近年来，人们发现纳米材料的一些宏观物理量，如磁化强度、量子相干器件的磁通量以及电荷等也具有隧道效应，它们可以穿越宏观系统的势垒产生变化，故称为宏观量子隧道效应。宏观量子隧道效应的研究对基础研究和实际应用都有重要的意义，它限定了磁带、磁盘进行信息存储的时间极限是制造未来微电子器件的基础，或者说确立了现有微电子器件进一步微型化的极限。

基于以上纳米材料的特殊性质，纳米材料在生物医学领域也得到了广泛的应用。例如，由于纳米材料的表面效应，纳米级别的二氧化钛（TiO_2）具有很高的表面能，可以吸附氧和水并发生光催化反应，产生的原子氧和氧自由基可以杀死细菌。这也是纳米级 TiO_2 作为抗菌剂的原理。金纳米棒的等离子体共振现象也是源于纳米材料基本特性。由于金棒的纳米尺度限制了电子的运动范围，使其只能在金纳米棒表面进行震荡，当受到光照射时，金棒表面会产生感应电荷，感应电荷产生的回复力会引起自由电子的集体震荡。金纳米棒的等离子体共振现象使得其具有强烈的近红外吸收、散射及表面、附近局域的电磁场增强等特性，从而可以满足从细胞到组织、从体外到体内、从动物实验到临床应用的多种生物成像方法的需要以及在肿瘤诊疗方面的应用等。

三、纳米生物材料的分类及用途（Classification and Application of Nanomaterials）

（一）纳米无机材料（Inorganic Nanomaterials）

通常所说的纳米无机材料包括纳米陶瓷材料、纳米微孔玻璃和纳米碳材料。

1. 纳米陶瓷（Nano Ceramics）

传统的陶瓷材料是晶粒和晶界组成的烧结体，很难避免材料中存在气孔和微小裂纹，从而影响材料界面的结合强度以及物理特性。当晶粒尺寸减小时，材料的力学性能产生很大的改变，强度、韧性和超塑性将大大提高。纳米陶瓷是由纳米级水平显微结构组成的新型陶瓷材料，由于其内在气孔或缺陷尺寸大大减小，材料不易造成穿晶断裂，从而很大程度上提高了陶瓷材料的断裂韧性。而晶粒的细化又使晶界数量大大增加，有助于晶界间的滑移，使纳米陶瓷材料表现出独特的超塑性。纳米陶瓷克服了传统陶瓷的可塑性差、脆性高等缺点，具有的高生物兼容性和低细胞粘附性，在人工齿、人工骨、人工关节、耳听骨修复体等材料的制造和临床应用方面具有很大的应用价值。

2. 介孔硅纳米粒子（Mesoporous Silica Nanoparticles）

介孔硅纳米粒子（Mesoporous Silica Nanoparticles，MSNPs）是一种新型的无机纳米材料，其具有纳米量级微孔，根据不同的制备技术，孔径可以小至 1～2nm，大至几百个纳米甚至几千个纳米。介孔硅纳米粒子在生物化学和生物医学领域获得了广泛的应用，主要用来用做微孔反应器、微晶储存器、功能性分子吸附剂、化学或生物分离基质、生物酶催化剂载体、药物控制释放体系的载体等。

3. 纳米碳材料（Carbon Nanomaterials）

纳米碳材料包括纳米碳管和纳米碳纤维。该类材料不但具有低密度、高比模量、高比强度和高导电性等特性，还具有缺陷数量极少、比表面积大和结构致密等超常特性及良好的生物相容性，由之制造的人工器官、人工骨、人工关节、人工肌腱在强度、硬度和韧性等诸多方面的性能显著提高。此外，利用该类材料的高效吸附性，可以将其用于血液净化系统，清除某些特定的病毒或成分。

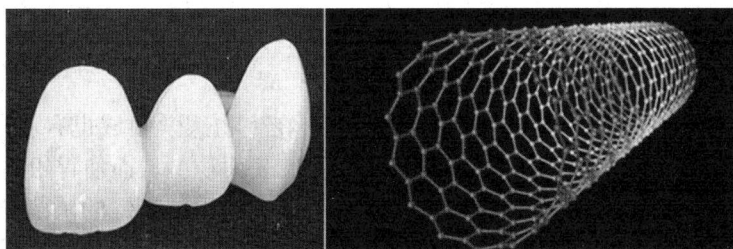

图 6-4 人造牙齿及碳纳米管

（二）纳米金属材料（Nanometallic Materials）

金属纳米颗粒的种类很多，在生物医学领域中用途也很广泛，下面将对几类有代表性质的金属纳米颗粒做讨论。

1. 金纳米颗粒（Gold Nanoparticles）

纳米金（Nanogold）是指粒径在 1nm～100nm 之间的金颗粒，一般是分散在水溶液中的水溶胶，故又称为胶体金。纳米金的颜色随着粒径的大小呈现出不同颜色的变化。当其粒径从小到大，表观颜色依次从淡橙色（<5nm）、酒红色（5～20nm）、深红色（20nm～40nm）、蓝紫色（>60nm）等。较小的纳米金基本呈球形，粒径变大后（>30nm）形貌多呈椭圆形。由于金纳米粒子具有优良的电学、磁学、光学性质以及优良的结构及生物相容性，其在生物医学领域具有广泛的应用。尤其是在快速免疫诊断方面、免疫组化、DNA 检测等方面更是具有准确、灵敏快速的功效。

例如，单分散金纳米颗粒在溶液中呈现红色，被检测物加入时会影响金纳米颗粒发生的聚集状态，由于金纳米颗粒体系在不同状态下会有不同的颜色变化，因此，可利用此性质将金用于可视化检测中。如图 6-5 所示，利用用 6-巯基苯硼酸和二巯基丙酸马来酰酯修饰金纳米颗粒表面，可用来检测小鼠脑脊液中的多巴胺。当存在多巴胺时，多巴胺分子一端的氨基可以与马来酰酯反应，另一端的邻苯二酚会与硼酸反应，多巴胺的加入使金纳米颗粒聚集，颜色发生变化，这种方法的检测限可以达到 0.5nmol/L。

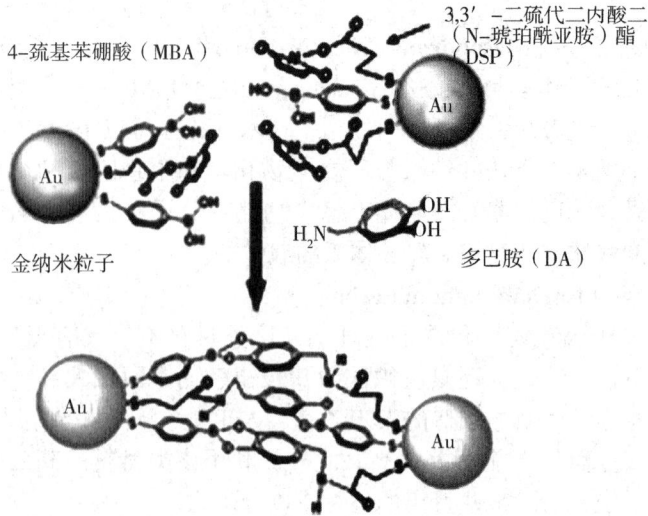

图 6 - 5　金纳米颗粒检测多巴胺示意图

2. 银纳米颗粒（Silver Nanoparticles）

银纳米粒子作为一种新兴的功能纳米材料，在生物医学领域也有着广泛的应用。例如，银纳米粒子由于其尺寸效应，具有很高的比表面积，从而使得银纳米粒子与微生物表面接触的概率大大增加，通常被用作抗菌剂。利用纳米银的杀菌作用，添加纳米银粒子的医用敷料可以杀死诸如金黄色葡萄球菌、大肠埃希菌、铜绿假单胞菌等临床常见的 40 余种外科感染细菌。纳米银的杀菌机理为：①可与细胞膜、细胞壁 DNA 相结合，破坏 DNA 结构，抑制 DNA、RNA、蛋白质的合成从而使病菌失活。②纳米银的高催化能力使周围空间产生原子氧，而原子氧具有强氧化性，可以杀死细菌。③纳米银可与细菌体的蛋白酶上的化学基团结合（例如巯基等），使蛋白酶失活，导致细菌死亡。

3. 磁性纳米颗粒（Magnetic Nanoparticles）

磁性纳米粒子多种多样，一般包括磁铁矿、赤铁矿、氢氧化铁、水合氧化铁、纤铁矿等等。磁性纳米粒子具有与其他材料不同的热能、磁性、胶体稳定性等优良的化学性质，因而在生物医学领域获得广泛应用。

例如，磁性纳米材料可结合各种功能分子（如抗体、酶、DNA 或 RNA 等）用于生物细胞分离、临床诊断、靶向热疗、核磁共振造影剂等方面。将四氧化三铁（Fe_3O_4）纳米粒子均匀地分散在水中可以达到磁性流体材料，将磁性流体材料放置在一定功率和频率的交变磁场中，会产生一些特殊的物理效应，如弛豫效应、磁滞效应等，从而可以吸收交变磁场能量并转化为热能，使周围介质升温。利用磁流体的热效应可以进行肿瘤的热疗，即将一定剂量的磁流体注入肿瘤组织，然后施以一定的交变磁场，使肿瘤细胞升温到 42℃ 以上，从而利用热效应从而杀死肿瘤细胞，达到治疗的目的。此外，超顺磁性 Fe_3O_4 纳米粒子还可作为新型的磁共振成像（Magnetic Resonance Imaging，MRI）造影剂。这种造影剂具有磁靶向性、体内组织特异性、血液循环半衰期长以及安全性好等优点。同时改变了核磁共振的 R2 弛豫，缩短 T2 时间，减弱 T2 加权信号，大大提高核磁共振成像检测技术的灵敏度。（图 6 - 6）

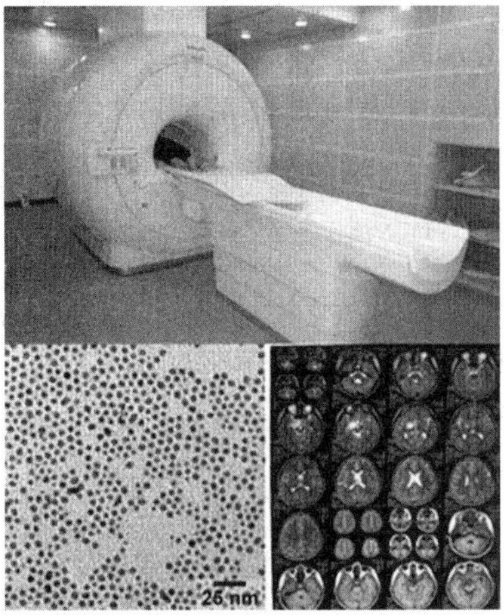

图 6-6 磁性纳米颗粒及 MRI 成像技术

(三) 纳米高分子材料（Polymer – based Nanomaterials）

纳米高分子材料也可以称为高分子纳米微粒或高分子超微粒，在药物载体、基因载体、免疫分析、介入治疗等方面，纳米聚合物粒子也有重要的应用价值。

对于半衰期短的药物（例如蛋白质、多肽、基因等活性物质），由于其易被消化液中的某些生物大分子所分解，故直接口服这类药物的药效并不理想。然而将药物溶解、包封或吸附在纳米粒载体上，通过纳米粒子的靶向作用运输到特定的组织和器官，不但能增加此类药物的稳定性，还能降低毒副作用，增强疗效。例如，三嵌段聚合物聚乙二醇–b 聚丙烯酸–聚苯乙烯（PEG–b–PAA–PS）可在水溶液中自组装成聚合物胶束，用于包裹光动力药物用于癌症的光动力学治疗。如图 6-7 所示，聚苯乙烯疏水段可构成胶束内核，用来包裹光敏剂锌钛菁；聚丙烯酸亲水段形成胶束内壳，用于连接血红蛋白分子，运输氧分子到肿瘤区域，增强光动力治疗效果；而聚乙二醇（PEG）外壳则可以增加纳米粒子在体内的长循环稳定性。

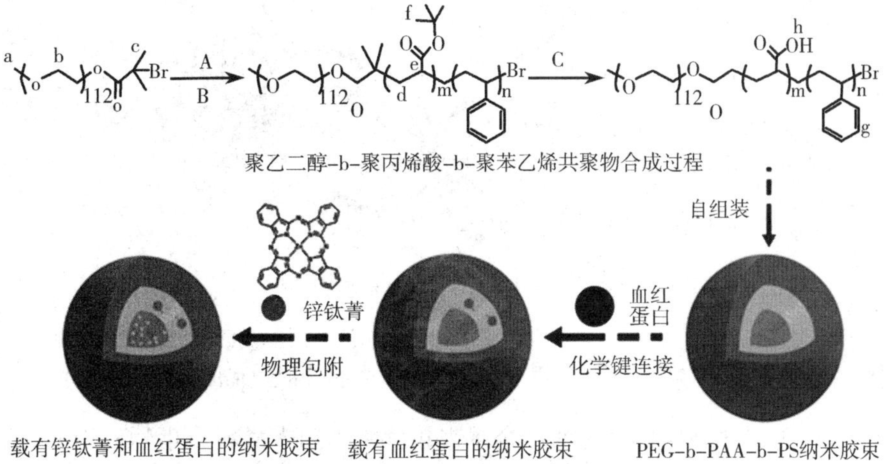

聚乙二醇–b–聚丙烯酸–b–聚苯乙烯共聚物合成过程

载有锌钛菁和血红蛋白的纳米胶束　　载有血红蛋白的纳米胶束　　PEG–b–PAA–b–PS纳米胶束

图 6-7 PEG–b–PAA–PS 聚合物胶束用作药物载体

此外，在基因载体方面，用纳米高分子材料包裹核苷酸可防止其在体内过早水解，还可将其靶向性地输送到特定的组织器官；在免疫分析中，某些具有亲水性表面的纳米聚合物粒子，对非特异性蛋白的吸附量很小，被广泛地作为新型的标记物载体来使用；在介入治疗方面，目前已有将载有地塞米松的乳酸－乙酸共聚物纳米粒子，通过动脉给药的方法送入血管内来治疗动脉再狭窄等。

（四）纳米复合材料（Nanocomposite）

纳米复合材料包括三种形式，即由两种以上纳米尺寸的粒子进行复合或两种以上厚薄的薄膜交替叠叠或纳米粒子和薄膜复合材料。由于纳米尺寸的粒子具有很大的表面能，同时粒子之间的界面区也很大，所以使一些通常不易固溶、混溶的组分有可能在纳米尺度上复合，从而形成新型的金属/陶瓷、陶瓷/陶瓷、无机/无机、无机/有机等复合材料。这些材料由于具有独特的纳米尺寸效应，其韧性和耐温性更强，故在医学领域的应用将更广阔。

例如，石墨烯由于具有独特的电子结构和物理化学性质，在电化学检测和生物分析等方面具有独特的优势。然而由于石墨烯本身容易团聚、卷曲、层间的堆叠和在溶剂中的分散性差等特点，大大限制了它在电化学分析中的应用。通过将石墨烯与无机或有机功能性材料进行复合，充分发挥不同组分的协同作用，可以极大地改善和增强石墨烯的电化学性质，扩宽其应用。如图 6 - 8 所示，将石墨烯纳米片（Graphene Nanosheets，GNSs）和铂纳米粒子（Ptnanoparticle，PtNPs）复合可以得到 GNS - Pt 杂化材料。在此基础上固定胆固醇酯酶和胆固醇氧化酶可以制备电流型生物传感器，用于检测 H_2O_2 和胆固醇。石墨烯纳米片的高导电性和铂纳米粒子的催化活性相结合可加速整个化学反应的电子转移过程。因此，用这种纳米复合材料做电极要比 Pt 电极的催化电势低 100 mV 以上。所制备的传感器平台灵敏度高，在不存在其他氧化还原媒介或酶的情况下，对 H_2O_2 的线性响应范围可达 12mM，检测线低至 0.5nm。

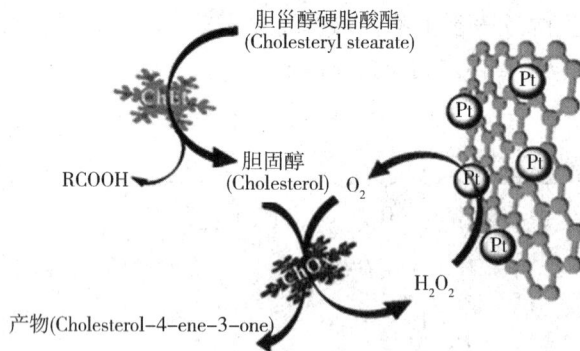

图 6 - 8　基于石墨烯 - PtNP 复合材料的电流型胆固醇生物传感器示意图

四、纳米生物材料前景展望（Prospects of Nanobiomaterials）

现如今，材料学和生物医学的结合越来越紧密，纳米材料在生物应用上已取得了很大的成就，但同时纳米生物材料也存在一些问题，需要深入研究和解决。例如纳米颗粒在生物体内滞留时间的长短直接影响到机体的健康；纳米颗粒在体内的分布情况的探测还需要成像技术的进一步发展；纳米技术所带来的新的环境问题有待于进一步做出新的评价等。但总体来说，纳米材料在生物医学方面还是有巨大的应用潜力和广阔的应用背景，今后也必将在以下几个方面获得更大的应用：

（1）生物医学检测诊断材料：现在纳米材料在生物检测诊断上已有长足进步，各种纳米材料也已经在实践中的应用取得了良好的效果。但在各种医学检测中对各种各样的功能性纳米材料的要求还比较高，分析与检测技术的进一步优化，势必要求具有更先进性能纳米材料的出现。

（2）药物递送材料：药物控释纳米材料将继续成为纳米医用材料研究发展的重点。新的纳米药物载体不但具有能穿过组织间隙并被细胞吸收等特性，而且还应具有靶向、缓释、高效、低毒且可实现口服、静脉注射及敷贴等多种给药途径等优点，因而纳米生物材料在药物输送方面具有广阔的应用前景。

（3）功能性生物材料：多种多样的特定功能的纳米材料必将越来越多地应用到生物医学领域中。在未来几年，纳米陶瓷材料将在人造骨骼中发挥主导作用，有着各种特性的无机–有机复合纳米材料也必将在介入治疗、血液净化等方面大展身手。

第三节　纳米生物检测技术
Section 3　Nanobiological Detection Technology

随着纳米材料制备技术不断发展，涌现出了各式各样的功能化纳米生物材料，被广泛地应用在分析检测中，随之发展出了多种纳米生物检测技术。目前这些检测技术主要基于在检测过程中捕获光信号，电信号和磁学信号的变化，来测定目标物的存在或浓度。由于纳米生物材料所具有小尺寸效应，量子尺寸效应等纳米效应而表现出特殊的光、电、磁等理化性质，提高了检测的灵敏度和效率，因此，针对样品中特定细胞、病原微生物、蛋白质、核酸、小分子的检测，纳米生物检测技术再结合其他信号放大的技术，将会把检测灵敏度提高到一个新的水平，最终有望实现单细胞/单分子水平的超灵敏检测。

在纳米生物检测过程中，提高灵敏度的要素有三种：①标记物的选用；②信号放大的技术；③降低背景信号。评价一项纳米生物检测技术的优劣，需要考虑以下7个方面：①特异性强；②灵敏度高；③操作简便；④可靠性和重现性强；⑤同时检测多种目标物；⑥低成本；⑦耗时少。

本节内容主要从检测分析方法的角度来，结合国内外研究成果来介绍一下纳米生物材料在临床诊断、环境监测、生物检测、食品安全检测等方面的应用。

一、基于光学信号的纳米生物检测技术（Nanobiological Detection Technology Based on Optical Signals）

光是指所有的电磁波谱，光学分析（Optical Analysis）主要是根据物质发射的电磁辐射或电磁辐射与物质相互作用后产生的辐射信号和变化而建立起来的一类分析方法，比如紫外可见吸收光谱法、荧光光谱法、拉曼光谱法等。纳米金/银体系、量子点、上转换纳米材料等凭借其独特的光谱特性以及优良的化学稳定性，广泛地被应用于光学分析中。所有光学分析包括三个基本过程：①能源提供能量；②能源与物质之间的相互作用；③产生并收集信号。下面就常用的比色及紫外可见吸收光谱型，荧光型，表面增强拉曼散射型，电化学发光型及化学发光型的纳米生物检测技术做一下介绍。

（一）纳米比色及紫外－可见吸收光谱检测技术（Colorimetric/UV－visible Absorption Spectra Method）

比色法（Colorimetry）以生成有色物质的显色反应为基础，利用有色物质对特定波长光的吸收特性来定性分析目标物。一般包括两个步骤：首先选择适当的显色剂与待测组分反应，形成有色化合物；然后再比较或测量有色化合物的颜色变化。由于肉眼观察误差较大，可通过测定有色物质在紫外－可见光谱区吸收的电磁辐射强度来进一步做定量分析。即采用"比色检测＋紫外可见吸收光谱法"的组合手段，用眼睛定性，用紫外可见吸收光谱定量，该方法具有成本低、操作简便，易于现场操作，应用广泛等优点。比色分析对显色反应的基本要求是：①反应具有较高的灵敏度和选择性；②反应生成的有色化合物稳定，与显色剂的颜色差别较大。选择适当的显色反应和控制好适宜的反应条件，是比色分析的关键。

传统比色法选择性较差，显色反应生成的有色化合物摩尔吸光系数小，导致检测灵敏度不高。而贵金属纳米材料（主要是纳米金、银）具有很强的表面等离子共振效应，根据组成成分，形貌以及聚集程度的不同，在紫外可见光波段具有明显的特征吸收峰，并呈现出丰富的颜色变化，其摩尔吸光系数消光系数比普通有机染料高 3～5 个数量级，解决了传统比色法遇到的问题。下面就展开介绍一下基于贵金属纳米材料表面等离子共振效应的纳米比色及紫外可见光谱检测技术。

1. 表面等离子共振与比色法（Surface Plasmon Resonance and Colorimetry）

贵金属纳米颗粒的自由电子在与入射光的相互作用中，当入射光的波长与自由电子的振动频率发生共振耦合时，就会产生表面等离子体共振（Surface Plasmon Resonance，SPR），在紫外－可见光谱上显示强的吸收峰。SPR 峰的位置取决于纳米粒子的大小、形状、分散度等。如球形纳米金颗粒（Gold Nanoparticles，Au NPs）表现为单一的纵向 SPR（Longitudinal Surface Plasmon Resonance，LSPR）峰。LSPR 峰的位置受颗粒尺寸影响。随着 Au NPs 尺寸的增加，粒子表面高能级与低能级之间的距离减小，使得共振吸收所需的能量降低，LSPR 峰红移，溶液颜色相应地由红色变为紫色，最终呈现蓝色，如图 6 - 9。与球形纳米金颗粒相比，金纳米棒（Gold Nanorods，Au NRs）则具有横向和纵向两个 SPR 峰，其横向 SPR（Transverse Surface Plasmon Resonance，TSPR）基本无变化，纵向 SPR 峰的位置随着金纳米棒长径比的增加而红移，如图 6 - 10。

纳米金体系在不同聚集状态下也会呈现不同的颜色，如单分散球形金纳米颗粒在溶液中呈现红色；Au NPs 发生聚集时粒径增大，颗粒间的等离子体耦合发生改变，吸收峰红移。这一物理特性使 Au NPs 在可视化比色法检测中占有重要的地位。然而 Au NPs 比表面积大，表面能也大，对周围环境比较敏感，极易自发团聚，一般都需要进行表面改性，目的是为了控制 Au NPs 的尺寸与形貌，改善其分散性和稳定性，并赋予其新的功能。表面改性的手段分为：①以静电吸附或包埋的物理改性；②与纳米金属粒子表面的原子发生化学反应的化学改性。如图 6 - 11，球形纳米金颗粒的四种典型表面改性方法：利用柠檬酸还原法制备 Au NPs 时，柠檬酸根吸附在 Au NPs 上。硫醇修饰的配体，巯基修饰的亲和素或蛋白质分子（如抗原 - 抗体、酶）半胱氨酸残基上的巯基与柠檬酸根发生配体交换形成金 - 硫（Au - S）共价键，从而将不同的功能分子修饰到其表面。

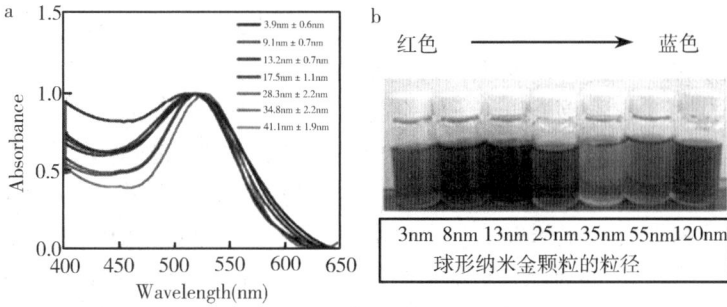

图 6 - 9　不同粒径 Au NPs 的紫外 - 可见吸收光谱（a）及溶液颜色照片（b）

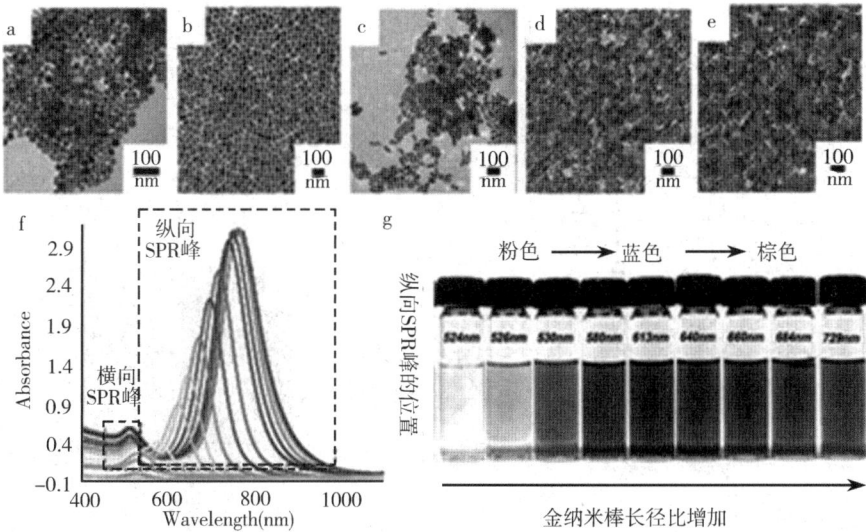

图 6 - 10 不同长径比金纳米棒的 TEM 照片（a~e），紫外 - 可见吸收光谱（f）及溶液颜色照片（g）

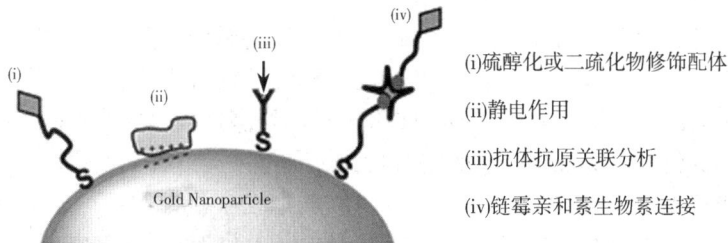

(i)硫醇化或二疏化物修饰配体

(ii)静电作用

(iii)抗体抗原关联分析

(iv)链霉亲和素生物素连接

图 6 - 11　球形纳米金颗粒的四种典型表面改性方法

2. 纳米比色及紫外 – 可见光谱检测技术的应用 （Application of Colorimetric / UV – visible Absorption Spectra Method）

基于贵金属纳米颗粒 SPR 效应的比色法，操作简单，选择性好，无需大型仪器设备，通过裸眼即可实时实地对目标物进行检测，因而被广泛应用于离子、小分子、生物大分子以及病原体的检测。

重金属（Heavy Metal）是指比重大于 5 的金属如铜 Cu、铁 Fe、铅 Pb、汞 Hg 等，大约有 45 种，不具生物降解性，通过食物链富集进入人体后不易排出，对人体的神经、组织器官造成不可逆转的伤害，即使是痕量也易致癌。因此基于贵金属纳米颗粒的比色法广泛应用于有毒重金属离子的快速检测具有重要的意义。如图 6 – 12，室温下 Au NPs 表面修饰的富含 T 碱基的适配体 DNA 链与 Hg^{2+} 具有独有的耦合作用。若待检物中有 Hg^{2+}，则 Hg^{2+} 会与适配体 DNA 链形成折叠结构，从 Au NPs 表面剥离，Au NPs 胶体的稳定性大幅降低，迅速聚集，导致溶液颜色迅速变化，由红色变为蓝色。该方法最低检出限可达到 10nmol/L。核酸适配体（Aptamer）作为一种新型识别分子，本质是一段单链 DNA 或 RNA，折叠形成一定的构象与目标物进行特异性结合，亲和力高，性质稳定，靶标范围广，易被修饰，已经被广泛用于各种检测方法中。

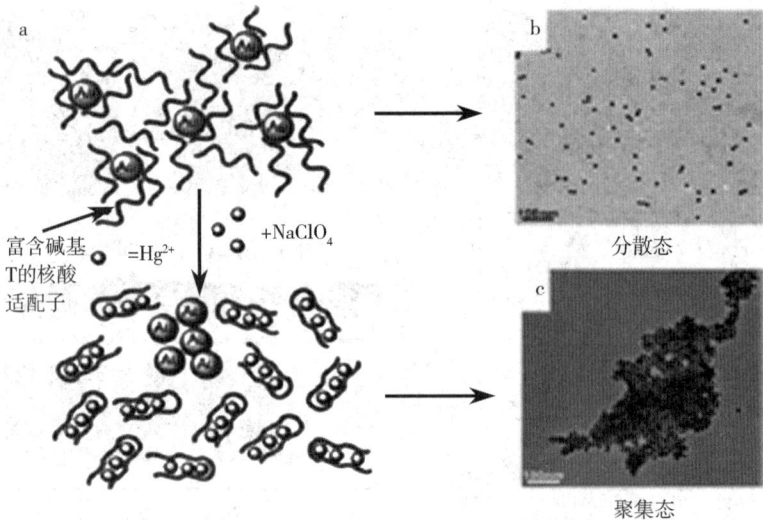

图 6 – 12　基于适配体修饰 Au NPs 检测 Hg^{2+} 的纳米比色法示意图

小分子一般为分子量小于 500 的单体物质，具有种类繁多、分布广泛等特点，与人类日常生活息息相关，因此快速准确的纳米比色法现场检测显得尤为重要。小分子物质由于具有 – SH，$– NH_2$ 等基团，可以通过较强的结合力取代纳米颗粒表面结合作用较弱的稳定剂或者与纳米颗粒表面的功能分子形成氢键，导致纳米材料团聚，使其溶液颜色发生变化，以实现小分子的定量检测。如图 6 – 13 （a）所示，待检物三聚氰胺与金纳米颗粒表面修饰的 3 – 巯基 – 1 – 丙磺酸盐发生氢键作用，导致金纳米颗粒发生聚集而变色。该方法对三聚氰胺的检出限为 8nmol/L。如图 6 – 13 （b）所示，基于金纳米棒（Au NRs）被氧化刻蚀可视化检测葡萄糖的方法。葡萄糖在葡萄糖氧化酶催化作用下与 O_2 反应，生成葡萄糖酸和 H_2O_2。H_2O_2 可以氧化刻蚀 Au NRs，使其长径比变短，溶液颜色由红色变为蓝色，但是在室温条件下，该反应速率很慢。Fe^{2+} 加入可以使双氧水发生分解生成羟基自由基（·OH）加速纳米棒的刻蚀，进一步提高了反应速率。如图 6 − 13（c），Au NRs 的两端很少有表面稳定剂结合在上面，半胱氨酸通过 Au − S 键结合在 Au NRs 两端，在酸性条件下，半胱氨酸的氨基质子化与相邻 Au NRs 一端的羧基形成氢键，使 Au NRs 发生"头碰头"聚集，导致溶液颜色发生变化。此方法对半胱氨酸具有很好的选择性，检出限低至 10 pmol/L。

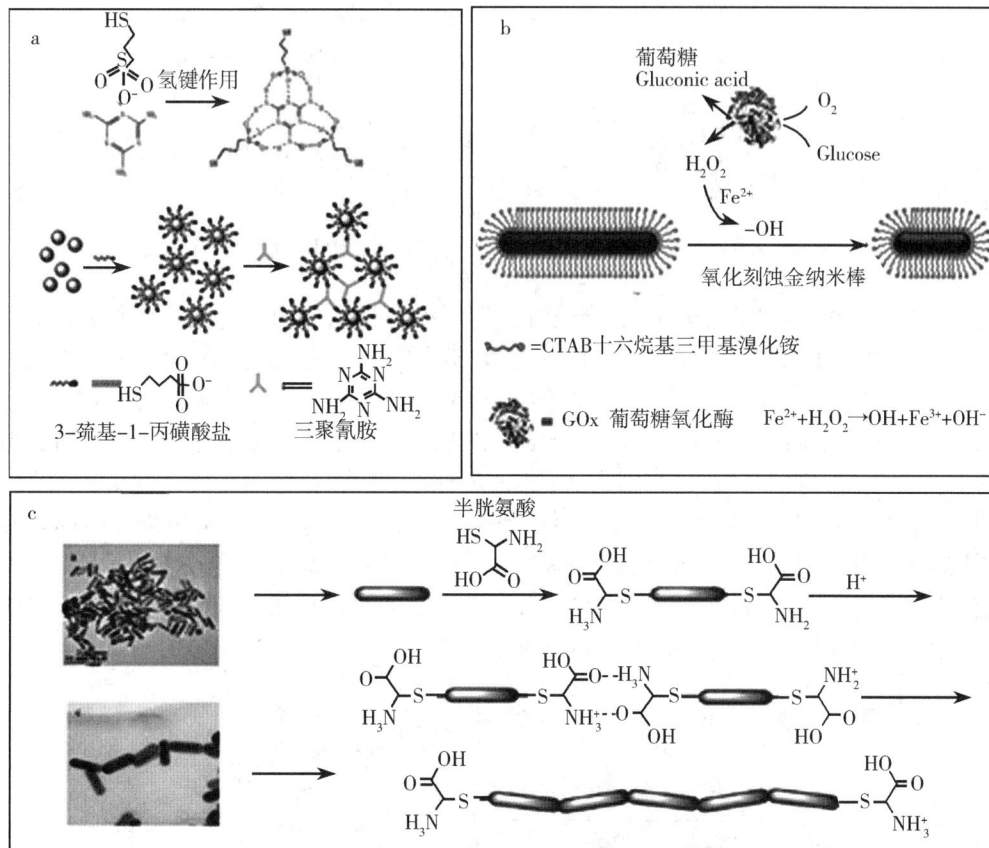

图 6 − 13　基于金纳米的比色分析示意图

（a）金纳米颗粒用于三聚氰胺比色分析示意图；（b）基于金纳米棒氧化刻蚀的葡萄糖比色分析示意图；（c）基于金纳米棒"头碰头"聚集的半胱氨酸比色分析示意图

相对于小分子物质，生物大分子是指作为生物体内主要活性成分的各种分子量达到上万或更多的有机分子包括蛋白质、核酸、多糖、脂类。任何疾病的产生，都会经信号传导和转录翻译，使生物体内核酸，蛋白质等生物大分子产生不同水平的变化，通过纳米比色法对以上目标物进行精确和快速地检测，可以实现对许多疾病的普遍筛查。纳米比色法检测核酸大分子分为交联型和非交联型。交联型如图 6 − 14（a），将两种分别与目标 DNA 的 3′ 和 5′ 末端互补的核酸适配子修饰 Au NPs，制备出两种 Au NP@DNA。通过目标 DNA 的交联作用使这两种 Au NP@DNA 距离拉近而发生团聚，溶液颜色发生变化，该方法最低检测限可达到 10 fmol。非交联型如图 6 − 14（b），Au NPs 表面修饰的与目标 DNA3′ 或 5′ 末端互补且带负电的核酸适配子，与目标 DNA 互补配对形成双链，导致 Au NPs 表面的负电荷降低，引起 Au NPs 团聚，溶液颜色发生改变。

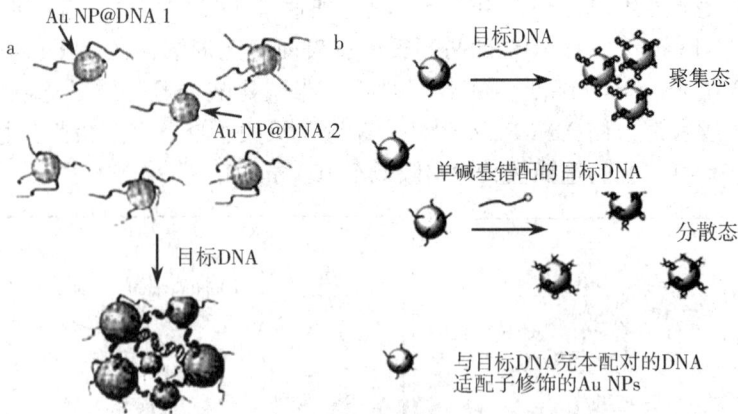

图 6-14　交联型（a）和非交联型（b）比色法检测目标 DNA 的示意图

纳米比色法检测蛋白质生物大分子时，也是利用功能化的贵金属纳米材料去特异性识别目标物，通过纳米材料颜色的变化，来指示与某些癌症和疾病发生相关的蛋白质含量。如图 6-15（a），用核酸适配体修饰 Au NPs，当有少量凝血酶存在时，一个凝血酶分子会与两个核酸适配体识别导致 Au NPs 团聚。当大量凝血酶分子存在时，Au NPs 反而呈现单分散状态，这是因为 Au NPs 表面的适配体都已被带负电的凝血酶分子识别，由于库伦斥力的作用，Au NPs 保持分散状态，该方法最低检出限为 5pmol/L。如图 6-15（b），用谷胱甘肽修饰 Au NPs，再经氨基与羧基反应将抗神经元素 3 的抗体连接在 Au NPs 上，如果有神经元素 3 分子存在，通过抗原抗体识别，拉近了 AuNPs 间距而团聚，该方法最低检出限为 8nmol/L。

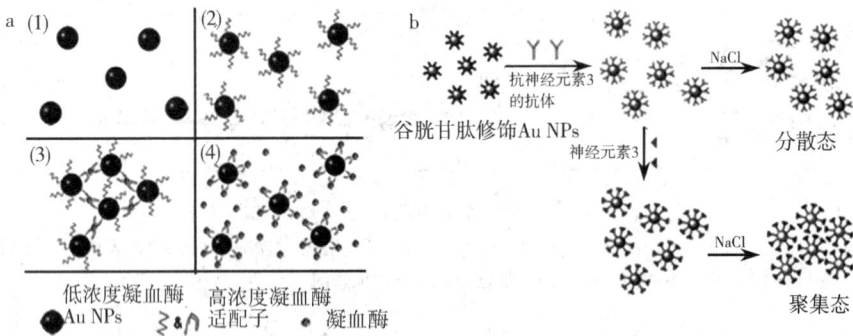

图 6-15　基于核酸适配体修饰 Au NPs 检测凝血酶的示意图
（a）和基于抗体修饰 Au NPs 检测神经元素 3 的示意图（b）

在纳米比色检测技术中值得一提是，随着对多种疾病方便、快速、大众化检测的需要，基于纳米比色法的纳米胶体金免疫层析（Gold Immunechromatography Assay，GICA）技术兴起。GIGA 是一项将胶体金免疫技术和色谱层析技术相结合的固相膜免疫分析方法，胶体金免疫层析试纸条如图 6-16（a，b）所示，以硝酸纤维素膜为载体，利用微孔膜的毛细血管作用，滴加在膜条一端的待检液慢慢向另一端渗移，通过抗原抗体结合，并利用胶体金呈现颜色（红色）反应来检测抗原。该方法成本低廉，安全，快捷，检测结果在几分钟之内显示，这是目前其他检测方法所无法达到的。GIGA检测生物大分子通常用双抗夹心法，检测小分子用竞争法。

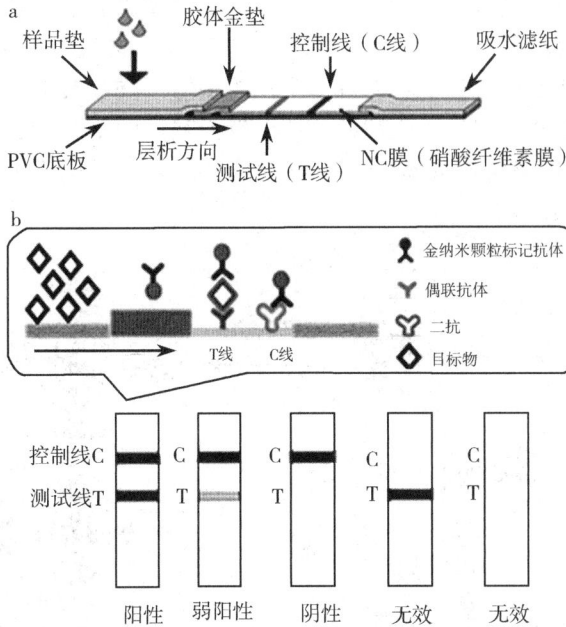

图6-16 胶体金免疫层析试纸条的结构（a）及检测结果示意图（b）

（二）纳米荧光检测技术（Fluorometry Assay）

1. 荧光分析法（Fluorometry）

荧光（Fluorescence）是指用某一特定波长的光照射荧光物质后，物质分子吸收光能处于激发态，当其能级跃迁至基态时辐射出相应波长的发射光。荧光分析法（Fluorometry）就是通过研究荧光物质的光谱位置和强度大小来对目标物定性和定量分析的方法，由此可见，选择合适的荧光标记物是荧光分析法的关键。然而传统有机荧光染料（香豆素类、芘类、荧光素和罗丹明类类荧光染料）存在一些固有的缺点，限制了其在该领域的发展和应用，这些缺点包括：①荧光发射光谱宽，易发生光谱重叠现象；②荧光激发和发射光谱易受周围环境影响，不稳定；③易发生光漂白现象，不能长时间使用；④标记效率低，不能实现多色标记。为了克服有机荧光染料的上述缺点，人们合成了新型的荧光标记材料—纳米荧光材料。纳米荧光材料所特有的量子尺寸效应和小尺寸效应使之呈现出异于同质单个分子或大块物体不同的光学性质，成为新一代用于分析检测的最具发展潜力的荧光标记物，包括无机纳米荧光材料（如半导体量子点、贵金属纳米簇），有机纳米荧光材料（如碳量子点，石墨烯），稀土上转换纳米材料及复合型纳米荧光材料等。其中研究最多的是半导体量子点，具有宽吸收、窄发射和随尺寸可调的荧光特性，荧光寿命长，生物相容性好，荧光强度是普通荧光染料的100倍左右。贵金属纳米簇（金纳米簇、银纳米簇）作为一种尺寸介于金属原子和纳米粒子之间的特殊材料，具有光稳定性强，水溶性好，比表面积大，催化活性高，发射波长可调等优点。与下转换发光材料相比，稀土掺杂上转换发光纳米材料具有毒性低、化学稳定性高、光稳定性强、发射带狭窄、荧光寿命长而且近红外光激发背景噪音低等特点。

2. 纳米荧光检测技术的应用 （Application of Fluorometry）

以上纳米荧光材料大多需要通过共价修饰的方式成为纳米荧光探针，与目标物特异性识别，根据反应前后荧光信号强度前后的变化来实现目标物的分析检测。如6-17，在磁性粒子和上转换粒子表面各修饰一段 DNA 适配子，这两段 DNA 适配子与目标 DNA 通过碱基互补作用形成磁性粒子和上转换粒子的复合物。该体系外加磁场富集磁性粒子后，并且在 980nm 光激发下可以检测到绿光，则说明了目标 DNA 的存在，发光强度反映了目标 DNA 含量。

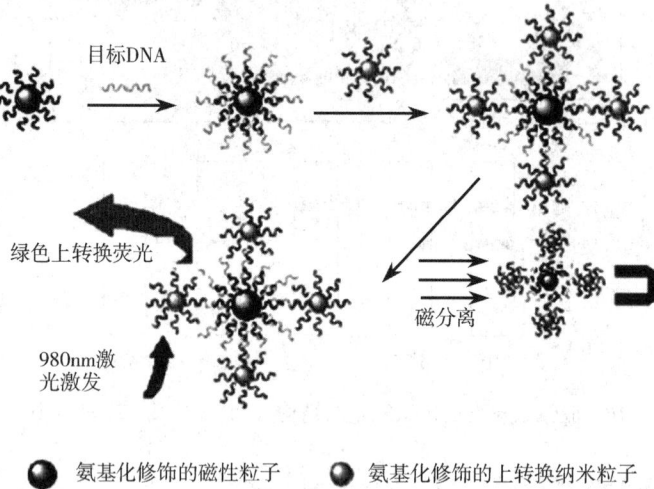

图6-17　基于上转换纳米粒子荧光探针与磁富集作用相结合检测目标 DNA

近年来，基于荧光共振能量转移（Fluorescence Resonance Energy Transfer，FRET）原理的检测方法备受青睐。这种新检测技术灵敏度高和特异性好，在均相溶液中进行且无需分离纯化。FRET 现象，是指两个不同的荧光团，分别作为能量供体（Donor）和能量受体（Acceptor），要求能量供体的发射光谱与能量受体的吸收光谱能够有效重叠，并且二者之间的距离处于 1~10nm，当用供体的激发光来激发时，处于激发态的供体分子将能量转移给附近受体分子，使受体被激发。若能量受体为非荧光分子，则起到供体荧光淬灭的作用。当目标分析物存在时，对目标物有特异性识别能力的荧光标记物发生荧光淬灭的"signal-off"或恢复荧光的"signal-on"模式。目前，常见的能量受体为纳米金体系和氧化石墨烯。下面就简单介绍一下基于纳米荧光材料 FRET 效应的纳米检测技术。

纳米金体系在可见光区有很强的吸收，功能化纳米金是优良的能量受体。如图6-18，Fe^{2+} 与高发光性能的谷胱甘肽（GSH）修饰的金纳米簇（Gold Nanoclusters，AU NCs）发生螯合作用，通过有效的电子转移淬灭了 GSH-AUNCs 的荧光，而磷酸铵分子可以特异性结合和 Fe^{2+}，使得 GSH-AU NCs 荧光恢复，从而建立了高灵敏的传感方法来检测磷酸盐分子。

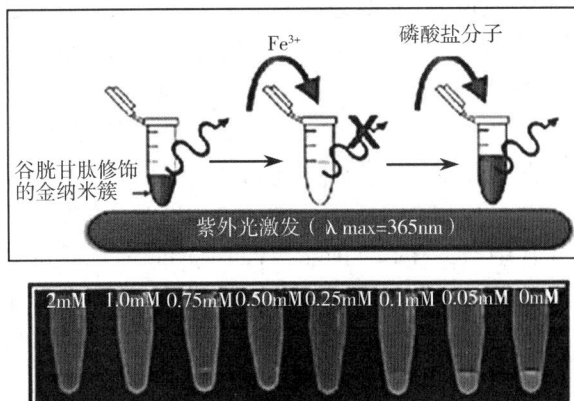

图 6－18　纳米金作为 FRET 能量受体的纳米检测技术

氧化石墨烯（Graphene Oxide，GO）是石墨烯的衍生物，其表面富含羟基、羧基等基团，水溶性好，电子捕获能力强，对荧光具有超淬灭能力。而单链 DNA（ssDNA）碱基六元环的结构很容易被 GO 吸附。如图 6－19（a），利用荧光染料标记的 ssDNA 作为探针，GO 首先将 DNA 探针上的荧光染料淬灭，目标 DNA 进入反应体系后，与 DNA 探针互补配对，使其脱离 GO，荧光恢复。利用前后荧光强度的变化可对被测样品中靶标 DNA 定量分析。如图 6－19（b），用两种具有不同发射波长的量子点分别标记 EV71 和 CVB3 两个病毒的抗体，以 GO 作为量子点能量受体，利用量子点可以共用一个激发波长的特点以及病毒与病毒抗体的特异性反应，同步检测该两种病毒。

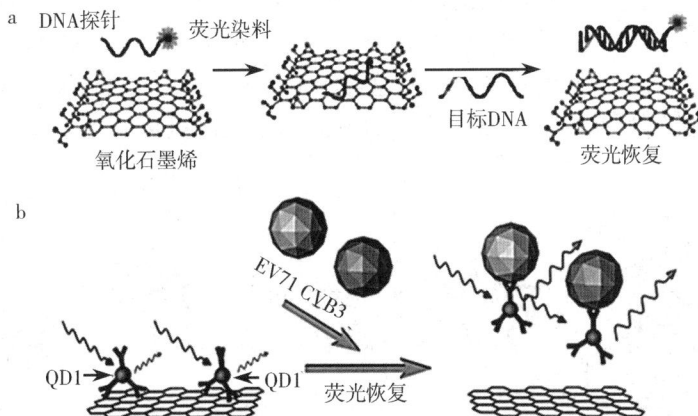

图 6－19　氧化石墨烯作为 FRET 能量受体的纳米检测技术

（三）纳米表面增强拉曼散射检测技术（Nano Surface Enhanced Raman Scattering Detection Technology）

1. 表面增强拉曼散射原理（The Principle of Surface Enhanced Raman Scattering）

1928 年，Raman 和 Krishnan 发现了光的非弹性散射效应即拉曼散射（Raman Scattering），单色光照射在分子表面会发生非弹性散射，小部分散射光因为会跟分子发生能量交换，光谱的波长会发生改变，这种光谱是拉曼光谱（Raman Spectroscopy），其谱线位置（位移值）、谱线数目和谱带强度等直接反映了基于化学分子键的延伸和弯曲的振动模式信息，进而可以鉴别分子类别和解析结构。拉曼光谱的优点在于光谱成像快，拉曼光谱峰较为尖锐，容易分辨，能够给出复杂结构的信息，而且水和玻璃没有拉曼信号，测量时通常不破坏样品（固体，半固体，液体或气体均可），样品制备简单甚至不需样品制备。但是拉曼光谱也有其缺点，拉曼截面是由分子的振动特性决定的，由于普通拉曼散射较小，将其应用在分析痕量物质方面有很大的局限性。

直至 20 世纪 70 年代中期，Fleischmann，Van Duyne 和 Creighton 分别发现和确认了表面增强拉曼散射（Surface – enhanced Raman Scattering，SERS），是指将微量分子吸附于 Au、Ag、Cu 等纳米金属颗粒或具有纳米级粗糙度的电极表面，其拉曼光谱信号增强 $10^4 \sim 10^{14}$ 倍的现象。SERS 纳米增强基底与拉曼信号增强效果相关，主要是以贵金属（Au/Ag）纳米溶胶、石墨烯、半导体 TiO_2 和量子点为材料制备的 SERS 基底。

2. 纳米表面增强拉曼散射检测技术的应用（Application of Nano Surface Enhanced Raman Scattering Detection Technology）

SERS 技术有着较高的信号强度，还可以根据不同物质造成的拉曼增强因子不同，进行多目标物的检测。加上拉曼光谱检测本身快速、无损、预处理简单的特性，在食品、环境、生物等方面痕量物质的检测中发挥着极大的应用潜力。SERS 检测技术分为直接检测和间接检测。直接检测法是指待测物质直接与 SERS 基底发生特异性结合进而引起拉曼指纹特征峰变化。间接法应用更为广泛，指目标物质与拉曼报告分子修饰的 SERS 基底发生相互作用，导致修饰在基底表面的拉曼报告分子的拉曼信号发生变化，从而实现定量分析。拉曼报告分子要求具有较强的拉曼信号，较少的拉曼特征峰，且大部分都包含巯基和氨基，易被修饰在 SERS 纳米金属基底上，如 6 – 甲基硫苯酚、罗丹明 B、2 – 甲基苯甲酸等。基于 SERS 效应发展的新型纳米光学传感器选择性好和灵敏度高，可实现单分子水平的检测，主要包含四个部分：SERS 纳米增强基底，拉曼报告分子，识别配体和目标物。下面介绍一下该技术在检测重金属离子，痕量小分子中的实际应用。

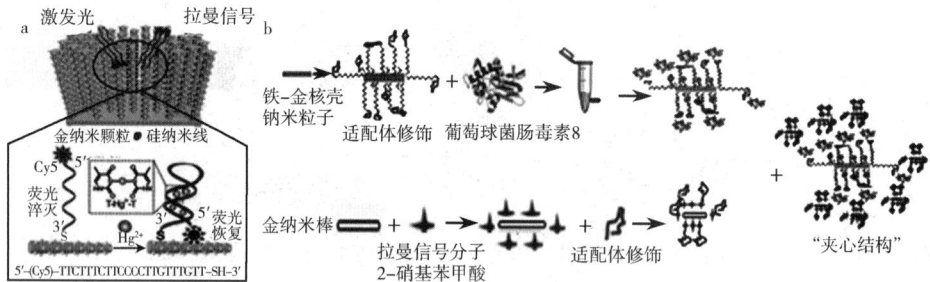

图 6 – 20　基于不同 SERS 基底纳米生物检测技术示意图

如图 6 – 20（a），拉曼报告分子 Cy5 通过一段单链 DNA 修饰在硅纳米线上排布的金纳米颗粒表面，通过 $T – Hg^{2+} – T$ 的识别作用，单链 DNA 变成发夹结构，Cy5 与 SERS 基底距离拉近，导致拉曼信号增强来检测 Hg^{2+}。如图 6 – 20（b），分别在铁 – 金核壳结构的纳米粒子与修饰有 SERS 拉曼信号分子 2 – 硝基苯甲酸（DTNB）的金纳米棒表面修饰上与葡萄球菌肠毒素 BSEB 特异性结合的适配子。利用前者去捕获 SEB，并将其从复杂样品中磁分离出来。再与后者结合，形成具有拉曼信号的三明治夹心结构，通过检测溶液中的拉曼信号强度，来定量分析 SEB 的浓度。

（四）纳米化学发光检测技术（Nano Chemiluminescence Detection Technology）

1. 化学发光（Chemiluminescence）

化学发光（Chemoluminescence，CL）是指由于化学反应产生激发态的化学物质，跃迁到较低能量状态时的发光现象。这种 CL 现象大都与活性氧的产生、自由基的连锁氧反应相关。根据激发态物质产生的方式可以将化学发光分为直接化学发光和间接化学发光（图 6 - 21）。化学发光材料主要由发光物质、氧化剂、荧光体组成。氧化剂通常是用过氧化氢，发光物质通常用的是水杨酸酯的衍生物，荧光体是各种荧光化合物。化学发光分析是指根据化学发光反应中某一时刻的发光强度或发光总量来确定待测物含量的分析方法。根据供给能量来源可分化学发光分析法（供能反应为一般化学反应）、电致化学发光分析法（Electrochemical Luminescence，ECL）（供能反应为电化学反应）和生物化学发光分析法（Biochemiluminescence，BCL）（供能反应为生物化学反应）。与其他光学分析方法比较，化学发光分析具有分析速度快、仪器设备简单、易实现自动化等优点，且不需要外部光源，因此消除了瑞利散射和拉曼散射的影响，同时也避免了光源不稳定而导致波动的缺点，因而背景噪音低，信噪比高。

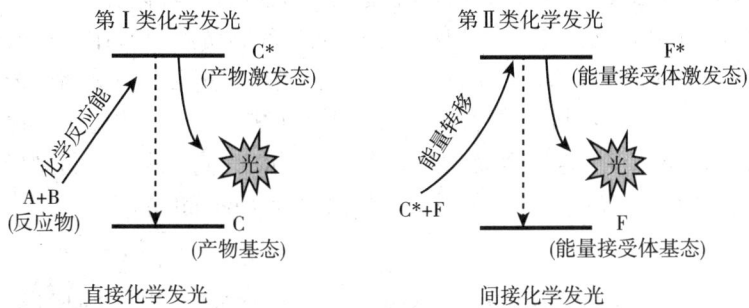

图 6 - 21　直接化学发光和间接化学发光示意图

2. 纳米化学发光检测技术的应用（Application of Nano Chemiluminescence Detection Technology）

传统化学发光反应的效率较低，结合纳米材料的信号放大作用和良好的生物相容性，合成各种发光功能化纳米材料后，可大大提高化学发光强度，使灵敏度高可达 amol/L 级别、线性范围宽可达 3 个数量级。纳米化学发光检测技术是现代分析领域最有效的痕量和超痕量分析技术之一，适合于环境监测、药物分析、食品安全检测、临床诊断以及生命科学等领域低含量组分的分析。在化学发光体系中，常用于制备发光功能化纳米粒子有贵金属纳米粒子（Au、Ag、Pt 等）、无机纳米粒子（碳纳米管、氧化石墨烯等）及半导体材料（CdTe - QDs）。其中半导体量子点由于水溶性好、性质稳定且具有较低的 ECL 激发电位，成为 ECL 三大发光体系之一（另两个发光体系分别为以联吡啶钌 - 三丙胺 Ru $(bpy)_3^{2+}$ 为代表的无机化合物发光体系和以鲁米诺为代表的有机化合物发光体系）。下面简单介绍一下近几年来纳米化学发光检测技术取得的相关进展。

贵金属钠米材料比表面积大，电子传递性能好，成为了化学发光分析中最为常用的纳米材料之一。如图6-22，用辣根过氧化酶HRP标记的抗体修饰纳米金作为信号探针，采用双抗夹心法，结合磁分离技术，在增强剂溴酚蓝的存在下，建立了一种基于鲁米诺（Luminol）化学发光免疫法测定肿瘤标志物AFP（甲胎蛋白）的方法，由于纳米金的放大作用，发光强度显著增强，与仅用HRP标记的抗体相比，检测灵敏度提高了一个数量级

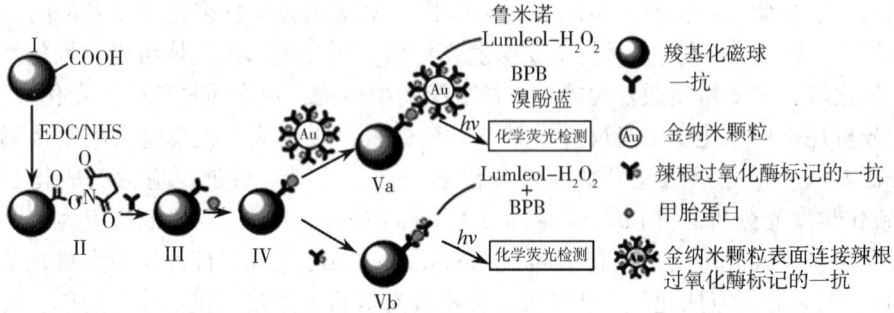

图6-22 基于纳米金体系信号放大的化学发光免疫分析示意图

无机纳米粒子如碳纳米管（Carbon Nanotubes，CNTs）、氧化石墨烯GO等，具有极好的电子传递能力和生物相容性，以及蛋白质/酶类的高负载力，在基于纳米放大的化学发光免疫分析中被广泛应用。如图6-23（a），用层层组装的方式将邻苯二甲酸二乙二醇二丙烯酸酯（PDDA）与HRP修饰在碳纳米管CNTs表面，构建了一种免疫夹心式的化学发光检测。由于CNTs表面负载了高含量的HRP，使得灵敏度得到极大提高，与常规方法相比，检测限降低了2个数量级，检出限为8 pg/mL。

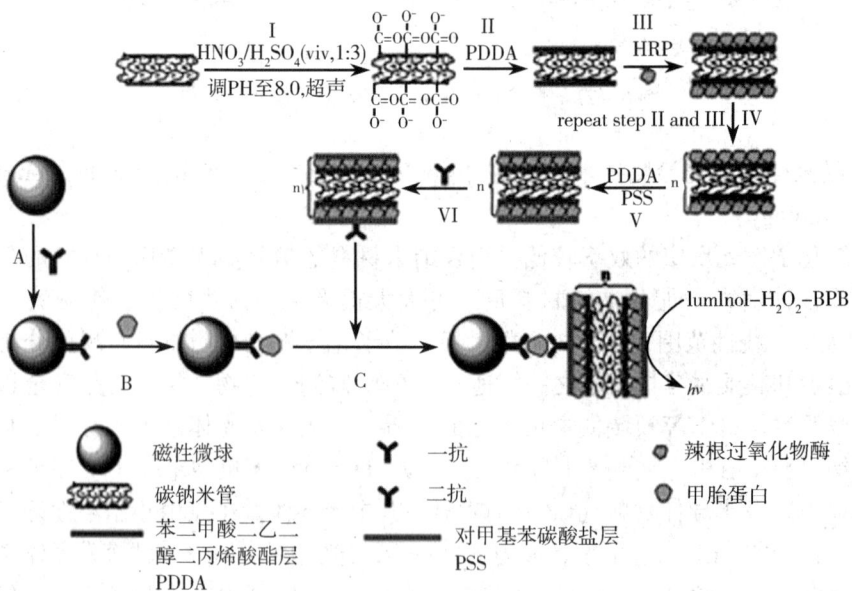

图6-23 基于碳纳米管信号放大的化学发光免疫分析示意图

二、基于电学信号的纳米生物检测技术（Nanobiological Detection Technology Based on Electrical Signals）

检测方法中,除了上述的光学分析外,还有一类是基于电学信号来定量分析目标物,由此发展起来的检测技术主要有电化学传感器检测技术和纳米孔传感器检测技术。传感器,又称"变换器",是一种能感受规定的被测量,并按照一定的规律转换成可用输出信号的器件或装置,通常由敏感元件和转换元件组成。敏感元件是能直接感受测量物的部分,转换元件是可以将敏感元件的感受转换成电信号或其他形式信息输出的部分。纳米级的传感器对样品消耗少,响应速度大大提高,缩短了检测时间。

下面就纳米材料在电化学传感器检测技术和纳米孔传感器检测技术方面应用做一下简单介绍。

（一）基于电化学的纳米检测技术

电化学传感器是基于电化学反应原理来测定目标物的电学或电化学性质,从而对其定性和定量分析的一类传感器。它以电极作为传感器转换元件,特异型抗体、适配体、酶等作为识别元件修饰在电极上,识别元件与被测物质接触发生化学反应,转换元件将这种反应直接或间接转化为电信号（如电位、电流、电导率,电容等）,建立目标物的浓度、成分等化学量与输出电信号的关系,如图 6 – 24。相比较于传统分析方法,电化学传感器具有操作简单、成本低廉、分析速度快、重复性好,适用于现场检测等优势。

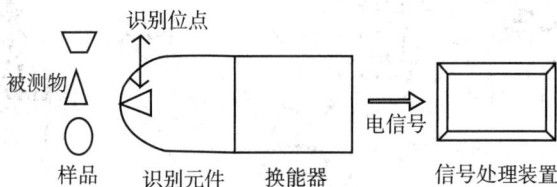

图 6 – 24　电化学传感器的工作原理示意图

借助纳米材料优异的物理化学性能和生物相容性,将纳米材料引入电化学传感器领域,制备了超灵敏的电化学纳米传感器,灵敏度、特异性、稳定性和响应性等方面得到了显著性地提高。目前,纳米材料在电化学传感领域的应用主要是将纳米材料作为传感器界面的修饰材料、生物分子的固载基质以及信号标记物等,起到电化学催化、增大比表面积和信号增强的作用。下面就近年来在电化学传感领域研究较为热门的纳米材料:金/银纳米颗粒、碳纳米管、石墨烯及半导体纳米材料来分别介绍其在电化学传感的应用。

基于功能化金电极的电化学传感器如图 6 – 25,通过固定在 Au 电极表面与二茂铁电子介体共轭的适配子来捕获可卡因分子（Cocaine）,适配子构象发生改变,从而影响电极上氧化电流变化。随着可卡因浓度的增加,电极表面氧化电流增加。并且通过热处理,电极响应的信号会提升。

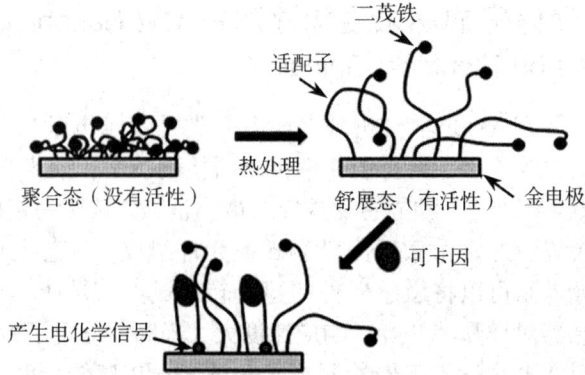

图 6 - 25　基于功能化金电极的电化学传感器检测可卡因的示意图

　　基于功能化石墨烯电极的电化学传感器如图 6 - 26，将用于检测 Hg^{2+} 的适配体固定在电极上，当 Hg^{2+} 不存在时，电极表面的适配体与氧化石墨烯相互结合，吸附在电极表面的氧化石墨烯可以被电化学氧化并产生电流信号。当 Hg^{2+} 存在时，Hg^{2+} 会和适配体特异性结合形成紧密的双链结构，使得氧化石墨烯从电极表面脱附，导致电信号减弱。该传感器的线性检测范围为 $1 \sim 300 nmol/L$，且具有很好的特异性。

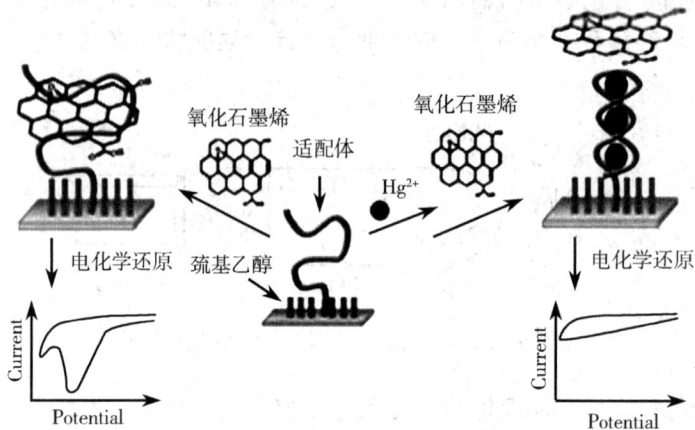

图 6 - 26　基于功能化石墨烯电极的电化学传感器检测 Hg^{2+} 示意图

　　半导体纳米材料化合物如 CdS、TiO_2 和 Fe_3O_4 等，比表面积大、表面反应活性高、吸附能力强，对于构建电化学生物传感器起着提高电催化活性、固定生物分子的重要作用，近年来已成为制备高性能电化学生物传感器的热门材料之一。如图 6 - 27，基于六棱锥型结构的 CdS（eh - CdS）较其他形貌的 CdS 纳米粒子具有更高的电子转移速率，构建了一种基于新型 PIA/eh - CdS 杂化材料的 DNA 电化学传感器。利用聚异烟酸（PIA）聚合膜上活化过的 - COOH 与 DNA 末端的 - NH_2 进行缩合反应以固定 DNA 探针，应用于大肠埃希菌 DNA 的检测，检出限为 3.9 fmol/L。

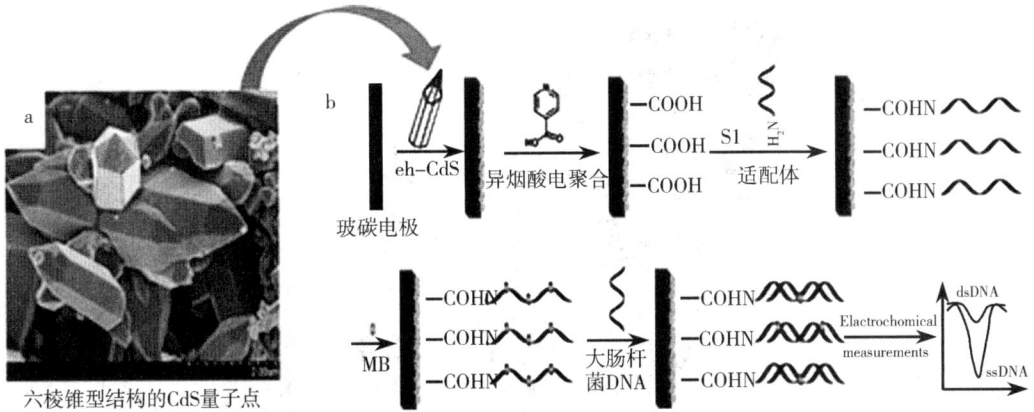

图 6-27　基于功能化半导体纳米电极的电化学传感器检测大肠埃希菌 DNA 的示意图

（二）纳米孔传感器（Nanopore Sensors）基于纳米孔的检测技术

纳米孔传感技术是近二十年新兴的一种分析手段。纳米孔（Nanopore）指尺寸为 0.1nm～100nm 的孔状管道结构，是嵌在生物膜或是固态薄膜上所制备的具有纳米尺度的孔隙。纳米孔传感器是基于电流信号检测的，它的工作原理是在纳米孔两端施加外加电场，通过监测电解液流经纳米孔时的微弱电流（皮安级）信号变化包括变化频率、幅度和指纹性信号，来判断穿越纳米孔的离子或分子的浓度、带电情况和结构特征等。该传感器被认为是解决单分子、非标记检测的重要技术之一，在 DNA 测序，单分子检测，单分子化学反应及蛋白质折叠等领域中，具有广阔的应用前景。下面就简单介绍一下纳米孔传感器在 DNA 测序，单分子化学反应和单分子检测的应用。

基于纳米孔传感器的 DNA 测序技术与传统 DNA 测序方法相比，成本低、使用剂量少、无需标记和扩增。纳米孔的直径仅允许单个核酸聚合物通过，保证了检测持续性，测序的准确度非常高。这使得便宜快速地测序 DNA 成为可能，有望成为第三代测序技术。DNA 分子链的断面尺度为 1～2nm，可以在电场驱动下通过纳米孔。由于构成 DNA 的四种碱基 A、T、G、C 对电流信号的调制不同，通过对电流信号读取和分析，即可得到相应 DNA 分子的碱基序列信息，实现对长链 DNA 序列实时快速地测定。如图 6-28，利用了耻垢分枝杆菌蛋白 A（Mycobacterium smegmatis porin A，MspA）纳米孔，该纳米孔大小为 10^{-9}m，正好能让 DNA 单链通过。phi29 聚合酶（phi29 DNAP）首先同目标 DNA 模板与引物形成的发夹结构结合，停留在 MspA 纳米孔上方。然后 phi29 DNAP 开始 DNA 复制反应，随着引物链不断延伸，目标 DNA 便在纳米孔逐步移动，复制反应的速度决定了靶 DNA 穿越纳米孔的速度。单个碱基的通过时间被控制在 25ms～400ms，解决了无 phi29 聚合酶控制时靶 DNA 穿越纳米孔速度过快，导致无法分辨单个碱基的问题，且纳米孔检测核酸碱基数增加至 20～30 个。

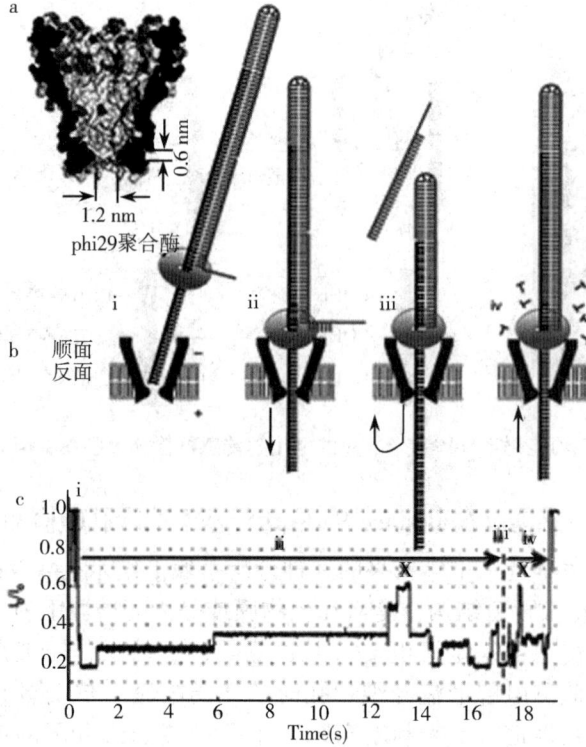

图 6-28　利用 phi29 聚合酶控制靶 DNA 穿越纳米孔的速度至单个碱基识别
精度来 DNA 测序的示意图

纳米孔生物传感器在单分子化学反应也发挥着独特作用。如图 6-29，利用人工薄膜上的纳米孔实现了对单个 DNA 甲基化的鉴别。用 MBD1 蛋白对甲基化位点进行选择性标记。与未甲基化的 DNA 相比，蛋白-甲基化 DNA 复合体所引起的离子阻塞电流增加了三倍。由此人们可以通过检测纳米孔的离子电流，来鉴别甲基化和非甲基化 DNA。

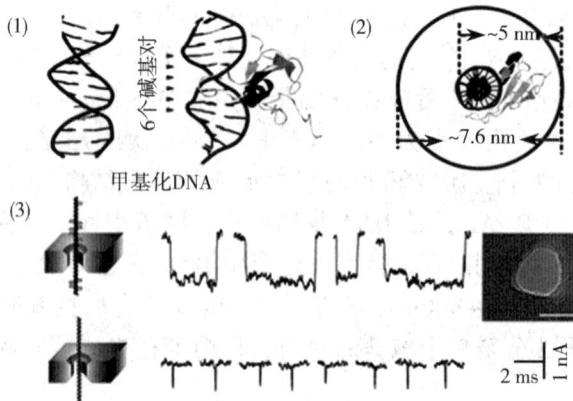

图 6-29　基于纳米孔传感器的单个 DNA 甲基化检测技术的示意图

三、总结与展望（Summary and Prospect）

纳米生物检测技术作为纳米生物技术的一个分支，是多学科，多技术的组合，这一交叉学科现已成为现代生物分析领域最具活力的研究方向，新方法不断涌现。一般来说，生物传感中检测目标物如 DNA，蛋白和病毒等生物材料在几何尺度上都属于纳米材料，检测中发生的生化反应也是在纳米尺度上进行的，因而采用纳米材料或者纳米器件更适合探测这些纳米级的生化反应。与此同时，传统生物检测技术结合具有良好的生物相容性和独特的光、电、磁等性能的纳米材料进行各种荧光标记、化学发光标记、电化学标记等，大大提高了生物检测的灵敏度和特异性。随着新一代纳米材料和分析技术的发展及功能生物分子突破性研究，基于未来新型功能化纳米生物材料和集成化的微型纳米器件，将会真正实现多种目标物的快速，灵敏，特异性的检测。

第四节　纳米药物递送技术
Section 4　Nanotechnology in Drug Delivery

一、纳米药物递送技术概述（Overview of Nanotechnology in Drug Delivery）

纳米科技是现代科学和先进工程技术结合的产物，如今，纳米科技几乎涉及所有的科学技术领域。纳米医学是纳米科技的一个重要分支，纳米医学研究始于 30 多年前，由于受到基础研究进度的限制，导致其产业化基础不成熟。到了20 世纪90 年代后纳米医学才逐步走向市场，现在正呈加速发展状态。纳米医学的主要发展方向是改善诊断方法，革新药物装载和释放过程以及促进再生医学发展。

纳米药物递送系统是纳米医学研究的重点及热点，药物递送来源于英文" Drug delivery"，也常称作药物传递、药物输送、药物投递等。药物递送的目标和功能的实现一般需要借助给药系统或药物递送系统。实际上，纳米技术从诞生起便迅速被应用于药物递送系统中。例如，脂质体（Liposome）从 1965 年诞生时，很快被作药物载体。1978 年就有文章报道将纳米粒（Nanoparticle）用于药物递送。纳米药物递送系统发展到今天已经成为研究药物体内外活性的一项常规技术。在遇到药物稳定性差、分子量大难吸收、需要靶向输送或控释等问题时，纳米药物递送系统往往成为解决方法之一。

纳米药物递送系统的临床应用价值主要表现在重大疾病中的应用，包括抗肿瘤、抗微生物、抗寄生虫等，特别是在肿瘤等重大疾病的诊断与治疗中占据重要地位。目前已有多种纳米给药系统已经上市，包括两性霉 B 脂质体（商品名 AmBisome）、注射用紫杉醇脂质体（商品名力扑素）、阿霉素脂质体（商品名 Doxil、Daunoxome、Myocet、Caelyx）等。一些纳米药物递送系统已经成功应用于医药行业，显示出巨大的发展潜力和广阔的市场前景。例如，利用纳米药物递送系统治疗糖尿病，可以延长胰岛素在病人体内的半衰期，解决因药物半衰期短而需每天重复给药多次的麻烦。虽然如此，但纳米药物递送系统目前仍存在诸多问题，在某些方面的研究仍有待深入及提高。随着对其相关理论和应用研究的拓展和深入，新型纳米药物递送系统及技术将逐渐发展完善并趋于成熟，也将造福社会。表6-2是目前已上市的纳米药物。

表6-2 已上市的纳米药物举例

Trade Name	Active Ingredient	Requesting Agency	Carrier
DEPOCYT	CYTARAB INE	PACIRAPHARMACEUTICALS INC	Liposome
DAUNOXOME	DAUNORUBICIN CITRATE	GALENLTD	Liposome
DOXIL	DOXORUBICIN HYDROCHLORIDE	JANSSEN RESEARCH AND DEVELOP-MENT LLC	Liposome
AMBISOME	AMPHOTERICIN B	ASTELLASPHARMA US INC	Liposome
MARQIBO KIT	VINCRISTINE SULFATE	TALON THERAPEUTICS INC	Liposome
DOXORUBICIN HYDROCHLORIDE（LIPOSOMAL）	DOXORUBICIN HYDROCHLORIDE	SUN PHARMA GL OBAL FZE	Liposome
LEVEMIR	INSULIN DETEMIR RECOMBINANT	NOVO NORDISK INC	Albumin
ABRAXANE	PACLITAXEL	ABRAXIS BIOSCIENCE LLC	Albumin
GENEXOL - PM	PACLITAXEL	SAMYANG INC	Micelle

二、纳米药物载体的基本类型（Basic Types of Drug Nanocarriers）

常见的纳米药物载体按照载体的构建材料可分为基于无机材料的纳米药物载体和基于有机材料的纳米药物载体。无机材料的纳米药物载体包括二氧化硅纳米粒子、磁性纳米粒子、金纳米粒子、碳纳米管等。有机材料的纳米载体通常包括脂质体、高分子聚合物材料纳米载体、药物偶联物、病毒载体等。

（一）基于无机材料的纳米药物载体（Inorganic Materials for Drug Nanocarriers）

以介孔二氧化硅纳米粒子为主要代表的无机纳米粒子是常见的纳米药物载体类型之一。由于它们粒径小，在生物体内稳定，并且易于被细胞和组织吸收，因而在生物医药领域应用广泛。特别是介孔二氧化硅纳米粒子的出现，以其具有比表面积大、孔道分布均匀、孔径分布窄等优势，为纳米药物载体的发展提供了新方向。介孔二氧化硅纳米载体可将药物载入其孔道内，因而与无孔刚性纳米粒子相比有更高的药物负载量。另外，还可在介孔二氧化硅的表面利用化学方法修饰上多种功能性分子进行封孔，在体内或体外刺激响应下，纳米阀门打开释放药物，实现可控释放药物。除此之外，金纳米粒子、磁性纳米粒子、碳纳米管等一些具有单分散性的纳米粒子也可以作为纳米药物载体。它们具备特殊的光、电、磁等优良性能，且容易穿过生物屏障到达靶向位点，因而在生物检测、疾病的诊断与治疗等方面也有广泛的应用。

（二）基于有机材料的纳米药物载体（Organic Materials for Drug Nanocarriers）

1. 脂质体（Liposome）

脂质体是由磷脂和胆固醇双分子层以一定的排列方式形成的类似生物膜的双分子层结构，一般具有单层或多层囊泡结构。脂质体主要成分是磷脂，其含有亲水性磷酸酯基和亲脂性脂肪酸，是一种优良的两亲性分子，在水中可自组装包裹药物。图6-30

是典型的脂质体药物载体的示意图。亲水性药物可以装载在脂质体内部，疏水性药物则装载在磷脂双分子层之间。因为脂质体同人类细胞膜一样具有磷脂双分子层，从而使得用脂质体制备的纳米药物载体有很好的生物相容性，同时也有利于药物的跨膜转运。目前已有多种脂质体药物上市，例如阿霉素脂质体（商品名 Doxil、Daunoxome、Myocet、Caelyx）、柔红霉素脂质体（商品名 DaunoX-ome）、紫杉醇脂质体（商品名Taxol）等。

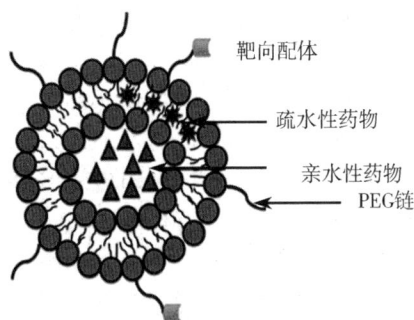

图 6 – 30　脂质体药物载体示意图

2. 高分子聚合物（Polymer）

高分子聚合物是一类常见的用于构建纳米药物载体的材料，目前已经有多种高分子聚合物药物载体处于临床实验阶段，其中研究最热的是由两亲性高分子聚合物形成的胶束。聚合物胶束是由嵌段共聚物或接枝共聚物在水相中自组装形成的。它们一般为核－壳结构，疏水性核可用于负载药物，为药物提供一个微环境，亲水性的壳则为整个胶束提供稳定性，防止胶束聚集，这里以聚丙交酯－乙交酯－聚乙二醇共聚物胶束［Poly（lactic – co – glycolic – acid）– poly-ethylene glycol，PLGA – PEG］为代表做简单介绍。如图 6 – 31 所示，当单体共聚物浓度高于临界胶束浓度时，由于双亲性高分子的亲水、疏水链段的溶解性不同，疏水链段（PLGA）在水环境中受排斥作用而蜷缩在胶束的中间，而亲水性链段（PEG）趋向于伸入水性环境中，从而形成种具有疏水"内核"和亲水"外壳"的核壳状结构。这种结构可以用来包裹疏水性药物，防止药物被酶过早的水解。PEG 链段可以使聚合物胶束在静脉注射后具备"长循环"和"隐形"的特点，减少肝脏巨噬细胞对药物载体的吞噬，阻碍血液蛋白质成分与纳米载体的吸附结合，延长其在体内的循环时间。

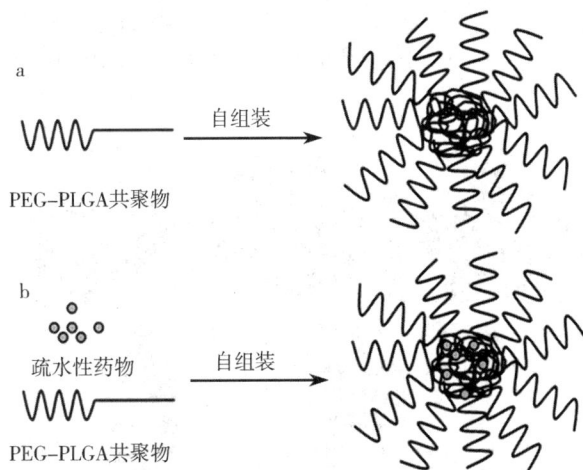

图 6 – 31　PEG – PLGA 共聚物自组装形成的载药胶束

以聚酰胺－胺［Poly（amidoamine），PAMAM］为代表的树枝状聚合物也可作为纳米药物载体。树枝状聚合物是单体单元从一个核心辐射出去逐步合成的大分子，拥有像树一样的枝化骨架结构。树枝状聚合物通常由中心核、内层重复的亚单位及外层的官能末端三部分构成。由于树枝状聚合物由单体逐步合成，因而性质能被精确控制，且具有低的分散系数，生产批次之间差异很小。树枝状聚合物分子内部产生的空腔结构可用来装载药物，通过控制树枝"代"数可对聚合物的粒径、载药量以及药物释放速率等参数进行调控。另外，树枝状大分子的表面基团具有多样性，可以是羟基、氨基或者羧基，这些表面基团可用来连接各种客体分子，因此树枝状聚合物在作为药物载体或基因载体方面有很大的前景。

3. 抗体药物偶联物（Antibody-Drug Conjugate，ADC）

抗体药物偶联物通过化学键将具有生物活性的小分子药物连接到单克隆抗体上得到，单克隆抗体则作为载体将小分子药物靶向运输到目标细胞中。单克隆抗体和小分子药物本身都可以用来治疗疾病。单抗有很强的特异性，但本身药效不强；小分子药物活性强，但特异性差。将二者进行偶联制备的抗体药物偶联物，具备抗体药物的高度特异性和细胞毒性药物的高度杀伤性的双重优点，能将细胞毒性药物靶向性地运输到特定细胞中发挥疗效。

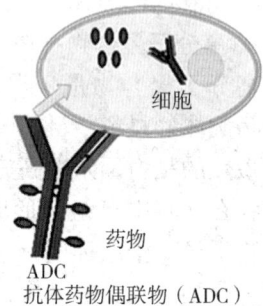

图6-32　抗体药物偶联物示意图

4. 病毒载体（Virus Vector）

病毒载体通常由成百上千的蛋白质分子自组装形成包含病毒核酸的中空支架结构。病毒载体的大小从10nm到$1\mu m$不等，形状多种多样（大多数是二十面体，也有球形和管状等）。作为一类新兴的纳米载体，病毒载体在形态均一性、代谢动力学、免疫原性、生物相容性和功能化方面都有很大的优势。研究表明，通过使用组织特异性启动子或多聚物和脂质体来修饰病毒载体，可以提高其靶向性，减轻其免疫反应，有利于病毒载体的重复应用。然而，目前病毒载体的研究开发仍然存在巨大的挑战，主要是由于病毒的载体结构的高度敏感性导致其容易发生基因突变。除此之外，在临床应用方面，也需要充分考虑它的生物安全性。

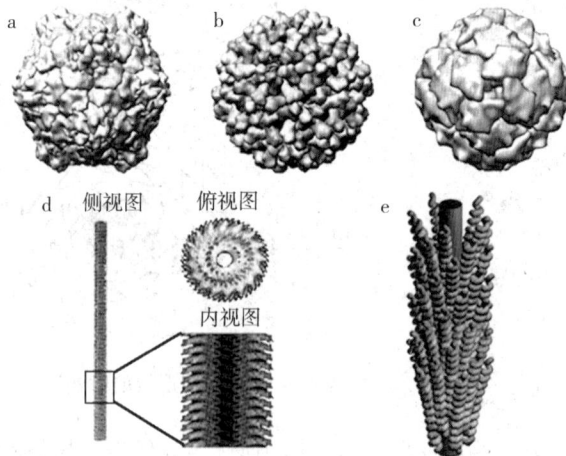

图6-33　病毒载体举例
a. 豇豆花叶病毒，b. 豇豆褪绿斑驳病毒，c. 噬菌体 MS2，d. 烟草花叶病毒，e. 噬菌体 M13

三、纳米药物载体的基本特征（Basic Characteristics of Drug Nano-carriers）

纳米药物载体的基本特征我们将从靶向性、可控释放性和生物相容性及可降解性三个方面进行讨论。

（一）靶向性（Targeting）

纳米载体的靶向性分为被动靶向和主动靶向。纳米药物载体的靶向释药性一方面可以提高病变部位的药物浓度，增强疗效。另一方面可降低非靶部位的药物分布，减轻药物的毒副反应，这对疾病的药物治疗尤其是肿瘤的化疗意义重大。药物载体的靶向性分为被动靶向和主动靶向。

被动靶向主要是基于肿瘤的增强渗透和保留（Enhanced Permeability and Retention，EPR）效应，是一种特定大小的纳米粒子（一般认为小于200nm）倾向于在肿瘤组织积累的效应。这种效应也是通常所说的肿瘤组织靶向。这种效应的产生主要是基于肿瘤组织特定的微环境。为了适应肿瘤细胞不断生长对氧气和营养的需要，与正常组织相比肿瘤组织血管变得异常，肿瘤组织血管间隙变宽（大约100～800nm）、完整性变差，使得肿瘤血管变得高通透性，纳米粒子容易透过血管进入肿瘤组织，即增强渗透效应；另外，不断增长的肿瘤细胞压迫淋巴管，使得淋巴回流受阻，这样纳米粒子透过血管到达肿瘤组织后容易保留在肿瘤组织，难以排出，即增强保留效应。

主动靶向通常指利用细胞膜表面抗原、受体或特定基因片段的专一性作用，将抗体、配体结合在载体上，通过抗原 - 抗体、受体 - 配体的特异性结合，使药物能够准确送到肿瘤细胞中，来提高纳米载体靶向效率。常用的靶向修饰配体有叶酸，叶酸受体、RGD小肽，抗体天然蝎肽，细胞穿透肽等。叶酸（Folic Acid，FA）是一种人体必需的维生素，也是DNA合成所需酶系统中一碳单位转移酶的辅酶，它在细胞增殖中起重要的作用，用叶酸作为配体不会产生免疫原性。叶酸的受体为糖基化磷脂酰肌醇（Glycosyl Phosphatidyl Inositol，GPI），在多种癌细胞表面均会过度表达。因而，利用叶酸做靶向配体来修饰药物载体，肿瘤细胞表面的叶酸受体会优先提供靶向位点与叶酸结合，从正常使得纳米药物将更容易进入肿瘤细胞。

（二）可控释放性（Controlled Release）

纳米药物递送系统的可控释放性是指通过物理、化学等方法改变制剂结构，使药物在预定的时间内，按一定速度从剂型中恒速释放于作用器官或特定靶向组织，并使药物浓度较长时间维持在有效浓度内的特性。纳米药物载体的释放机制有扩散 - 控制释放，降解 - 控制释放和刺激响应释放。

扩散 - 控制释放是指药物被不溶性的材料（如聚合物胶束）包封在内部，药物因为内外的浓度差进行扩散释放。如图6 - 34（a）和（b）展示了两种通过扩散释放的载体系统，图6 - 34（a）内部为水相，通过聚合物的膜与外界隔开，药物在水相中通过扩散方式扩散到外部；图6 - 34（b）中药物均匀的分散在聚合物基质中，这种药物装载系统，开始会有一个突释的过程，因为吸附在表面的药物释放出来。接下来释放会变慢，因为基质内部的药物扩散到表面需要一定的时间。

降解 - 控制释放是利用可生物降解的高分子聚合物，如聚乙醇酸（Poly - glycolic

Acid，PGA），聚丙交酯（Poly – Lactic Acid，PLA），聚乳酸 – 羟基乙酸共聚物［Poly（Lactic – co – Glycolic Acid），PLGA］等制备药物载体，随着载体在体内降解而释放药物。如图 6 – 34（c）所示，聚合物通过价键的水解不断被降解，药物随之释放。

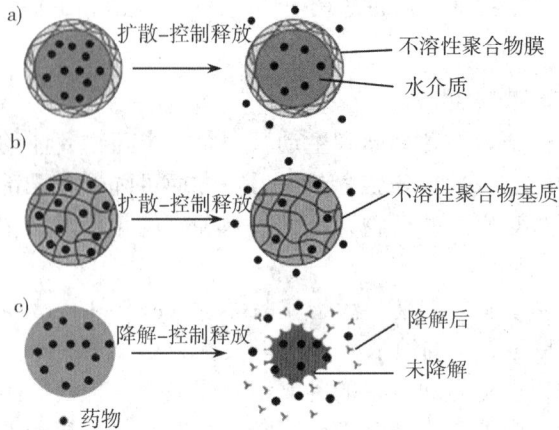

图 6 – 34　药物持续释放的机制

刺激响应型的纳米药物载体可通过对内源性刺激（pH 值、氧化还原性、离子强度、酶等）和外源性刺激（温度、磁场、热、光、超声波）的响应来释放药物。这类环境响应性聚合物又称为刺激响应性聚合物，其自身的结构和性质如分子构象、相行为、形态、光电性质、表面能等能够随着体内外刺激发生相应的改变。

还原敏感性纳米载体是一类常见的针对内源性刺激而响应的纳米载体。在人体血液及细胞外环境中，还原性物质谷胱甘肽（Glutathione，GSH）浓度较低，一般为 2 ~ 20μM，而在细胞内部，GSH 浓度有大幅度提高，可达 2 ~ 10mM，从而形成一个还原性环境，肿瘤细胞内部 GSH 浓度更高。针对此不同，可设计制备还原性敏感纳米载体，使其在细胞外保持稳定，进入细胞内部之后能对胞内还原性刺激产生响应以快速释放药物。一般的还原敏感型纳米载体都是基于二硫键的敏感性，由于二硫键可在 GSH 作用下发生断裂，因此以二硫键稳定的纳米载体在还原性环境下将发生结构破坏，实现药物控释。如图 6 – 35 所示的双敏感型药物载体在进入肿瘤细胞后，在肿瘤细胞内高谷胱甘肽浓度形成的还原性环境下，二硫键将发生断裂，从而高分子胶束将发生解散，实现药物的快速释放。

pH 值响应性聚合物可根据人体的各个部分或者正常与病理之间常常存在着 pH 值的差异而进行控释药物，也属于针对内源性刺激而响应的敏感型聚合物。病变（如炎症、癌变）组织处的 pH 值与正常组织相比会有明显的变化。例如，正常生理组织的 pH 值为 7.4，而固体肿瘤细胞外 pH 值约为 6.5。具有 pH 值敏感的纳米药物载体通常能对这种 pH 值梯度产生响应，使所负载的药物在靶向的部位释放。这种响应性可以通过两种断键方式实现，一种是通过纳米粒子的解体而实现；另一种则是通过连接药物与纳米粒子的 pH 敏感键的断裂而实现。Wang 等人合成了一种基于配体的智能响应性纳米高分子脂质囊泡，这种高分子脂质囊泡是含有 pH 敏感腙键和还原性敏感二硫键的双亲性葡聚糖衍生物。如图 6 – 35 所示，当该纳米高分子脂质囊泡通过被动靶向到达肿瘤组织后，其可对肿瘤微环境的弱酸性实现响应，表面的 PEG 修饰层脱落，同时暴露出靶向基团，进而可通过配体－受体相互作用快速进入细胞。进入细胞后，在细胞内还原性环境的刺激下，囊泡实现二重响应，结构发生破坏，迅速释放其中负载的药物，发挥治疗效果。

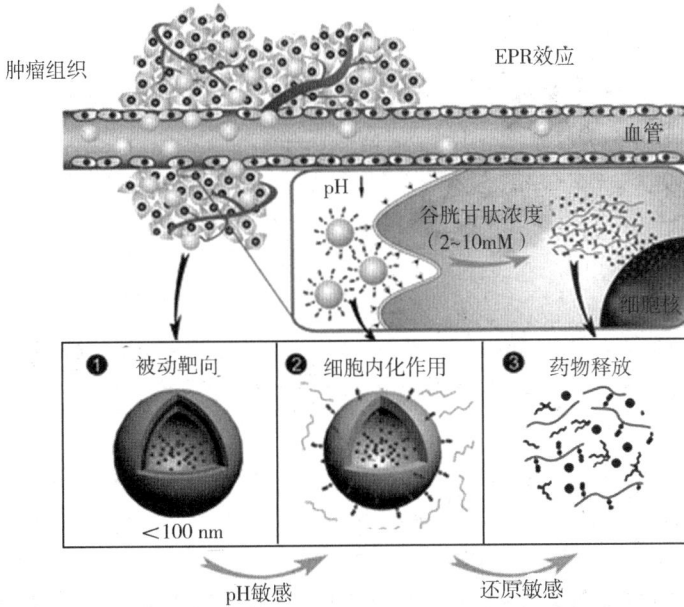

图 6 - 35　pH 与还原双感聚合物纳米粒药物投递示意图

　　温度敏感型纳米载体是一类常见的针对外源性刺激响应的纳米载药粒子。理想的温敏载体应在正常体温（37℃）下稳定不释放药物，而在肿瘤区域局部加热时快速释放药物。温敏载体一般以具有低临界溶解温度的高分子材料，如 N－异丙基丙烯酰胺［Poly（N－ispropylacrylamide），PNIPAM］制备而成，高分子在温度变化时可呈现溶解性或降解速度的变化，从而实现药物控释的目的。温敏性脂质体是温敏载体的一个重要组成部分，其温敏性通常来自脂质膜的相转变和相关的脂质双层膜的构象变化。例如，目前研究较多的温敏高分子 PNIPAM 的最低临界溶解温度在 32℃ 左右。在温度低于 32℃ 时，聚合物具有良好的亲水性，能够以单分子无规线团的形式存在于水中。然而当温度上升高于此温度时，PNIPAM 与水分子间的氢键会被破坏，则导致溶液发生相分离。某些纳米粒子在某些外部刺激下可产生热量，如金纳米棒可吸收近红外光产热、磁性纳米粒子在交变磁场中产热，因此将温敏材料与此类纳米粒子结合也可实现其他外源刺激下的响应。

　　第二类针对外源性刺激的纳米载体为光敏感纳米载体。光响应型药物释放载体通常通过外加光源，通过诱导高分子构型改变或者化学键断裂来影响聚合物胶束或者囊泡的稳定性，从而达到释放药物的目的。如图 6 - 36 所示，含有光敏感基团硝基苄基的高分子包裹着药物与上转换纳米粒子（Upconversion Nanoparticles，UCNs），在受到 980nm 近红外光照射时，上转换纳米粒子可以将近红外光转换为使高分子断键的特定波长的紫外光，从而达到释放包埋药物的目的。近年来，此类可吸收近红外光的金纳米棒、金纳米壳层、金纳米笼及上转换纳米粒子得到了大量的研究，被广泛应用于纳米医学的各个领域。

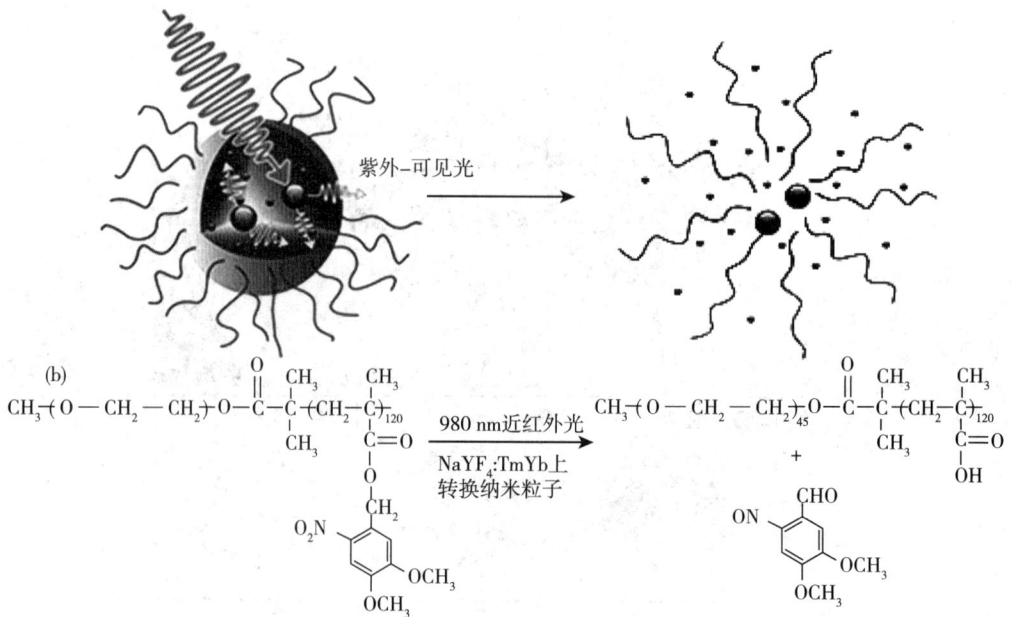

图 6-36　包裹上转换纳米粒子（NaYF$_4$：Tm，Yb）的光敏感高分子药物投递示意图

除了以上列举的几种刺激响应型药物释放载体外，还有许多其他敏感型纳米载体，例如酶敏感型、超声波敏感型、磁场敏感型等，均可对特定的体内外刺激产生响应，实现药物载体在刺激下的可控释放，这里不再做一一叙述。

（三）生物相容性和生物可降解性（Biocompatibility and Biodegradability）

所谓生物相容性是指材料对机体无毒性，不激活凝血系统，不引起血液或机体、组织炎症反应，不吸附、损伤、激活白细胞、血小板和补体系统，即要求与机体组织血液系统无反应性。生物相容性是生物材料研究中始终贯穿的主题，生物材料只有具备良好的生物相容性才能确保临床应用的安全性。材料的生物相容性一般指材料与宿主之间的相容性，包括组织相容性和血液相容性。

生物降解性同样是一些纳米药物载体的重要特征之一。高分子生物材料的生物降解是指通过溶剂化作用、简单水解或酶反应，使有机体转化为相对简单的中间产物或小分子的过程。生物可降解性纳米载体包裹药物定向进入靶细胞之后，通过降解作用，表层的载体会被降解掉，内部的药物可以释放出来，达到药物可控释放的目的，发挥疗效。以生物降解聚合物为载体，将治疗药物以最佳的速率和剂量运送到特定的病灶组织是近年来研究的主要目标。目前常见的生物降解型高分子包括：聚乳酸、聚乙醇酸、乳酸-乙醇酸共聚物、聚丙交酯、聚己内酯、聚原酸酯、酸酐和多肽等。生物降解材料在体内降解的产物为水及二氧化碳，会参与人体新陈代谢，不会引起蓄积中毒。

四、纳米药物递送系统的制备方法（Methods for Preparing Nano Drug Delivery System）

（一）纳米药物载体的制备方法（Preparation of Drug Nanocarriers）

通常所说生物纳米药物实际上包含两大类，一类是纳米药物晶体，另一类则是纳米载药微粒。

纳米药物晶体是直接将原料药加工制成纳米粒。而纳米载药微粒则是将药物溶解、包裹于其中或者吸附在载体材料表面而形成的纳米颗粒。纳米药物晶体的制备方法包括机械粉碎法、超临界流体结晶法、沉淀法等。而用来制备纳米药物载体方法更是多种多样。例如，常见的脂质体的制备方法包括薄膜分散法、反相蒸发法、超声分散法、冷冻干燥法、注入法等。载药微球常用的制备方法有复乳化法技术、超声乳化法、氧化还原法等。纳米载体尽管有许多优点，但在临床应用方面仍有一些问题有待深入考虑，如纳米药物载体进入体内后，易被机体网状内皮系统（Reticuloendothelial System，RES）识别和快速清除；纳米药物/基因载体进入组织细胞后会将被溶酶体吞噬，若药物/基因不能被有效的保护并及时释放，则会被溶酶体酶降解等。

（二）纳米药物载体的载药方法（Drug Loading Methods for Drug Nanocarriers）

纳米粒的载药方法通常有包裹法、吸附法、化学偶联法等。影响包封率和载药量的因素包括材料的性质、药物的性质、pH 值、药液浓度、聚合物浓度等。一般而言，包裹法相比于吸附法可得到更高的载药量和包封率。例如将阿霉素与 PLGA 形成复合纳米粒子，其包封率和载药量分别高达 96.6% 和 3.5%。而采用乳液/溶剂扩散法得到的包封率和载药量仅为 6.7% 和 0.3%。纳米粒子吸附药物能力与聚合物的疏水性和表面积有关。研究证实，增加聚合物单体的浓度可提高纳米粒的载药量，但存在一个最佳浓度，当单体处于最佳浓度时，药物才可最大限度地截留在纳米粒中。另外，采用化学偶联法还可将水溶性药物连接在纳米粒子上，同时也可提高纳米粒子的载药量及纳米药物载体在体内的稳定性。

五、纳米药物递送技术的应用及展望（Application and Prospect of Nanotechnology in Drug Delivery）

（一）肿瘤治疗（Cancer Therapy）

恶性肿瘤已经成为威胁人类健康和导致人类死亡最严重的疾病之一，化疗是癌症治疗中还是常用的手段，但目前临床上使用的化疗药物仍以小分子细胞毒性药物为主，这些药物存在靶向性差、代谢时间短和易产生耐药性等问题，在杀死肿瘤细胞的同时，也强烈损害了正常细胞和组织功能，导致药效低且毒副作用大，人体免疫力显著下降。纳米药物载体的出现大大解决了以上问题，并迅速被用作抗肿瘤药物载体。研究表明，纳米药物载体可以实现抗肿瘤药物的靶向性输送，又可以实现抗肿瘤药物在肿瘤部位的控制释放，明显降低药物的毒副作用。同时，通过发展靶向抗肿瘤药物，使药物集中作用于肿瘤细胞，提高药物在肿瘤处的生物学分布，取得比原药更好的疗效。

（二）基因载体（Gene Vector）

基因疗法是治疗基因变异引起的先天性遗传疾病、后天获得性疾病以及癌症的有效方法。但如何有效地进行基因输送一直是基因治疗研究的一个难题。常见的基因载体主要分为病毒载体和非病毒载体两大类。病毒载体的转染效率较高，但副作用较大。非病毒载体作为一种新型的基因传递系统，可以有效地弥补病毒载体的缺陷，在基因治疗领域具有重要的作用。

纳米基因载体具有如下潜在的优势：①制备过程简单，可进行功能化修饰；②具有良好的生物相容性，一般不会引起强烈的机体免疫反应；③粒径普遍很小，容易穿过人体的组织间隙被细胞吸收，基因转运效率较高；④可保护所携带外源基因，利于基因更高效地表达。如图6-37所示，Wang等人合成了阳离子脂质体-双十二烷基二甲基溴化铵（DDAB）修饰的金纳米颗粒子，这种金纳米粒子可以通过静电作用与DNA和商品化的脂质体实现多层组装，大大提高基因转染效率。

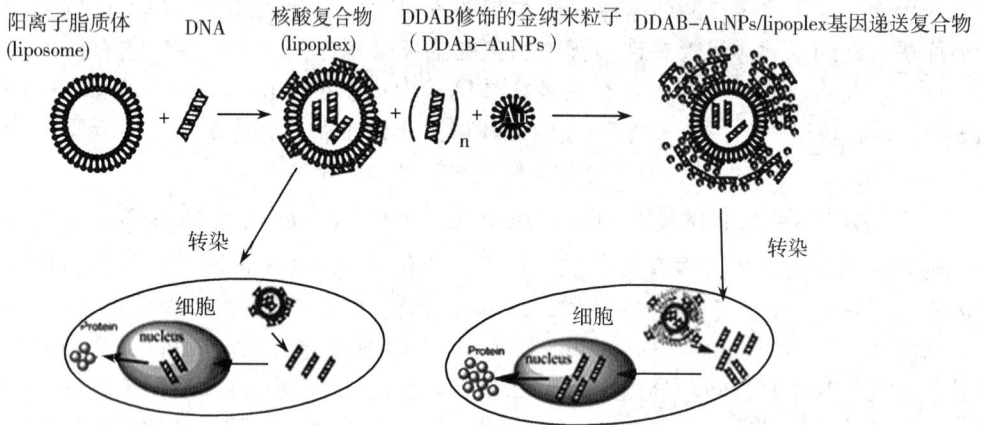

图6-37　DDAB-AuNPs/lipoplex基因递送复合物的形成和转染过程示意图

（三）定位造影剂（Contrast Medium）

恶性肿瘤治疗的关键之一在于早期诊断与及时治疗。纳米粒子包裹造影剂（荧光染料、量子点、上转换纳米粒子、金纳米粒子、磁性纳米颗粒等）或放射性物质（如放射性的铬、铟、镍等）可以用作肿瘤和身体其他部位定位的显影剂。例如，磁性纳米粒子可以用作核磁共振成像（MRI）造影剂，通过磁性纳米颗粒的显像，可以分析肿瘤的各种信息。在临床上，借助超顺磁性氧化铁纳米粒子的核磁共振成像技术，已经可以区分肝脏2~3mm的微小病变。此外，磁性纳米粒子用于MRI成像技术的另一个突破是可视化的脑部肿瘤分期。此外，相对于临床常用的CT造影剂碘，纳米金的原子序数和X射线吸收系数更高，因此可得到更高的分辨率和更好的造影效果，目前也被广泛用于肿瘤的放射治疗和CT成像等方面。

（四）其他（Others）

除此之外，纳米药物输送系统在眼部、肺部、中枢神经系统、心血管疾病等方面均取得了很好的疗效，这里不再做赘述。

虽然纳米药物给药系统已经在生物医学领域获得很多应用，但纳米药物在基础研究和应用推广方面还存在很多问题。在基础研究方面，一是纳米药物载体在生物环境中的稳定性、载药技术、靶向技术、药物释放等材料方面的表征有待进一步深入研究，另外则是纳米药物载体的安全性问题。因为载体的物化属性（结构、组成、大小、表面性质、多孔性、分散性、电负性和聚集行为等）将能够对它的二级属性（生物相容性、毒性、药物代谢动力学、药物效应动力学等）造成很大的影响。在应用推广上，一个新的化学实体分子都要经过大量的研究过程才能成为新药。纳米制剂新药申报也是一个漫长的过程，需要的工作包括纳米制剂的立项依据、生产工艺的合理性和稳定性、质量控制水平、临床前药效的体现、安全性评价、药代动力学研究、临床试验方案设计、临床研究中的安全性和有效性等等。虽然存在诸多困难，但纳米给药系统的研发仍适应临床需求，特别是在某些重大疾病的诊断及治疗方面需求更加迫切。随着相关产业和技术如原辅料、生产设备、质量控制手段的快速发展，纳米给药系统的研发会越来越快，相关的基础研究也会越来越丰富。

思考题

1. 纳米生物检测技术中表面等离子体共振，荧光共振能量转移，表面增强拉曼散射的原理是什么？

2. 适配子是什么？有什么特点？

3. 列举纳米材料中量子点，上转换纳米颗粒，金纳米颗粒的各自优势？

4. 纳米生物材料的基本特征分哪些？

5. 通过本章学习，你了解到哪几种常见的纳米生物材料？请列举一种你最熟悉的纳米生物材料，并简单叙述其在纳米医学领域的应用。

6. 常见的纳米药物载体的类型分为哪几种？请列举其中一种你最熟悉的纳米药物载体并做简单叙述。

7. 纳米药物载体的基本特征有哪些？请对其做简单叙述。

8. 纳米药物载体的靶向性包括哪两种类型？二者有何区别？

9. 什么是刺激响应型药物载体？请就列举一种你最熟悉的刺激响应型药物载体并做简单叙述。

第七章 | 生物芯片技术

Chapter 7 Biochip Technology

摘要（Abstract）

生物芯片技术是 20 世纪 90 年代初伴随人类基因组计划而出现的一项高新技术。它是指通过微加工和微电子技术，在固相基质表面集成了成千上万密集排列的分子微阵列，以实现对核酸、蛋白质、细胞、组织及其他生物分子进行高效、准确、高通量检测。生物芯片包括基因芯片、蛋白质芯片、组织芯片、液相芯片以及微流控芯片等。生物芯片技术具有分析速度快、多样品并行处理、所需样品量少等优点，近年来在基础研究、临床诊断、个体化用药、疗效监测、药物筛选、指导临床合理用药等领域得到广泛应用。

Biochip technology is a high－tech in early 1990s, along with the Human Genome Project emerged. It is through micromachining and microelectronic technology, integrated in the surface of a solid substrate molecule microarray thousands densely arranged to achieve the tissues, cells, nucleic acids, proteins and other biological molecules for efficient, accurate, high－pass amount detection. Biochip includes gene chips, protein chips, tissue microarrays, liquid chip and microfluidic chips. Biochip technology has fast speed, multi－sample parallel processing, required less sample, etc. In recent years, it brings enormous influence on basic research, clinical diagnosis, drug screening, clinical therapy areas. It can be used to detect nucleotide polymorphisms, disease diagnosis, personalized medicine, the efficacy of monitoring and other research areas.

学习目标

1. **掌握** 基因芯片技术的基本原理，蛋白质芯片技术的基本原理，微流控芯片技术的基本理论。
2. **熟悉** 基因芯片技术的操作和主要应用，蛋白质芯片技术的操作和主要应用，微流控芯片的加工技术和主要应用。
3. **了解** 基因芯片和蛋白质芯片技术的发展趋势，微流控芯片的发展历史和特点。

第一节　生物芯片技术概述

Section 1　Introduction

一、生物芯片技术产生的背景（Background of Biochip Technology）

随着各种基因组计划的实施和完成，一个庞大的基因数据库已经建成。怎样从海量的基因信息中发掘基因功能；如何研究成千上万基因在生命过程中所担负的角色；如何开发利用各种基因组的研究成果，将基因的序列与功能关联起来，认识基因在表达调控、机体分化等方面的生物学意义；揭示人类遗传进化、生长发育、分化衰老等许多生命现象的奥秘；深入了解疾病的物质基础及发生、发展过程；开发基因诊断、治疗和基因工程药物并用来预防、诊断和治疗人类几千种遗传性疾病。这些都将成为现代生物学面临的重大挑战。这样的背景促使人们研究和开发新的技术手段来解决后基因组时代面临的一系列关键问题。20 世纪 90 年代初，为适应"后基因组时代"的到来，产生了一项新的技术，即以基因芯片为先导的生物芯片技术，随着技术的发展又进一步开发出蛋白芯片、组织芯片以及微流控芯片等生物芯片。

二、生物芯片分类及研究现状（Classification and Current Situation of Biochip Research）

（一）生物芯片分类

生物芯片技术是一种高通量检测技术，目前常见的生物芯片分为三大类：即基因芯片（Gene Chip）、蛋白质芯片（Protein Chip）、微流控芯片（Microfluidic Chip）。近年又出现了细胞芯片、组织芯片以及其他类型生物芯片等。

（二）生物芯片研究现状

1. 国外研究现状（Current Situation of Overseas Research）

生物芯片技术出现后立即引起国际上的广泛关注。美国政府和产业界在过去的 10 年共投入近 20 亿美元用于以基因芯片为主的生物芯片技术的研究开发与产业化；欧洲与日本对生物芯片的投入强度也越来越大；国际著名跨国公司，如摩托罗拉、惠普、IBM 以及日立等，都投资研究和开发基因芯片技术；几乎所有的跨国制药公司都投入巨资建立生物芯片技术平台，开展新药的超高通量筛选和对药物毒理学、药物基因组学等进行研究。美国继开展人类基因组计划以后，于 1998 年正式启动生物芯片计划。美国国立卫生研究院（NIH）、能源部、商业部、司法部、国防部、中央情报局等均参与了此项目。美国几乎所有的大学和研究机构，如斯坦福大学、麻省理工学院及 Argonne Oakridge 国家实验室，都参与了生物芯片的研究和开发。至今，美国已有多家生物芯片公司产品开始投放市场，纳斯达克（NASDAQ）反应热烈。生物芯片技术已成为大学和研究机构进行科学研究时所使用的一项常规分子生物学技术。目前，世界范围内参与研制生物芯片的主要公司超过 100 多家。大部分生物芯片公司分布在美国，其次在欧洲。

2. 国内研究现状（Current Situation of Domestic Research）

2000 年 1 月 6 日中国工程院在北京举办了首次工程科技论坛，专题定为"生物芯片技术"，与会专家一致呼吁：以生物芯片技术为核心的各相关产业正在全球崛起，世界工业发达国家已开始有计划、大投入、争先恐后地对该领域知识产权进行保护。中国应迅速制定适合中国国情的对策，以避免出现像计算机产业那样因没有自己的芯片专利和技术而受制于人的被动局面。国家科技部起草的《医药生物技术"十一五"及 2015 年规划》所列 15 个关键技术项目中，就有 8 个项目（基因组学技术、重大疾病相关基因的分离和功能研究、基因药物工程、基因治疗技术、生物信息学技术、组合生物合成技术、新型诊断技术、蛋白质组学和生物芯片技术）要使用生物芯片，其中，生物芯片技术被单列作为一个专门项目进行规划。2002 年 8 月国家科技部在 863 高技术项目中正式启动了功能基因组和生物芯片重大专项。

中国目前正在开发的生物芯片有乙肝耐药基因检测基因芯片，HLA 基因分型检测基因芯片，药物代谢酶基因检测基因芯片、艾滋病、梅毒、丙肝、乙肝四联蛋白质芯片等。同时，针对国内表达谱芯片均为 cDNA 芯片，存在特异性较差等问题，深圳益生堂生物企业有限公司等应用合成后点样技术开发了寡核苷酸表达谱芯片制备技术平台，已开发出 1200 点的肿瘤相关基因芯片、150 点的心血管疾病相关基因芯片、160 点小鼠细胞因子相关基因芯片等产品。上海联合基因科技（集团）有限公司开发了科研用生物芯片、医学诊断用芯片、商品检验检疫用芯片三大类。如大规模人/鼠 cDNA 芯片、多种肝炎同时诊断芯片、新药筛选芯片、遗传病产前诊断芯片、肝癌基因分析芯片等。

三、生物芯片技术研究和产业化存在的问题（Problems of Biochip Research and Industrialization）

生物芯片技术虽然经历了十多年的发展，但是许多技术问题有待发展和完善，如生物芯片检测的特异性、重复性、灵敏度、定量等。虽然技术本身以及产业化过程中还存在这样或那样的问题，但其在基因表达谱分析、基因诊断、药物筛选及序列分析等诸多领域已呈现出广阔的应用前景，随着研究的不断深入和技术的更加完善，生物芯片一定会在生命科学研究领域发挥出重要的作用。基因芯片技术具有强大的技术优势，同时也带来了许多问题。内在的系统差异主要来自于芯片化学处理的特性、靶基因标记、探针点印和扫描设备的性能稳定性。另外，处理 cDNA 克隆时也常发生错误和交叉污染。当扩增 cDNA 克隆用于制备芯片时，要特别注意避免样品的交叉污染，并确保每一克隆的异质性。

此外，生物芯片标准化也是一个亟待解决的问题，包括产品质量的标准化、数据处理及实验操作的标准化等。生物芯片要成为实验研究和临床上可以普遍采用的技术仍有一些关键瓶颈问题亟待解决：①提高生物芯片的稳定性；②样品制备和标记操作简化；③增加信号检测的灵敏度；④高度集成化样品制备、基因扩增、核酸标记及检测仪器的研制和开发等。生物芯片作为生物技术的一个重要研究领域，具有潜在的经济和社会效益。但必须理智地认识到该技术毕竟还处在研究和开发的初期，距离成功的产业化和临床应用还有一段相当的距离。

第二节 基因芯片技术
Section 2 Genechip Technology

一、基因芯片的概念（Concept of Genechip）

基因芯片（gene chip），又称 DNA 芯片，是指将大量靶基因或寡核苷酸片段有序地高密度排列固定于玻璃、硅片等载体上，然后与待测的标记样品的基因按碱基配对原理进行杂交，再通过激光共聚焦荧光检测系统等对芯片进行扫描，并配以计算机系统对每一探针上的荧光信号进行比较和检测，从而迅速得出大量所需的生物信息。基因芯片是生物芯片研究中最先实现商品化的产品。

二、基因芯片的原理（Principle of Genechip）

基因芯片的基本原理与传统的核酸印记杂交（Southern blot 和 Northern blot）相似。基因芯片是将大量已知基因片段以微阵列方式固定在支持物上，其密度很高，可达上万个/cm^2，待测样品用荧光试剂标记制成探针，当探针与芯片上的靶基因杂交后，经严格洗涤，除去未杂交或部分配对的探针 DNA 分子，用荧光检测仪定量分析杂交信号强度。由于探针与靶基因完全配对时产生的荧光信号强度比含一个或两个错配碱基的杂合分子高数十倍，因而精确测定荧光信号即可实现检测的特异性。同时通过检测每个靶基因分子杂交信号强度，就可获取样品分子的数量和序列信息。基因芯片高度集成数万个网格状密集排列的 DNA 分子，可以一次性对荧光标记的大量样品基因序列进行检测分析，具有大规模、高通量、高效率、并行性、自动化等特点。

三、基因芯片的工作流程（Work Flowsheet of Genechip）

（一）载体的选择（Selection of Carrier）

基因芯片按制备方法可分为两类：原位合成芯片和直接点样型芯片；按固定的 DNA 分子性质，可分为寡核苷酸（oligo）芯片和 cDNA 芯片等。用于制备芯片的载体主要有玻璃片、硅片、塑料片、生物膜（硝酸纤维素膜、尼龙膜）等，其中显微镜载玻片（1mm×25mm×76mm）是最先并被经常使用的一种载体，载玻片表面经化学处理后，其表面带有胺、赖氨酸或醛基化合物等功能基团，通过离子作用、共价结合或吸附作用固定靶 DNA 分子，防止 DNA 杂交后被洗掉。此外，处理后的玻片表面疏水性增强，亲水样品点在其上扩散效应小，有利于提高印迹密度。

（二）操作步骤（Operation Procedure）

基因芯片操作步骤主要包括：芯片制作、样品的准备与标记、杂交、信号检测等（见图7-1），其中芯片制作是一个关键环节。首先根据实验需要确定芯片类型，选择适宜的制作方法，一块合格芯片的基本标准是阵列整齐、样点大小均匀一致，已有不少专用于芯片制作的点样仪出售。基因芯片检测的样本有基因组 DNA 或 PCR 产物，而检测基因转录产物 mRNA 的丰度则是其应用的最主要领域。应用于基因表达谱研究的芯片中固定基因的来源和代表性会极大影响最终数据的可靠性和说服力，所以它需作为芯片设计考虑的重要参数。mRNA 经反转录酶作用可生成 cDNA，如能标记上荧光试剂后可作为探针。一般以花青苷 5（cyanin5，Cy5）标记待测样本、花青苷 3（cyanin3，Cy3）标记对照样本，两种探针混合物与芯片 DNA 阵列杂交后，用荧光扫描仪检测杂交信号，Cy5 杂交点在其激发波长（649nm）作用下显示红色点荧光图像，Cy3 杂交点在其激发波长（550nm）作用下显示绿色点图像，通过一次杂交、两次扫描就可分别获得待测样本、对照样本的杂交图像和信号强度，保证两种样品间实验的平行性和结果可比性。

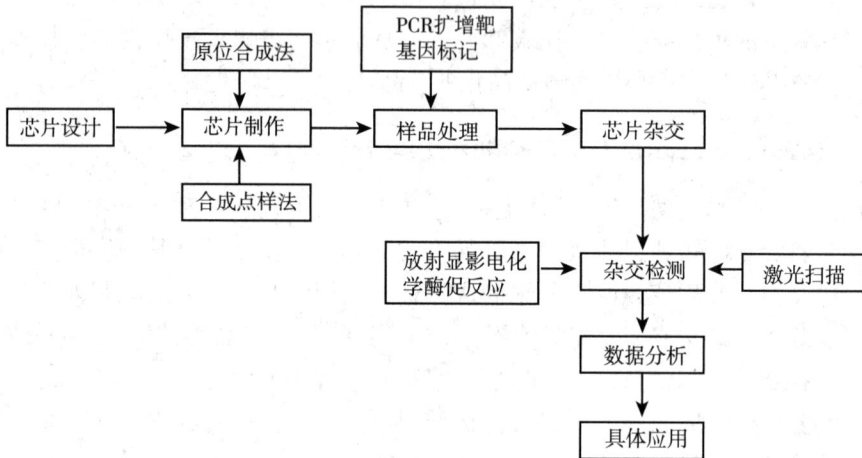

图 7-1 基因芯片基本操作步骤

1. 芯片制作

目前已有多种方法可以将 DNA 或寡核苷酸固定到固相支持物上。这些方法总体上有两种：原位合成与合成点样。支持物一般选择玻璃片、硅片、聚丙烯膜、硝酸纤维素膜、尼龙膜等，但需要进行特殊处理。做原位合成的支持物在聚合反应前要先使其表面衍生出羟基，与保护基建立共价连接；做点样用的支持物为使其表面带上正电荷以吸附带负电荷的探针分子，通常需包被氨基硅烷或多聚赖氨酸等。

（1）原位合成法　主要包括光引导聚合技术和打印原位合成。

①光引导聚合技术　光引导聚合技术作为常用的原位合成方法，不仅可用于寡核苷酸的合成，也可用于合成寡肽分子。光引导聚合技术是以往用于半导体制作的照相平版印刷技术与传统的核酸、多肽固相合成技术相结合的产物。

首先，根据所要合成的寡核苷酸的序列及矩阵位置，利用计算机运算法则，设计照相平版印刷模板即蔽光掩膜。然后利用连续地照相平版印刷模板来确定芯片的暴露位点，遵循特殊的化学合成步骤，构建高密度的寡核苷酸矩阵，每个探针在矩阵上有预先确定的位置。这个平行的过程提高了重复性，从而达到测量的经济化。

以合成寡核苷酸探针为例，该技术主要步骤为：首先使支持物羟基化，并用光敏保护基团将其保护起来。每次选择适当的蔽光掩膜使需要聚合的部位透光，其他部位不透光。这样，光通过蔽光掩膜照射到支持物上，受光部位的羟基解保护。因为合成所用的单体分子一端按传统固相合成方法活化，另一端受光敏保护基的保护，所以发生偶联的部位反应后仍旧带有光敏保护基团。因此，每次通过控制蔽光掩膜的图案决定哪些区域应被活化，以及所用单体的种类和反应次序就可以实现在待定位点合成大量预定序列寡聚体的目的。该方法的主要优点是可以用很少的步骤合成极其大量的探针序列。例如，合成 65 536 个探针的 8 聚体寡核苷酸序列仅需 $4 \times 8 = 32$ 步操作，8h 就可以完成。

②打印原位合成 打印原位合成方法的原理与普通彩色喷墨打印机相似。在墨盒中装入 4 种碱基合成前体试剂，载体经包被后，计算机控制打印机喷头在芯片上移动，并根据芯片上不同位点核酸序列的需要，将特定的碱基喷印在芯片预定区域上，其后的去保护、偶联、冲洗等步骤则与一般固相原位合成法相同。合成原理与传统的核酸或寡肽固相合成技术相同。合成过程为：合成前以与光引导原位合成类似的方式对芯片片基进行预处理，使其带有反应活性基团（如伯氨基）。同时，将合成用前体分子（DNA 合成碱基）放入打印墨盒内，由电脑依据预定的程序在 x、y、z 方向自动控制打印喷头在芯片支持物上移动，并根据芯片不同位点探针序列需要将特定的碱基合成前体试剂喷印到特定位点。喷印上去的试剂即以固相合成原理与支持物发生偶联反应，冲洗、去保护、偶联等则类同于一般的固相原位合成技术。以后每轮偶联反应依据同样的方式将需要连接的分子喷印到预定位点进行后续的偶联反应。重复此操作可以在特定位点按照每个位点预定的序列合成出大量的寡核苷酸探针。用此方法能够合成长度为 40～50 个核苷酸的序列，每步产率可达 99%，但其密度稍低于光介导原位合成法。

（2）合成点样法 上述原位合成方法相对比较复杂，目前主要是在基因芯片研究享有盛誉的 Affymetrix 等公司使用该技术合成探针，其他中小型公司大多使用合成点样法。将预先合成的寡核苷酸、cDNA 或基因组 DNA，通过特定的高速点样装置直接点在玻片等载体上。点样法分为非接触型打印和接触型打印两类。点样系统由一套计算机控制的三维移动装置、多个打印头/点样针、一个减震底座（上面可摆放盛寡核苷酸的多孔板和多个芯片）和点样针洗涤装置（需要时还可以装配温度和湿度控制部件）构成。点样体积一般在 nl 与 pl 之间。打印又可分为压电打印和螺线管注射打印。针点法的优点是核酸阵点密度高，缺点是定量准确性及重复性差，打印针易堵塞、折断且寿命有限；而喷印法的优点是定量准确、重现性好、使用寿命长，缺点是喷印的斑点大、密度相对低。

2. 样品的准备

生物样品往往是非常复杂的生物分子混合体，除少数特殊样品外，一般不能直接与芯片反应。可将样品进行生物处理，获取其中的 DNA 或 RNA，并且加以标记。目前，由于灵敏度所限，多数方法需要在标记和分析前对样品进行适当程序的扩增。Mosaic Technologies 公司发展了一种固相 PCR 系统。该系统包含两套特异性引物，每套引物都可以从靶基因两头延伸。当引物和 DNA 样品及 PCR 试剂相混时，如果样品 DNA 包含靶序列，DNA 就从引物两头开始合成，并在引物之间形成双链 DNA 环或桥。由于上述反应在固相中产生，因而避免了引物竞争，减少交叉污染并且省去了液相处理的繁琐；Lynx Therapeutics 公司引入的大规模并行固相克隆法（massively parallel solid -

phase cloning），可在一个样品中同时对数以万计的 DNA 片段进行克隆，且无需单独处理和分离每个克隆，使样品扩增更为有效快速。样品的标记一般应用 RNA 逆转录为 DNA 过程中掺入荧光染料如 Cy3 或 Cy5 等。

3. 固相杂交反应

杂交反应的条件类似于传统的 Southern 或 Northern 杂交，具体的选择视研究目的而定。例如，进行多形态分析或杂交测序时，要求能够区分单个碱基的变异，所以需要较高的杂交严谨性；而用于表达谱检测的芯片为了提高检测的特异性、保证较高的灵敏度，需要较长的杂交时间，高的严谨性、高的样品浓度、较低的杂交温度等。同时，杂交反应还必须考虑反应液中的盐浓度、探针序列的 G + C 含量、探针所带电荷情况、探针与芯片片基间连接臂的长度及种类以及靶序列二级结构等因素。固定于芯片表面的探针与位于液相的靶分子进行生化反应的过程不完全与液相中生化反应相同。其原因在于，生物大分子与固相支持物的结合导致了溶液中的靶分子与其不能迅速地发生作用，延长了反应时间，必要时还必须提高靶分子的浓度以加快反应。而且固相化的大分子，特别是空间体积较小的分子，很容易受到支持物对生化反应的空间阻隔作用。如何解决以上问题是生物芯片技术应用中的关键。有研究表明，在探针分子与片基间加入适当长度的连接臂可使杂交效率提高上百倍，连接臂将固相化的探针分子与支持物隔开一定的距离，减少空间阻隔作用。

4. 芯片信号的检测

目前芯片检测主要应用荧光法，其重复性较好，但是灵敏度比较低。正在发展的方法有质谱法、化学发光法、光导纤维法等。用同位素作标记的膜微阵列的杂交信号检测需通过传统的磷屏成像系统，而用荧光标记的微阵列杂交后的检测需要用专门的荧光扫描仪。目前专用于荧光扫描的装置大致分为两类：一类是基于 CCD（charge - coupled devices，电荷耦合装置）方法检测光子；另一类则是基于激光共聚焦的检测系统。

四、基因芯片的应用（Application of Genechip）

（一）杂交测序（Sequencing by Hybridization）

测序芯片是出现最早的生物芯片，杂交测序技术是测序芯片的基础。通常杂交测序（Sequencing by Hybridization，SBH）采用 8 mer 或 20 mer 寡核苷酸微阵列，与待测样品进行杂交，根据杂交结果推算出 DNA 序列的全长。杂交测序是发展基因芯片技术的初衷，这种快速的测序方法具有十分诱人的应用前景。SBH 技术包括：未知序列的 DNA 与大量的寡核苷酸集合的杂交；形成完整的双链体（包含目标 DNA）的寡聚物的鉴定与分析；重建 DNA 序列。Mark Chee 等用含 135 000 个寡核苷酸探针的阵列测定了全长为 16.6kb 的人线粒体基因序列，准确率达到 99.9%。但是正确用于大规模的 DNA 测序，必须使用很大的确定长度的组合寡核苷酸，现行方法尚难以制作。即便如此，由于高密度的寡核苷酸探针点阵所含的丰富信息，在 DNA 测序方面仍有广阔的发展及应用前景。

（二）基因差异表达分析和基因鉴定（Gene Differential Expression Analysis and Gene Identification）

主要分析两组来源不同的 mRNA 转录丰度的差异，是寡核苷酸芯片技术最常见的应用。两组 mRNA（正常对照和待测样本）分别反转录成 cDNA，并分别掺入可分辨的不同荧光标记（如 Cy3 和 Cy5），两者同比例混合并同时与寡核苷酸芯片杂交。通过计算机计算两组样本杂交信号的比值，并通过设立阈值来确定已知基因在不同来源样本中表达的差异或寻找不同样本差异表达的基因甚至新基因。

Svaren 等用寡核苷酸芯片研究了 EGR1 基因反式作用因子在前列腺中的调控作用。作者将表达 EGR1 基因的重组腺病毒导入前列腺癌细胞系中，然后用基因芯片检测了基因表达的变化，最后用逆转录－聚合酶链反应（RT－PCR）验证可能是由 EGR1 基因调控的基因。在被鉴定出的 EGR1 基因中，包括几种与神经内分泌相关的基因，如涉及前列腺癌发展的神经元特异性烯醇化酶基因等；此外，还发现了几种生长因子也受 EGR1 基因调控，包括胰岛素样生长因子 II、血小板衍生生长因子 A、转化生长因子 β 等。

（三）疾病诊断（Disease Diagnosis）

医学诊断学的发展历经 3 个阶段：生化指标检查、免疫学或血清学诊断、基因诊断。伴随着人类基因组计划的实施，越来越多的与疾病相关基因被克隆，基因突变可引起多种遗传疾病、肿瘤和遗传易感性疾病等已被医学界所公认。基因突变检测的核心技术是 DNA 分子杂交和聚合酶链式反应，近年来在这两种核心技术的基础上又衍生出许多新的检测手段，尤其是 DNA 芯片的出现使突变检测变得规模化和程序化。核酸突变的检测及基因组多态性的分析，例如对人 *BRCA*1 基因外显子 11、*CFTR* 基因、β－地中海贫血病基因等的突变检测，对人类基因单核苷酸多态性的鉴定、作图和分型，以及人线粒体 16.6kb 基因组多态性的研究等。将生物传感器与芯片技术相结合，通过改变探针阵列区域的电场强度以检测基因（如 Ras）等的单碱基突变。另外，基因芯片在基因诊断的其他方面亦有广泛应用。如 Heller 等构建炎症相关基因的 cDNA 微阵列以检测分析 RA。现在，肝炎病毒检测诊断芯片、结核杆菌耐药性检测芯片、致病菌检测芯片、多种恶性肿瘤相关病毒基因芯片等相继问世并投入市场，不难看出，基因诊断是基因芯片中最具有商业化价值的应用。

通过建立基因变异与疾病发生之间的关系，对于提高诊断和治疗疾病的效率意义重大。某些基因变异或单核苷酸多态性会引起疾病的发生。在检测基因中单核苷酸变化的基础上就能建立基因型（ASO）与表型之间的关系。利用等位基因特异寡核苷酸微阵列芯片可以简便快速地分析基因多态性：先将 ASO 共价固定于玻片上，制成芯片，然后与荧光试剂标记的基因组 DNA 杂交，经荧光扫描检测即可达到目的。已经使用本方法成功分析人酪氨酸酶基因的单碱基突变。

目前已利用寡核苷酸芯片检测血友病、地中海贫血症等分子遗传病和乙型肝炎、丙型肝炎等病毒性传染病，在同一芯片实现多份样品和多种疾病的检测。在婚前常规体检、婴儿产前诊断和疾病预后评估等医学临床中也有所应用。

艾滋病毒（HIV‒1）反转录酶和蛋白酶基因是治疗此疾病的关键靶标。由于HIV‒1突变导致对药物产生抗性，致使治疗效果降低。因此加强了解已知突变与不同药物特点之间的关系，可设计针对性更强的治疗方案。美国 Affymetrix 公司研发了一种检测 p53 突变的芯片，基本分析过程见图 7‒2。对 114 个 HIV‒1 样品中蛋白酶基因（突变）的检测结果表明，芯片杂交法和直接测序法一致率高达 98% 以上。

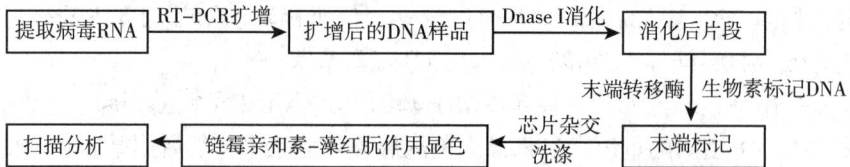

```
提取病毒RNA ──RT-PCR扩增──> 扩增后的DNA样品 ──Dnase I消化──> 消化后片段
                                                                      │
                                                        末端转移酶 │ 生物素标记DNA
                                                                      ↓
扫描分析 <── 链霉亲和素–藻红朊作用显色 <──芯片杂交──── 末端标记
                                          洗涤
```

图 7‒2　基因芯片分析 p53 突变流程示意

（四）在药物研究中的应用（Application in Drug Research）

基因芯片分析技术在药物研发及药物治疗方面的应用主要包括两个，其一是药物筛选，其二是指导临床用药。利用芯片进行药物筛选有两种模式。一种是直接检测化合物对生物大分子（如酶、离子通道、抗体等）的结合及作用；另一种是检测化合物作用于细胞后基因表达的变化，尤其是 mRNA 的变化。在指导临床用药方面，可以通过寡核苷酸芯片比较用药前与用药后组织基因表达差异、评估药物的毒性、代谢特点及治疗效果等。Gary 等筛选到 CDK2 激酶抑制剂，在用抑制剂处理酵母细胞后，以酵母全基因组寡核苷酸微点阵对比了处理前后 mRNA 水平的变化，阐明了该抑制剂对酵母基因表达谱的影响。寡核苷酸芯片在研究基因表达谱方面得天独厚的优势，为新药的开发与筛选提供了新的思路。

对人体正常组织、病理组织，以及小鼠等动物材料的分析，可建立相应的基因表达数据库。通过比较数据库中差异表达基因数据，结合相关基因作用的生物化学途径和疾病特征，帮助确定药物靶标基因和筛选相应药物。通过查询数据库中一群与某特定疾病明确相关的基因是否与其他疾病关联，可以发现现有药物的新用途。通过对药物作用后的基因表达谱分析，可以了解药物对细胞或生物个体的药效和毒副作用，进而筛选出具有相似或不同作用方式的药物。基因芯片亦可用于研究病原微生物及其致病过程中宿主基因表达方式的变化，从而加速对疾病分子机制的认识。表达芯片能够帮助确定干预治疗的药靶基因，检测药物治疗后的基因表达变化。

第三节　蛋白质芯片技术
Section 3　Protein Chip Technology

一、蛋白质芯片的概念（Concept of Protein Chip）

蛋白质芯片（protein chip）又称蛋白质微阵列（Protein Microarray），是在高密度微孔板技术和基因芯片技术的基础上发展起来的一种新型生物芯片技术。蛋白质芯片是由固定于不同种类支持介质上的抗原或抗体微阵列组成的，阵列中固定分子的位置及组成是已知的，用标记（荧光物质、酶或化学发光物质等）的抗体或抗原与芯片上的探针进行反应，然后通过特定的扫描装置进行检测，通过荧光强度来分析蛋白质与蛋白质之间或蛋白质与其他分子之间的相互作用关系，由此达到测定各种蛋白质数量与功能的目的。

二、蛋白质芯片发展简史（Development History of Protein Chip）

随着人类基因组测序工作的完成，生命科学的研究重点从如何获取基因转向如何确定基因的功能。上面介绍的基因芯片只能检测 DNA/RNA 水平变化的遗传信息，而不能直接反映蛋白质变化的情况，因此发展一种高效、高通量检测蛋白质的方法十分必要，在这种背景下产生了蛋白质芯片。

20 世纪 80 年代以来，Ekin 和 Chu 首先提出了以抗体为基础的"微阵列"概念，用以检测多种蛋白的表达，证实了基于抗体微阵列的技术可以同时检测多种蛋白质，并具有很高的敏感性。此后，多个研究组尝试建立了以抗体技术为基础，同时检测多种蛋白质表达的微阵列方法。其中，Silzel 等证实了可以通过荧光显像技术检测多种蛋白质 G（IgG）亚类。Genimetrix 公司的研究人员进一步证实了高通量模式检测多种 IgG 的可能性。由于高背景干扰和低敏感性这两个问题，蛋白质微阵列技术的进展相当缓慢，而且难以实现大规模应用。

1994 年澳大利亚学者 Wilkin 和 Williams 首先提出了"蛋白质组"的概念。与经典的蛋白质化学研究相比，蛋白质组的研究对象不再只是针对一种或几种蛋白质，而是着眼于全局性和整体性来研究生物体系内所有蛋白质的性质与功能。传统的分析方法显然难以胜任这种高通量的分析要求。结合 20 世纪 90 代中期发展起来的生物芯片技术，蛋白质芯片技术就随之发展起来了。蛋白质芯片已经应用于蛋白质间相互作用、蛋白质和小分子相互作用、新药发现等的生物医学研究中。

基因芯片与蛋白质芯片的检测方法基本相同，但两者存在着很大的差异（表 7-1）。无论是蛋白质芯片，还是基因芯片（DNA 芯片）都属于生物芯片的范畴。比较而言，DNA 芯片技术已经比较完善，在生物医学研究领域获得了广泛的应用，但是它也只能局限于检测 DNA 和 RNA，这种以核酸为基础的芯片检测只能间接提供蛋白质的信息。目前蛋白质芯片尚处于发展阶段，许多技术问题尚待完善，但应用范围广，具有很好的发展前景。

表 7-1　基因芯片与蛋白质芯片对比

特性	基因芯片	蛋白质芯片
载体活化	通过活化羟基为氨基，键合核苷酸的磷酸，核苷酸也可经过修饰加上氨基或其他基团，再与活化载体的基团键合	通过活化羟基为醛基，再键合蛋白质的氨基
配基	主要从 cDNA 文库中筛选相关的基因片段	来源于纯化蛋白质，或直接提取的组织液、血液、尿液等，也可以是原位合成的肽链
固定条件	合成后再固定于芯片，也可在固相载体上逐个原位合成，操作较蛋白质芯片复杂	须保证其活性及二级结构不变，技术要求较高

续表

特性	基因芯片	蛋白质芯片
封闭液	用事先设计的预杂交液封闭，预杂交液的设计选择非常重要	用 PSA 或特殊氨基酸封闭未结合的基团
结合反应原理	利用核苷酸碱基互补的原则结合	利用蛋白质分子相互作用的原理两两配对结合
应用方向	解决基因功能、基因调控及表达等相关问题	研究蛋白质的功能、蛋白质相互作用等相关问题
成熟度	技术成熟	尚待发展

三、蛋白质芯片的原理（Principle of Protein Chip）

与基因芯片类似，蛋白质芯片是由固定于载体支持物上的靶蛋白样品阵列构成的。载体主要分为滤膜（NC 膜、尼龙膜、PVDF 膜等）、玻片和硅片等。使用玻片和硅片时，一般须覆盖多聚赖氨酸、醛基化合物、聚丙烯酰胺等。蛋白质样品点样方式分为喷印或针点打印，使用点样的机械与基因芯片相似。待测样品用荧光素或同位素等标记（探针），反应信号可用激光扫描（CCD 摄像）、放射显影、原子力显微镜（atomic force microscopy）和质谱等方法检测。蛋白质芯片主要特点是高通量、微型化、易操作。它适用于蛋白质 – 蛋白质、蛋白质 – DNA（RNA）、蛋白质 – 小分子物质间相互作用的分析，是功能基因组、蛋白质组研究领域中一种新型的重要工具。

随后在蛋白质芯片基础上又衍生出细胞/组织芯片，即将细胞/组织切片固定于滤膜等载体上，利用抗体免疫组织化学、原位杂交等方法进行高通量并行分析。在此基础上建立各种细胞/组织的分子谱，这对于肿瘤患者特别是不同发病阶段患者的病情诊断、治疗效果评价十分重要，还可据此建立相应的标志蛋白。

四、蛋白质芯片检测技术（Detection Technique of Protein Chip）

荧光（Fluorescence）是最为常用的蛋白质检测方法。荧光剂可直接标记在蛋白质分子上，也可结合于其他检测分子内，如链霉抗生物素蛋白上。荧光检测法提供了多渠道检测容量和长时间的持续信号，但其敏感性通常低于化学发光检测。鉴于玻片荧光背景低，人们通常在玻片上制备蛋白质芯片。市场已有售低背景荧光薄膜（Schleicher & Schuell Dassel，Germany），要做的就是通过激光扫描或 CCD 影像技术检测荧光信号，在直接标记蛋白质的情况下，荧光测定的一个主要问题是均一的标记效率和可能出现的标记蛋白高级结构的改变。

同位素标记已经在蛋白质芯片中用于检测蛋白质间相互作用、蛋白质 – 核酸的相互作用以及蛋白质修饰作用。同位素标记蛋白质保持了蛋白质的天然构象，并具有极高的敏感性，提取浓缩时，操作同位素需格外小心，这在很大程度上限制了这一技术的广泛应用。质谱也可用于检测低密度蛋白质微阵列，并且已接近商品化。

目前蛋白质芯片检测包括质谱法、物理方法等。代表技术主要有 SELDI 技术、BIACORE 技术等。

（一）SELDI 技术（SELDI Technique）

电子喷射离子化（electrospray ionization，ESI）及基质辅助解吸附离子化（matrix

assisted laser desorption/ionization，MALDI）的出现扩大了质谱分析在复杂生物系统蛋白质研究中的应用范围。然而复杂的生物物质，如血液、血清、血浆、淋巴、脑脊液、尿液、完整细胞、细胞裂解液及细胞分泌物等，包括数百种生物分子以及有机物、无机盐，这些都使得不能直接质谱分析，于是对于质谱分析来说，样品预处理和纯化是必需的，然而传统的样品纯化如液相色谱、免疫沉淀、电泳不仅劳神费力，而且因为非特异性结合和稀释效应会对样品检测产生影响。因此研发一种直接、简便的质谱分析方法非常迫切。1993 年 Hutchens 和 Yip 提出表面增强激光解吸附离子化（surface - enhanced laser desorption/ionization，SELDI）这一概念。相对于传统的激光解吸附离子化（laser desorption/ionization，LDI）或 MALDI 技术，这一崭新的大分子质谱分析方法简化了样品预处理。

SELDI 包括 3 方面的技术：表面增强亲和捕捉（surface - enhanced affinity capture，SEAC）、表面增强全解吸附（surface - enhanced neat desorption，SEND）及表面增强光敏吸附和释放（surface - enhanced photolabile attachment and release，SEPAR）。在 SEND 技术中，待测物不需基质辅助可以解吸附和离子化，而 MALDI 必须借助吸能基质以传递激光能量。SEND 的实现依赖于共价结合于探针表面的吸能化合物。SEPAR 是 SEAC 和 SEND 的混合，此时探针不仅可以表面亲和捕捉检测样品，而且能吸收传导激光能量以实现样品解吸附和离子化。到目前为止，SELDI 应用中 SEAC 最具发展前景。芯片表面探针通过特异结合待测物相应蛋白质即表面亲和捕捉，对样品分离纯化、传送、结构修饰和扩增起着积极作用。

检测样品加于芯片表面，探针与待测样品中相应物质特异结合，经严格洗涤，洗脱非特异结合的蛋白质或污染物等，从而完成对样品的原位纯化。然后经过原位酶解、洗涤或直接将芯片插入检测装置即配备有激光解吸附离子化激光源的飞行时间质谱仪（time of flight - mass spectrometry，TOF - MS）。一般选用氮激光（$\lambda = 337\text{nm}$），其尾迹简单、价格相对便宜。SEAC 时需要基质溶液以增强传递激光能量、促进待测物解吸附和离子化。SEND 和 SEPAR 则不需基质溶液可以直接检测。结合于芯片表面的待测蛋白质或肽于真空条件下被激光照射，蛋白质或肽被激发获得质子而离子化，再被一稳压电场加速，经离子镜偏转，其飞行时间（time of flight，TOF）被检测记录，经计算机处理得到质谱图。质谱图既可定量，又能根据质谱峰的质荷比相对强度，进行结构分析。

（二）Biacore 技术（Biacore Technique）

Biacore 技术是检测生物分子相互作用（biomolecular interaction analysis，BIA）的分析技术。该技术测定原理基于物理光学现象表面等电子体共振。以镀有金或银薄层的玻璃片为载体，固定上探针或配体，制成生物芯片。被选择探针或配位体的专一性能确保生物分子的特异性结合，对血清、组织培养上清液、细胞提取液等进行直接分析而不需预处理，可提供生物分子结合或解离的动力学常数，空间结构及异位效应等。可在数分钟内完成复杂体系中的分子相互作用研究。Biacore 技术可探测生物分子相互作用类别包括抗原/抗体相互作用、溶液或脂膜表面配体/受体相互作用、多肽/蛋白质相互作用、DNA/蛋白质相互作用、DNA/DNA 相互作用及 RNA/蛋白质相互作用等。可广泛应用于新药开发、免疫分析、基因工程、信号转导等领域。

五、蛋白质芯片制备及分析过程（Preparation and Analysis of Protein Chip）

蛋白质芯片技术是一个复杂的系统工程，许多因素将影响到蛋白质芯片系统的成功应用。以下对蛋白质芯片技术中的载体与化学表面、捕获分子、蛋白质芯片检测方法和印记方法等进行简要介绍。

（一）载体的选择及抗体或抗原的固化（Carrier Selection and Antigen/Antibody Solidify）

用于连接、吸附或包埋各种生物分子使其以水不溶状态行使功能的固相材料统称为载体。制作蛋白质芯片的载体材料必须符合下列要求：①载体表面必须有可以进行化学反应的活性基团，以便于蛋白质分子进行偶联；②使单位载体上结合的蛋白质分子达到最佳容量；③载体应当是惰性的，并且有足够的稳定性，包括物理的、化学的和机械的稳定性；④载体具有良好的生物兼容性。目前适合作生物芯片载体的材料包括玻片、硅片、金片、聚丙烯酰胺凝胶膜、尼龙膜等。

载体上的生物分子固定化方法主要有两种：化学性固定化、生物性固定化。化学性配基包括疏水基团、阴离子、阳离子、金属离子、混合离子等；生物性配基包括受体、配体、酶、抗体—抗原等，它们的相应检测对象分别是：配体、受体、底物、抗原—抗体结合蛋白。

待固定的生化分子（配基）可通过化学键直接固定，也可不直接通过化学键固定于载体上，而是先将能与之特异结合又不干扰其活性的分子偶联在载体上，再通过专一性、高亲和力作用间接固定配基，如第二抗体—第一抗体系统、蛋白 A—抗体系统、生物素—抗生物素蛋白系统等。

（二）载体的化学表面处理（Chemical Surface Treatment of Carrier）

所谓载体的化学表面就是通常所说的芯片载体和载体表面。载体是指用于连接、吸附、包埋各种生物分子，并使各种分子处于水不溶性状态而行使功能的固相材料，也就是这里提到的载体。目前，有 3 种通用的主要生物芯片载体，即玻片、薄膜和金属片。

（三）捕获分子（Capture Molecule）

为了成功地开发一种特异、敏感的蛋白芯片技术，捕获分子至关重要。理想的捕获分子应具有下列特点：对靶分子有高度的特异性和亲和力；容易进行生产和操作；具有可利用的大分子文库用来建立高度密集的微阵列；可以实现信号放大作用。主要有：抗体（Antibody）、寡聚核苷酸（Oligonucleotide）、多肽与肽样寡聚体（Peptide and Peptide - like Oligomers）、小分子配体（Small Molecular Ligands）、重组蛋白（Recombinant Protein）等。

（四）微阵列设计与制备（Micro - array Design and Preparation）

蛋白质芯片既可通过自动化的机器制备，又可通过手工方法进行设计操作。研究者可以根据实验条件和研究目的进行选择。

人工制备芯片是一种最为方便但价格昂贵的途径。这种芯片的制备方式主要有两种，即手工点样和免疫打点印迹装置。人工制备的芯片，存在的明显问题是不能建立高密度芯片、样品和捕获分子消耗大和敏感性较低。鉴于人工芯片的固有缺陷，大多数研究者应用微阵列制备仪将捕获分子打印到固相载体上。

微阵列制备仪分为直接接触式和非接触式两种类型，也是目前市场上常用的两种方法。大多数直接接触微阵列制备仪是用针作为工具的微阵列仪器。这种微阵列制备仪将非常少量的蛋白质通过直接接触放置在固相载体表面。蛋白质放置的量能够通过针的大小进行控制，但要做到精确控制非常困难。

非接触微阵列方法主要是点喷印方法和压电机器分配法。点喷印方法是将保存在洁净黑筒里的蛋白质溶液用商品化的喷墨式打印机喷射到载体表面。这种系统的优点是，可在实验室制备并快速产生一致的点。与点喷印方法相比，压电机器分配法可以说是最好的将蛋白质溶液打印到载体表面的一种方法。这种方法已在蛋白质芯片制作过程中逐渐得到了广泛应用，但也可能由于液体飞溅而存在背景和交叉反应等问题。

（五）抗原或抗体的标记（Antigen and Antibody labeling）

1. 酶标记

常用的标记酶有辣根过氧化物酶（Horseradish Peroxidase，HRP）、碱性磷酸酶（Alkaline Phospharase，AP）、葡萄糖 – 6 – 磷酸脱氢酶（Glucose – 6 – phosphate Dehydrogenase，G6PD），β – D – 半乳糖苷酶（β – galactosidase，β – Gal）等。其中 HRP 由于比活性高、价廉易得，因而是酶标记中最常用的酶。酶标记抗原（抗体）的方法主要有两种，直接法和交联法。直接法是用过碘酸钠使酶分子表面的多糖羟基氧化成醛基，醛基可以和抗体（抗原）中的游离氨基反应形成 Schiff 碱，然后硼酸化钠终止反应，从而实现了酶与抗原（抗体）的结合。这种方法仅适用于含糖基酶的标记物的制备。交联法是通过双功能交联剂将酶与抗原（抗体）连接在一起。根据交联剂上反应基团是否相同，可将交联剂分为两种：一类是同源双功能交联剂，如戊二醛、苯二马来酰胺；另一类是异源双功能交联剂，如羟琥珀酰亚胺酯。

2. 荧光物标记

荧光免疫分析中常用的荧光物质有异硫氰酸荧光素、丹磺酰氯、罗丹明 B – 异硫氰酯等，由于普通的荧光标记有许多不足之处，如荧光团的荧光寿命短，本底荧光干扰大，检测时不能将发射光中散射的激发光有效地去掉，而时间分辨荧光免疫分析（Time – Resolved Fluoroimmunoassay，TRFIA）技术以镧系元素为标记物，利用波长和时间两种分辨，有效地克服了普通荧光标记的不足，大大提高了分析的灵敏度。在蛋白质芯片的检测中常用的荧光标记物是 Cy3 及 Cy5 两种物质。

3. 化学发光物质标记

常用的化学发光物有吖啶酯，吖啶酯可共价结合于抗原（抗体）上，标记好的抗原（抗体）与对应物结合后，用起动发光试剂（$NaOH + H_2O_2$）与吖啶酯作用，从而产生可检测的光信号。

六、蛋白质芯片的分类 （Classify of Protein Chip）

目前，尚无统一的方法对蛋白质芯片进行分类，不同的研究者采用不同的方法名称来描述其微阵列系统。

根据蛋白质芯片制作方法和用途不同可将其分为两类，即蛋白质功能芯片和蛋白质检测芯片。蛋白质功能芯片是研究蛋白质间、蛋白质修饰、DNA - 蛋白质、RNA - 蛋白质间、蛋白质与脂质、蛋白质与药物、酶与底物、小分子 - 蛋白质等相互作用的芯片。蛋白质检测芯片，又称为蛋白质分析芯片或蛋白质表达芯片。主要包括抗体芯片、抗原芯片、配体芯片、碳水化合物芯片等。

根据不同捕获分子或检测试剂制成的蛋白质芯片，包括抗体芯片（微阵列）、蛋白质芯片（微阵列）、肽芯片（微阵列）、适配体芯片（微阵列）、小分子芯片（微阵列）等。为了检测自身抗体，自身抗原也被用作检测试剂。因此，这些类型的蛋白质芯片被称为自身抗原蛋白质芯片或抗原芯片。肽、适配体、小分子等是作为特殊检测试剂应用于蛋白质微阵列中。

根据密度不同对蛋白质微阵列的分类比较简单，即低密度蛋白质芯片和高密度蛋白质芯片。密度的差异主要来自制备方法的不同。

七、蛋白质芯片的应用 （Application of Protein Chip）

蛋白质芯片技术的应用范围正在逐步扩大。许多新的、特异的方法已经被开发并应用于蛋白质芯片技术。这些方法主要分为两类：以标记为基础的方法和以 ELISA 为基础的方法。

以标记为基础的方法原理与 DNA 微阵列的原理类似。样品用可以检测到的染料进行染色，并应用于蛋白质微阵列的载体上。经冲洗去除结合弱的或未结合的分子后，在表面被捕获的蛋白质可以通过被标记有染料的物质而检测出来。这一方法的特点是可以创建高密度的蛋白质芯片，但只需要一种检测分子的结合就会改变蛋白质分子的高级结构。

以 ELISA 为基础的方法依赖于两种连接分子，其中一种分子的功能是作为捕获分子，第二种分子作为检测试剂。用微阵列载体来温育样品，在微阵列载体的表面，被保留的分子能够通过检测试剂检测到，检测试剂和捕获分子连接在同一分子的不同抗原决定簇。此方法的优点是可以维持蛋白质的高级结构且能够被检测到，可以作为一种定量检测方法，具有高度特异性。缺点是在某些情况下，不可能制备高密度的微阵列系统，有时很难找到一对相匹配的、连接在相同分子上的、针对不同抗原决定簇的检测试剂。

（一）疾病诊断 （Disease Diagnosis）

蛋白质芯片可以直接在蛋白质水平检测基因表达。由于蛋白质能直接反应基因给予的信息，它的功能一旦出现异常就可引发疾病，因此，研究其组成及性质是揭示基因和疾病关系的重要环节。

目前的诊断方法，只能估量某一时间发生在一种抗体的变化，限制了疾病诊断的准确性。蛋白质芯片系统的敏感性，使人类对疾病的变化有更加全面的了解，特别是传染病和免疫相关疾病。多种抗体同时检测为人们提供了更好的诊断工具，并大大地降低了费用。蛋白质表达芯片能够用来同时检测多种肿瘤标志物，可以为癌症诊断提供更好的工具。

在临床诊断方面，近年来出现的 SELDI－TOF－MS 蛋白质芯片技术，对生物标志物的检测和筛选起了巨大的推动作用。该项技术应用基因芯片的设计理念，把层析、质谱等技术合理应用于蛋白质芯片的检测，其优点是能简便、快速地从各种体液及组织中找出新的生物标志物，获得大量的蛋白质分子信息。运用此项技术寻找新的肿瘤标志物，进行早期诊断和检测治疗效果，已经应用于膀胱癌、卵巢癌、肺癌、前列腺癌、大肠癌、乳腺癌、鼻咽癌等疾病的诊断研究。

（二）在蛋白质组学中的应用（Application in Proteomics）

过去，对于蛋白质活性的生化研究主要局限于单一分子种类的分析。随着大规模基因组学和蛋白质组学研究方法的建立，新基因产物的发现速度大大加快，已经改变了以往研究蛋白质功能的策略。DNA 微阵列和寡核苷酸芯片是从基因组规模上研究基因表达谱并阐明大量基因之间功能关系的有力工具。但是，这些技术在检测基因转录方面的应用相当有限，因为一个细胞内的 mRNA 丰度与蛋白质合成量之间的相关性通常很差。此外，DNA 微阵列对于确定与生物学特性密切相关的翻译后修饰几乎没有应用价值，这些翻译后修饰影响着蛋白质的多样性、亲和力、功能、细胞内丰度和蛋白质转运等。最后，对于缺乏 mRNA 的样本（如尿液等体液），进行蛋白质表达分析是唯一可能的选择。近年来，蛋白质组学面临的挑战是：要求发展高通量的方法来进行生物样本的系统性蛋白质分析，绘制全面的蛋白质功能关系图并用以进行生物学分析。因此，发展与 DNA 微阵列相互补充的蛋白质微阵列平台正在成为人们关注的焦点。目前，蛋白质微阵列已从低密度滤膜芯片发展到拥有高密度点阵的微型芯片。

（三）分子间相互作用研究（Molecular Interaction Research）

1. 应用于蛋白差异表达分析

确定蛋白质的表达是蛋白质芯片应用的主要方向之一。细胞生理病理学改变是非常复杂的过程。每种生物过程都涉及多种基因，因此，从总体上分析基因表达对于了解细胞功能是至关重要的，有利于维护人类健康、研究疾病的发展进程。

目前，人们已经开发了多种方法用于特异性蛋白的表达检测。最为常用的是夹心ELISA 法检测细胞因子的表达（图 7－3）。其基本原理是应用两种抗体检测一种蛋白质，一种抗体作为捕获分子点加于载体表面，另一种抗体作为检测试剂（通常用生物素进行标记）。此方法的优点是实验易于操作，可能作为一种定量检测标准。缺点是很难开发成为一种高密度蛋白质芯片，因为要把数千种抗体混合到一起几乎是不可能的，同时还要求两种抗体识别同一分子的不同抗原决定簇。

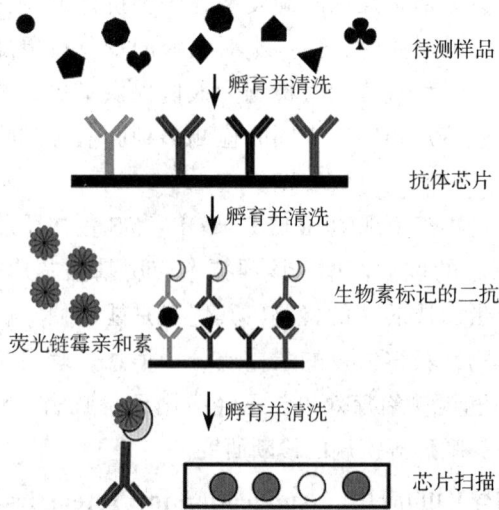

图 7-3 双抗体夹心法流程示意

在蛋白质芯片技术中，另一种常用的检测蛋白表达的方法是利用荧光素进行蛋白质的标记。现在有多种商品化的荧光染色剂。双色检测器能够从同一实验样品中检测到蛋白质表达水平，对照样品在同一玻片上（图7-4）。这种方法避免了由于点加样品大小不同、被沉积的抗体数量及温育条件不同而引起检测结果出现差异，使微阵列检测技术相对而言减少了多种外界人为因素的干扰。这一方法中主要还存在两个问题，一是这种方法有可能已改变了蛋白质的高级结构，另一个问题是缺少统一的标记方法。应用这种方法，Screekumar 等研究了放射线治疗时诱发细胞凋亡的信号途径，观察到了放射线治疗癌胚抗原的表达下调。

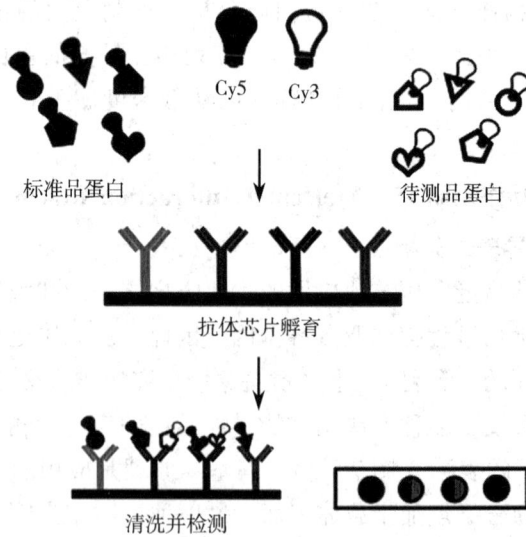

图 7-4 双色蛋白质芯片

一种样品用 Cy3 标记，另一种样品用 Cy5 进行标记。两种样品混合到一起，在蛋白质芯片上共同温育。反射信号通过激光扫描仪进行检测，通过荧光强度反映两种样品的蛋白质浓度。

质谱已应用于被捕获蛋白的低密度微阵列研究中，Ciphergon 公司（Palo alto，CA）已经使这一技术实现了商品化。极少数的未经加工的蛋白质用于蛋白质芯片上，芯片为微阵列排列的各种捕获分子覆盖。当冲洗掉未结合的蛋白质之后，结合的蛋白质经激光切除并由质谱进行分析，可以产生不同的样品表达图谱。这种方法简单、快捷、易操作、重复性高。在生物标志物发现方面具有良好应用前景。通过把 SELDI - TOF 与以人工智能为基础的信息学运算法则相结合，Petricion 等建立了一组关键蛋白质表达数据，能够据此从正常人群中把卵巢癌患者鉴别出来。他们所应用方法的敏感性是100%，特异性是95%，阳性预测率是95%。这些发现表明，SELDI 在检测肿瘤标志物方面具有潜在的价值，在乳腺癌、肺癌、前列腺癌的生物标志物的鉴定方面起了很大的促进作用。

2. 蛋白质间相互作用研究

大部分生物学行为的发生都是蛋白质相互作用的结果，这种相互作用涉及几种甚至 100 多种蛋白质。这一现象说明蛋白质间相互作用不仅具有生物学意义，而且对新药发现也将产生巨大影响。研究蛋白质间相互作用的关键是获得重组蛋白以及纯化蛋白。重组蛋白或纯化蛋白都被点加到芯片载体的表面，其他的纯化蛋白也被点加在玻片，被检测到的蛋白质同时也反映了蛋白质之间相互作用。

蛋白质结构域或基序（Motif）也能用于制备蛋白质芯片，进而鉴定可能存在的蛋白质相互作用结构域或基序。结构域调节蛋白之间的相互作用，是通过在它们相应的配基上连有短肽基序，这些短肽识别分子对于蛋白质复合物的组装至关重要。这种蛋白质—结构域之间的相互作用能通过蛋白质微阵列技术得到鉴定。Espejo 等制备的蛋白质—结构域芯片，包括与蛋白质间相互作用的三级结构组件（modules），如 ww、SH3、SH2、FHA、PDZ、FF 结构域。为了鉴定蛋白质之间的相互作用，将溶解的蛋白质放置在蛋白质结构域芯片上，这种结构域连接的蛋白质可以在芯片上用特殊的抗体进行检测。应用这种方法，制定了信号分子 Sam68 的结构域连接图谱，并为核心 snRNP 蛋白确定了一种新的连接图谱 SmB。蛋白质—结构域芯片不仅能够识别蛋白质的可能连接分子，而且能够预测识别蛋白质上配基数量上的不同。此项技术易于制备，在信号转导方面将具有广泛的用途。

3. 蛋白质 – DNA 相互作用研究

DNA 与蛋白质相互作用可以通过将蛋白质或双链 DNA 点加到固相载体的表面进行检测。有两种方法可以用于蛋白质 – DNA 之间相互作用研究，即蛋白质芯片和寡核苷酸芯片。

Zhu 及其合作者过量表达和纯化了 5800 个 GST/His×6 融合产物的酵母蛋白，所有这些蛋白质都被高密度地点印在覆盖有镍的玻片表面，以标记的双链 DNA 作为探针来筛选这种类型的蛋白质芯片，可以快速鉴定出与 DNA 具有相互作用的蛋白质。

Bulyk 等建立了双链寡核苷酸芯片，对 DNA 结合蛋白质（如转录因子）的特性与鉴定研究具有十分重要的作用。

4. 小分子 – 蛋白质间相互作用研究

鉴定小分子 – 蛋白质之间的相互作用，是新药发现的一个主要途径，蛋白质芯片技术应用于小分子 – 蛋白质之间的相互作用研究将会大大加快新药发现的进程。蛋白质芯片技术在药靶有效筛选方面发挥着独到的作用。

研究药物发现的蛋白质芯片主要有两种方式：一是将小分子固化在芯片上，与标记的蛋白共同孵育；二是应用标记的小分子去筛选蛋白质芯片上的蛋白质。以上两种方法提供的数据只能提示小分子可以结合何种蛋白或某种蛋白质可以与一定的小分子物质结合，并不能提供生物学行为方面的相关信息。

将小分子固定在芯片上，然后与被标记的靶蛋白共同温育，蛋白质所在的特殊位置可能就是潜在的靶分子位点。在制药工业领域，这种技术能够高通量、平行地进行小分子筛选或研究配体—受体间的相互作用，只需要很少量的样品，即可增加所筛选活性物的量。Ducruet 等用这种方法成功地在小分子靶的芯片上鉴定了新的 Cdc25 双特异磷酸酶抑制物 FY3 – aa09 和 FY21 – aa09。

八、蛋白质芯片技术展望（Look forward to Protein Chip Technology）

由于蛋白质组学研究的技术需求，蛋白质芯片刚刚兴起就成为研究热点。蛋白质芯片技术具有快速、准确、高通量、灵敏度高、平行等特点，是生物医学研究领域的一种强而有力的工具，在免疫检测、疾病诊断、药物筛选和蛋白质组研究等方面具有巨大的应用价值和发展前景。

必须指出的是，蛋白质芯片技术作为一项新的技术，其所获得的信息并不能完全解释生命过程中的所有分子机理。然而，蛋白质芯片的确能够帮助人们去发现有关生命过程的新分子靶点及作用机理，提示人们提出新的假说或设想，并努力去证实和研究。蛋白质芯片与其他传统方法和新技术的结合与应用，将会极大地推动生命科学的进展。预计在今后的 3~5 年内，有关蛋白质芯片应用的实验研究数量还会增加。蛋白质芯片一旦成熟和完善，将可以作为常规手段用于上万种蛋白质功能的同时分析及快速扫描，进而为疾病诊断、疾病产生机理和新药开发提供一个重要的研究平台。随着蛋白质芯片技术稳定性的增加，操作方法的简便，费用的降低，它的应用范围将更加广泛。

第四节　微流控芯片技术
Section 4　Microfluidic Chip Technology

一、微流控芯片技术简介（Introduction of Microfluidic Chip Technology）

微流控芯片技术（Microfluidic chip technology）是在微米或亚微米尺度上对流体进行控制，并实现检测、分离等功能的集成芯片技术，也被称为芯片实验室（Lab – on – a – chip）技术。通常说来，微流控芯片尺寸大约几个到几十个平方厘米，其上可分布数条或数百条微米或亚微米管道。微流控芯片技术在医药、生化、环境与安全等领域具有广泛的应用前景。本部分主要讨论微流控芯片技术的发展历史、特点与分类。

（一）微流控芯片的发展历史（History of Mcrofluidic Chip Development）

微流控芯片技术的发展与半导体芯片技术密切相关。众所周知，半导体芯片技术是信息技术时代的重大发明，信息技术从电子管到半导体芯片（集成电路）的发展，实现了计算性能质的飞跃。过去数十年内，半导体芯片技术正如摩尔定律所预言呈指数级飞速发展，半导体芯片也从最初可集成几十个晶体管，发展到可集成数百万甚至上亿个晶体管。同时，半导体芯片技术的发展极大地推动了微纳米技术的进步。在信息技术迅猛发展的同时，生物医药技术成为创新发展热点，微流控芯片技术应运而生。

微流控芯片技术可上溯到 20 世纪 80 年代出现的集成化微管道技术（Integrated microconduit systems，IMCS），但由于受限于跨学科技术发展的思维局限，该技术在当时没有得到科研人员的重视。进入 90 年代，Manz 等人提出了微全分析系统的概念（Micro total analysis systems，μTAS），Harrison 等人实现了微流控芯片毛细管电泳分离实验，微流控芯片的发展开始融入多学科交叉的思想。同时，基于毛细管电泳的微流控芯片技术的商业化实现，也极大地促进了人们对该技术的关注。在这之后，多通道微流控芯片技术的发展，以及软刻蚀等微流控芯片制作工艺的发展，为微流控芯片技术的进一步产业化以及拓宽该技术的科研、应用铺平了道路。

进入 21 世纪，微流控芯片技术开始朝着大规模集成的方向发展。类比于半导体芯片大规模集成电路，微流控芯片大规模集成技术的出现被视为微流控芯片发展的一次飞跃，进一步体现了微流控芯片在科学研究和商业应用方面的巨大潜力。Lab on a chip（芯片实验室）杂志在 2001 年创刊，并很快成长为微流控芯片领域的标志性期刊；Nature 2006 年的"芯片实验室"专辑，指出微流控芯片技术可能成为"世纪新技术"。微流控芯片技术已经成为重要的科研前沿研究领域，有望成为促进生物技术革命的"芯"动力。

（二）微流控芯片技术的特点（Feature of Microfluidic Chip Technology）

微流控芯片借鉴集成电路的设计和工艺技术，将微管道、微泵、微阀等结构功能单元集成到芯片基底上，实现传统实验室对生物样本的培养制备、检测分离等功能。微泵与微阀可实现微流的驱动与分离等功能，在微流控芯片技术中占有重要地位。本书主要探讨微流控芯片技术中的微管道结构功能单元。与宏观流体相比，在微米级的结构通道中，部分宏观流体动力学和流动模式将不再适用，同时由于微流体的比表面积非常大，这就导致了微流体中热量传导和粒子扩散等的一些特殊性质。这样一来，在微流管道中需要综合考虑表面效应、力学特性、热力学特性以及扩散特性等。

基于微流体芯片的功能结构，特别是微流管的系统集成，微流控芯片技术具有如下主要特点。

1. 高性能

微流控芯片技术的发展主要致力于提高分析、检测仪器的性能。基于微流控的生物分析，具有高精确性和高特异性。集成化的微流控芯片可快速实现高通量测量。

2. 低消耗

在微管道内进行操作，样品的消耗得到很好的控制，可对微升或者纳升样本开展试验，降低实验的成本，减少污染物的生成。

3. 小型化

微流控芯片主要功能部件多为微结构，体积小，具备便携性。

4. 集成化

微流控芯片技术可在芯片上集成驱动、检测、分离等功能器件，实现传统实验室功能。

5. 自动化

通过对微流体的有效控制，可实现自动化上样、测试、分析、分离等功能。

（三）微流控芯片的分类（Classification of Microfluidic Chip）

微流控芯片技术涉及生物、医学、物理、数学等大学科领域，技术发展迅速，应用领域广泛，目前还没有很完善的分类体系。一般说来，可依据微流控芯片的材料、结构、功能进行分类。

1. 按结构分类

可分为：①芯片型；②管道型；③空间立体型等。

2. 按芯片材料分类

可分为：①硅基芯片；②玻璃基芯片；③PMMA 基芯片；④PDMS 基芯片；⑤复合物芯片等。

3. 按芯片功能分类

可分为：①高速分离芯片；②微采样芯片；③微检测芯片；④微纳反应芯片等。

在微流控芯片的分类方面，要注意微流控芯片概念和微全分析系统概念的区别，前者涉及的领域更为广泛。微流控芯片和微阵列芯片是两个不同的概念。微阵列芯片最早是作为一种集成探针而发展的芯片，其结构上是互不连通的相同功能单元，也被称作"生物芯片"。一定程度上，微阵列芯片可视作流速为零的微流控芯片，可作为一个功能单元集成到微流控芯片中。

二、微流控芯片中的流体（Fluid in Microfluidic Chip）

微流控芯片是集成了多种功能的微系统，其流体运动规律要比一般流体复杂。微流体在微流控芯片中起着承载和转运物质的作用，理解微流体的性质对于更好的实现微流控芯片的功能具有重要意义。本节将简单介绍微流体的基本知识与原理，主要考虑符合微流的连续性条件以及无滑移边界条件的情况。

（一）微流体力学（Microfluid Mechanics）

微流控学是在微流控芯片技术发展过程中逐步建立起来的新兴交叉学科，主要研究微流控芯片的设计、制作及功能实现等问题。微流体力学可视为微流控学的子学科，主要研究微尺度条件下的流体运动所遵循的力学规律，是指导微流控芯片设计特别是微管道设计的理论基础。

微流控芯片中的微流体运动问题较为复杂，微流体力学的研究对象丰富。一般说来，考虑到微流体的流动形式，微流体力学涉及连续流动、液滴运动和粒子运动等；微流体的介质成分多样，需要考虑溶液、胶体和悬浮液等不同力学性质；考虑到微流体需要实现的功能，可能对微流体的运动力学具有不同的要求；此外，还需要考虑不同的外部电场、磁场以及温度等对微流体力学的影响。

微流体力学需要考虑连续介质假设的适用性以及边界条件的适用性。经典流体力学以流体的连续性假设为基础，即认为介质连续无间隙地分布于流动空间中，流体的宏观物理量是空间和时间的连续函数，这在微米级尺度的微流体中仍然适用。在经典物理学中，流体的边界条件分为滑移和无滑移两种，表示边界处的流体相对于界面有无相对运动。微米级尺度的微流体可采用无滑移边界条件。

（二）雷诺数（Reynolds Number）

雷诺数（Reynolds number）为表征液体流动状态的无量纲参数，可用于表达黏性力与惯性力对液体流动的影响，雷诺数简写为 Re。

$$Re = \frac{\rho v D}{\mu} \tag{7-1}$$

其中，ρ 为液体密度，v 为流体的平均速度，D 为管道的特征尺寸，μ 为液体的动力黏性系数。通常情况下，液体的动力黏性系数只跟温度有关，比如水在室温（20℃）时的动力黏性系数为 1.01×10^{-3} Pa·s。一般说来，雷诺数小于 2300 的流体可视为层流，而雷诺数大于 4000 的流体视为湍流。关于层流和湍流的区别，在不考虑分子热运动的情况下，层流中的质点的运动方向总是沿管道的轴线方向。

【例题1】某方形截面无限长微流管道，管道宽度为 $200\mu m$，室温时测得微流管道中水的流速为 $1\mu l/min$，计算该微流体的雷诺数。

解答：水的密度为 $1kg/m^3$，在室温时的动力黏性系数为 1.01×10^{-3}Pa·s，微流管道的特征尺寸为 $200\mu m$。

该微流管中水的平均速度为：$v = \frac{1\mu l/min}{(200\mu m)^2} = \frac{1 \times 10^{-6} \times 10^{-3} m^3/60s}{4 \times 10^4 \times 10^{-12} m^2} = 4.2 \times 10^{-4} m/s$。

将以上参数带入式（7-1），

$Re = \frac{\rho v D}{\mu} = \frac{(1kg/m^3) \times (4.2 \times 10^{-4} m/s) \times (200 \times 10^{-6} m)}{1.01 \times 10^{-3} Pa·s} = 8.32 \times 10^{-5}$。

我们发现该雷诺数远小于雷诺数为 2300 的层流条件。

（三）泊肃叶定律（Poiseuille's Law）

泊肃叶定律（Poiseuille's law）：不可压缩黏性液体在水平均匀圆管中作层流运动，体积流量与管道两端的压强差称正比，与管道半径的四次方成正比，与管道长度以及液体的黏滞系数成反比。

我们考虑牛顿液体，即液体的切应力与切应变率呈线性关系。假设某牛顿液体在水平圆管中作层流运动，其层流流速由式（7-2）给出。

$$v = \frac{\Delta p}{4\mu L}(r^2 - l) \tag{7-2}$$

式（7-2）中，v 表示距离圆管轴心 l 处的流速，Δp 为管道两端的压强差，管道半径 r，管道长度 L，r 表示液体的黏滞系数。根据式（7-2），各液层的流速沿半径成抛物线分布，中心流速最大，管壁处流速为零。

此时液体的体积流量 Q，可由式（7-3）给出。

$$Q = \frac{\pi r^4}{8\mu L}\Delta p \tag{7-3}$$

式（7-3）为泊肃叶定律（Poiseuille's Law）的数学表达式。

（四）微流体的驱动（Drive of Microfluidic）

微流体的流动离不开驱动力，在介绍微流体的控制方程之前，需要了解微流体驱动的相关知识。如下简单介绍微流体控制中的压力驱动与电场驱动。

压力驱动是微流体最基本的驱动方式。压力驱动通过施加压力产生压强差，从而使微流体沿压强减小的方向运动。微管道内的流体具有连续性，采用压力驱动的方式可实现驱动要求。这种驱动方式容易实现，并且对流体中物质的影响较小，是早期常采用的驱动方式。

电场驱动作为一种重要微流体驱动方式经常被采用。根据 Poiseuille 定律，在流量不变的情况下，微流体管道两端压强差与管道直径的四次方成反比，这对微流控芯片系统的设计和制作要求较高，同时也增加了微流控芯片在压力驱动时的困难。电场驱动模式下，流量和管道直径的平方成正比，这对电场强度的变化要求相对较小。此外，电场可外部调节叠加，这将降低对微流控芯片的设计要求。

压力驱动与电场驱动在微流管内流速的矢量分布上有较大差异（图7-5）。压力驱动形成的液流呈 Poiseuille 型，其流动截面的速度矢量为抛物线形分布，中间流速快，管壁处流速慢，不利于某些功能单元的实现。电场驱动微流体液流的流动截面是梯形，在中心轴周围区域中液流的速度保持一致，这就减小了泰勒弥散效应和扰动，对需要缓慢混合和稳定输送的传质过程有优势。

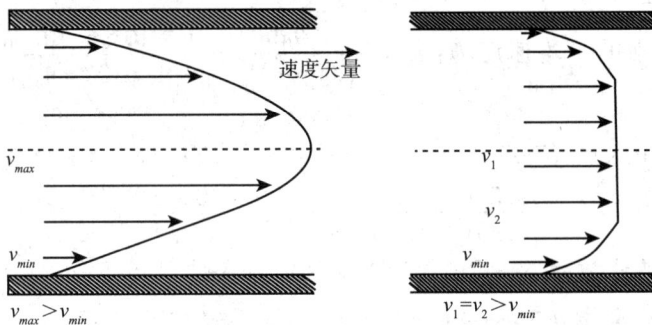

图7-5 压力驱动与电场驱动下微流体流速剖面示意图

三、微流控芯片的应用（Applications of Microfluidic Chip）

微流控芯片以传统半导体技术为基础，结合了生物学和化学等学科的相关技术，实现了对传统实验流程的微型化和便携化。与半导体制造技术相类似，微流控技术以高集成度的模块和微尺度的操作来达到高通量、高效率和高稳定性的生物实验要求。微流控芯片的先天优势使其在生物医学、医药、卫生、环境和食品健康等领域有极大的应用前景。

（一）基因研究（Gene Research）

在生物医学领域，基因检测已成为当前研究的重点和热点，特别是在人类基因组计划初步测序工作完成之后。基因检测技术的应用已经迈入新的篇章，并且对筛选的复杂性和效率方面提出了新的要求。传统技术条件下的 DNA 筛选不仅对仪器要求较高，而且技术复杂、流程繁琐，这导致了在新的技术条件下不能方便快速地完成检测工作，而微流控芯片所具有的一些特点为其作为新一代的检测平台提供了可能。比如，微流控芯片的高集成度特点能有效地实现高通量、平行性的检测工作，这对于动辄上千万个碱基对的检测工作来说是十分明显的优势。另外，微流控芯片具有试剂用量小、成本低、可靠性高、灵敏度高、自动化程度高等特点，这有助于相关检测技术的推广，保证了短时间内获取有效信息的可行性。

如下以基因检测中最基本的 DNA 测序为例，讲述采用微流控技术的测序手段与传统的测序手段相比所具有的优势。自从 20 世纪 50 年代沃森和克里克提出 DNA 双螺旋结构模型以来，怎样测定 DNA 中碱基对的顺序就成了科学界的一个热点问题。直到 70 年代末，Maxam 和 Gilbert 提出了化学法测定 DNA 序列的原理，DNA 测序的序幕才慢慢揭开。随后，Sanger 提出了经典的双脱氧终止法测序原理，基于 Sanger 原理的一系列方法也渐渐发展起来，并在相当长时间内成为 DNA 测序的主要方法。Sanger 原理的基本思想是利用几种不同的双脱氧核苷三磷酸（ddNTP）作为 DNA 复制的终止剂，阻止脱氧核苷酸继续延伸，形成一系列长短不一的延伸链，然后通过电泳分离不同的延伸链序列，从而推知 DNA 的序列。

在传统的 DNA 测序方案中，仅仅是 PCR 扩增和电泳操作所用到的仪器和试剂就非常复杂，一整套测序工作可能需要一个实验室的设备（图 7-6），即使进行了仪器的整合也基本属于中低通量的测序水平，远不能实现高通量便携化的操作。

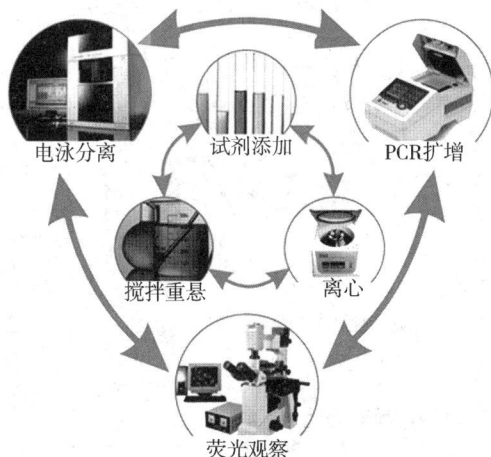

图 7-6　传统 DNA 测序步骤及仪器示意图

微流控技术作为一种高集成度的新型技术，在高通量多通道的并行处理方面有着先天的优势，将不同的模块按照流程顺序排列并把不同的通道集成到同一块芯片上，就能实现快速方便的测序工作。如图 7-7 所示，应用高集成度微流控技术的 96 通道测序芯片能实现 30 分钟内分析 40000bp 的 DNA 序列，并保证正确率在 99% 以上。此外，微流控芯片的反应尺度微小和反应介质连续流动等特点，可保障其内部的反应要比传统的方式更加迅速更加完全。在现有的条件下，应用微流控芯片的 PCR 技术的反应速度已经提高数十倍。微量的试剂消耗和高效的反应效能也是微流控芯片在基因测序方面不可忽视的优势。

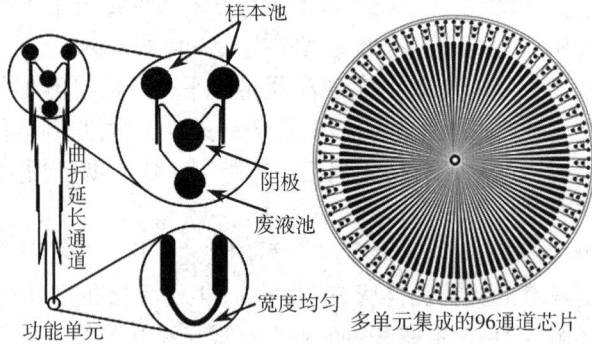

图7-7 96通道微流控测序芯片示意图

　　微流控芯片的高效化、便携化和集成化优势对于刑侦、军事和海关检疫等领域的特殊需求有极佳的针对性，其自动化的特点对于工厂的大规模自动化检测等也有重要意义。图7-8展示了一种集成的病毒检测微流控芯片。这块几平方厘米的芯片上集成了核酸检测的全部功能单元，如温度控制单元、PCR扩增单元、酶切单元和毛细电泳分离单元等。图7-8中的字母标记（比如L、V等）分别为不同通道的入口及阀门等功能单元。该芯片可以实现实时的、便携的进行检测工作，这对于需要快速反应的疾病防控工作来说具有重要意义。

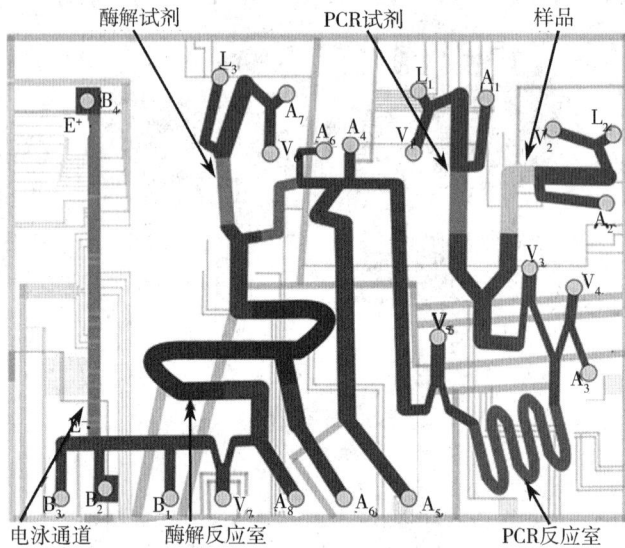

图7-8 集成化病毒检测微流控芯片示意图

（二）蛋白质研究（Protein Research）

　　蛋白质作为生命现象的体现者和生理功能的执行者，其相关性质的探究对人类认识生命的本质具有十分重要的意义，了解蛋白质的存在形式和相互作用机制对于人类理解生理的规律和病理的原因及发展有极其重要的作用。在基因工程的浪潮席卷过后，人类对于生命科学的探索也到了新的阶段，蛋白质工程应运而生。蛋白质工程就是通过对蛋白质性质的科学研究创造满足人类要求的蛋白质和改造天然存在的蛋白质。蛋白质是由二十多种氨基酸为原料组成的。与基因相比而言，蛋白质在原料种类上更加丰富，在空间结构上更加复杂，这就导致了蛋白质的多样性要远高于基因。因此，应用传统的手段进行蛋白质的研究具有很大的挑战性。

蛋白质研究中的经典方法是二维凝胶电泳技术，通过二维电泳技术把蛋白质分离，然后进行水解并获取各组多肽的质谱，再与数据库中的数据进行比较确定蛋白质的种类。该方法使用的设备众多、流程繁琐，具有很大的局限性。因此，研究者急需一种快速、方便、准确、灵活的方法解决蛋白质研究中的一系列难题。

与微流控技术在基因检测方面的应用类似，其优点也充分适用于蛋白质相关领域的研究。微流控芯片在蛋白质研究中可以实现相当多样的功能，像蛋白质性质的鉴定，蛋白质结构的分析以及蛋白质的功能分析等。图7-9展示了一种采用液-液萃取原理对蛋白质进行脱盐的微流控芯片。由于微流控芯片中的层流现象，芯片中的萃取比起传统的萃取速度更快、效果更好。

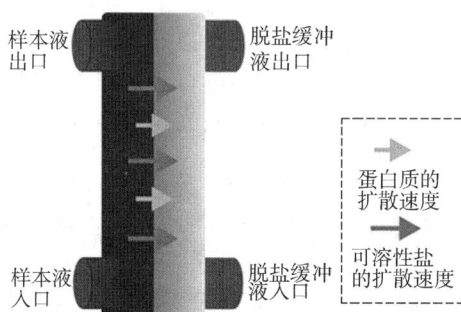

图7-9　蛋白质液-液萃取脱盐微流控芯片示意图

为了实现相应的蛋白质芯片功能，需要组合不同的微流控芯片功能单元，这些功能单元包括：处理单元、分离单元和检测单元等。处理单元需要根据蛋白质的通性和特性进行一定的反应实现蛋白质的纯化、修饰、水解等一系列操作；分离单元是蛋白质研究中十分重要的功能单元，无论是预处理中样本的分离还是蛋白质水解后的多肽，都需要分离功能单元进行分类才能进行鉴定；检测单元是与其他技术相结合的重要功能单元，应用电学、光学的相关特性进行检测和鉴定，常用的检测有：荧光、质谱、电化学和显色反应等。图7-10展示了一种可实现蛋白质分离的微流控芯片。

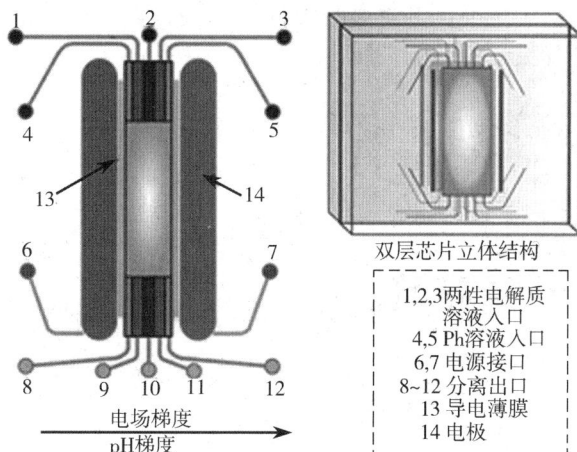

图7-10　等电聚焦分离微流控芯片示意图

（三）细胞研究（Cell Research）

细胞是生命体结构和功能的基本单位。近些年来，细胞的研究已经越来越层次化，不仅仅是结构上越来越精细而且功能上的研究也越来越完善。传统的研究方式对于细胞的静态结构剖析的已经十分细致，从外部的细胞形态到内部的亚显微结构甚至到分子水平的组分都有突破。但作为生命体来讲，细胞的动态功能特性研究远比静态的结构特性研究有意义且复杂的多，其生物学的意义要比化学的意义重要的多。因此，细胞的新陈代谢过程以及生殖过程是细胞研究中更有挑战性的工作。

传统的细胞研究以细胞培养为基础，常采用固定和着色等手段处理杀死细胞便于观察。这种方式往往只能研究单一种类的细胞，不能研究不同细胞种类间的相互作用；且细胞的状态是时间上的离散态，不能研究细胞生理的完整过程，其研究意义有很大的局限性。微流控芯片可以更加灵活的运用细胞培养的技术，将不同的细胞分别或者混合培养在不同的功能单元内；然后通过不同功能单元的组合以及微流控芯片本身结构的设计更加逼真地模拟生物体真实的环境，以达到更加理想的研究状态；最后可以通过无创的检测手段获取细胞的行为信息，进行连续的细胞检测。图 7－11 展示的是激光诱导荧光的细胞分选装置。该装置通过激光诱导细胞进行荧光激发，再通过高速方向切换器实现细胞的分选。

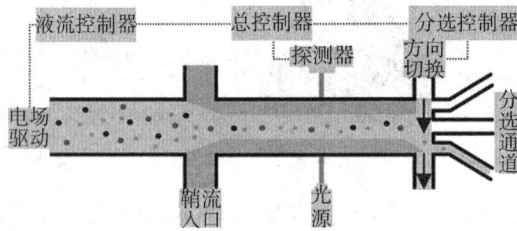

图 7－11　光电式细胞分选微流控芯片示意图

药物筛选是当前研究的一个热点问题，它是新药研发过程中一个十分重要的步骤。一般的筛选方式有：分子水平的筛选和细胞水平的筛选。药物对生物的作用远非简单的化学影响，因此更接近在体的生理环境的细胞筛选具有不可替代的作用。图 7－12 展示了一种高内涵量的药物筛选微流控芯片，它能进行高精度的药物筛选，并且筛选速度快、操作简单、准确率高。多通道的设计极大地提高了筛选的效率，模块化的分布可以实现与其他芯片灵活地功能扩展。

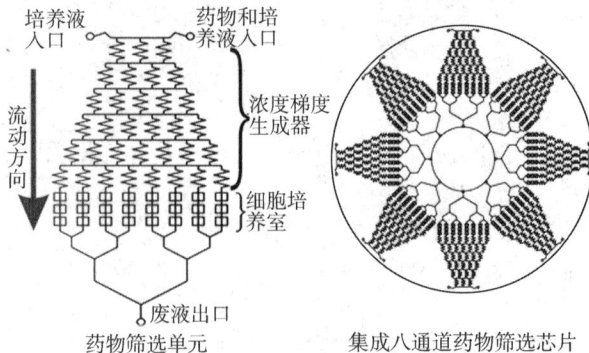

图 7－12　多通道药物筛选微流控芯片示意图

四、微流控芯片加工技术（Fabrication Technology for Microfluidic Chip）

微流控芯片技术需要集成微米级功能结构单元，对微加工技术有较高要求，本部分将介绍微流控芯片的加工技术，主要包括芯片材料介绍以及芯片的刻蚀。

（一）微流控芯片的材料（Materials of Microfluidic Chip）

微流控芯片的材料选择需要考虑的因素包括：机械制作、生物相容性、生化功能性以及芯片改进等。在微流控芯片加工技术发展的初期，借鉴了发展相对成熟的半导体芯片加工工艺，多使用具有良好的化学惰性和热稳定性的硅材料。单晶硅的生产制作工艺成熟，但其介电性、不良的光学特性、低抗腐蚀性、低机械强度等限制了硅材料在微流控芯片制备方面的应用。石英和玻璃因为具有很好的化学、光学和电学特性并且廉价易得，制作工艺也比较成熟，因此很快成为主流的微流控芯片制作材料。近年来，种类繁多、性能多样、加工方便和价格低廉的高分子聚合物，比如常用的聚甲基丙烯酸甲酯（PMMA）、聚二甲基硅氧烷（PDMS）等，具备较好的光学特性及化学特性，适合制作微流控芯片单元。表 7-2 比较了部分微流控芯片加工所用材料的性能。

表 7-2　常用微流控芯片制作材料性质对比

参数	硅材料	玻璃	石英	PMMA	PDMS
化学惰性	适中	好	好	较好	较好
生物特性	较好	适中	适中	好	好
成型性能	较难	较难	难	容易	容易
键合性能	难	难	难	较易	容易
表面特性	差	较好	适中	好	好，易修饰
光学特性	差	好	较好	较好	较好
工艺难度	大	较小	适中	较小	小

（二）光刻与蚀刻（Photolithography and Etching）

微流控芯片微加工技术最初主要借鉴微电子领域已有成熟技术，主要包括光刻技术（Photolithography）和蚀刻技术（Etching）。光刻技术是利用紫外线和光刻胶的性质可控地形成芯片微结构的微加工技术。蚀刻技术主要是利用不同的腐蚀剂对光刻后的芯片进一步处理成型，以形成稳定可用的微结构。光刻和蚀刻技术适合在硅材料、石英和玻璃上进行制作，主要过程包括掩模制备、制膜与布胶、曝光及显影、坚膜、腐蚀和去胶等，中间穿插着烘焙和清洗等步骤。图 7-13 显示了光刻和蚀刻的主要步骤流程。

在光刻和蚀刻之前，首先要制作掩模。掩模包含反映微结构设计的一层薄膜，可以遮挡部分激光，造成光照的强度分布差异。微流控芯片光刻薄膜的制作是光刻技术中的重要步骤，光刻薄膜层作为微流控芯片微结构设计转移的中转层，其作用可类比掩模。掩模是通过激光的透射反映图案布局，而光刻薄膜是通过自身结构的变化反映微结构布局并通过抗腐蚀性的不均匀分布将布局传递出去，以便进行后续蚀刻。光刻薄膜制作完成后需要进行布胶，即在光刻薄膜层上均匀涂上一层光刻胶。光刻胶可溶解于有机溶剂，根据性质的不同分为两种类型：负光胶和正光胶。负光胶曝光部分显影后会被保留而非曝光部分会被清洗掉，正光胶正好相反。布胶完成后需要进行烘焙等处理，提高光刻的效果。

曝光是光刻技术的关键步骤，它利用紫外线对光刻薄膜处理，产生光刻薄膜层功能区域和非功能区域的抗腐蚀性的差异。光刻机是实现光刻曝光的精密仪器，价格昂贵，目前世界上仅有少数制造商。光刻曝光要求光刻机提供均匀照射，曝光系统分辨率是光刻技术的重要参数。分辨率指光刻系统能加工的最小线条尺寸，其大小决定了芯片系统的集成能力，比如半导体芯片从 65nm 到最近的 14nm 工艺。光刻机分辨率主要决定于瑞利衍射极限，

$$R = \frac{0.61\lambda}{NA} \tag{7-4}$$

式（7-4）中，λ 为照射源波长，NA 为系统的数值孔径。目前常用的曝光技术为投影式曝光，该技术在掩模与光刻胶之间采用透镜聚焦曝光，具有较高的分辨率。曝光后需进行显影处理，去除多余的光刻胶以便于后续的蚀刻技术的进行。经过了光刻技术的处理，微流控芯片功能单元的雏形形成，功能区域和非功能区域的抗腐蚀性差异明显，接下来可以进行蚀刻的相关操作。

光刻技术只是在芯片的薄膜层上进行了布局和处理，蚀刻技术是在芯片基片上进行操作，从而形成微结构的技术。常用的化学蚀刻分为干式蚀刻和湿式蚀刻，分别使用非液态蚀刻剂和液态蚀刻剂。腐蚀是蚀刻的关键，它通过物理或者化学的方法将基片上不需要的部分去除，得到设计的图形。可以通过腐蚀试剂的浓度和加入时间控制腐蚀量，完成腐蚀后需进行去胶清洗等操作。这样一来，微流控芯片的初步制作就基本完成，结构布局成功转移到基片上。

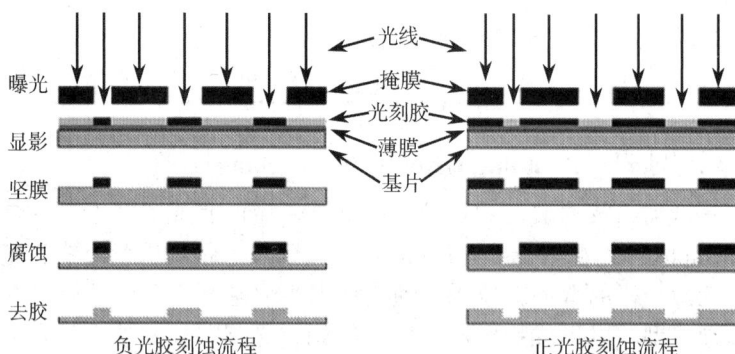

图 7-13　微流控芯片光刻、蚀刻流程示意图

（三）微流控芯片封装（Packing of Microfluidic Chip）

通过上述微加工技术得到的微流控芯片还是一种全开放的半成品，在使用之前需要进行封装键合，把不同的功能单元进行组合连接，将盖板基片封装到半成品的微管道上，并在一定的位置进行打孔作为流体交换的通道。如果封装键合的不成功，微流控芯片就不能发挥应有的功能。常用的封装方法有：热封接、阳极键合、低温键合、

表面活化辅助封合、有机溶剂粘接法及氧化法等。

五、微流控芯片技术的新进展（New Development of Microfluidic Chip Technology）

微流控芯片技术是新世纪的重要科学前沿技术之一。历经 20 余年的发展，微流控学已经成为一门独立的学科，微流控芯片技术在单细胞分析、药物代谢研究、DNA 及蛋白质分析等前沿研究方向，都取得了重要的进步。微流控芯片技术已经在生物、化学、医药、环境与安全等领域取得了重要应用，成为生物技术以及生物医学工程等新兴产业的重要组成部分。近年来涌现的微流控芯片技术新进展，有可能引领新的学科研究方向。芯片器官（Organ – on – a – chip）概念的兴起，是微流控芯片技术发展和应用的一种新思路。该技术将芯片实验室（Lab – on – a – chip）的概念进一步升级，拓展到了生物器官的范畴，赋予了微流控芯片最新的生物医学研究可能性。光微流控学（Opto – microfluidics）是近年发展起来的新兴学科，通过将光学，特别是微光学技术与微流控技术有机融合，将微流控芯片技术从传统的电化学领域，拓展到了广阔的光学领域。

图 7 – 14 展示了 Lung – on – a – chip 的设计构想，高精度模拟了肺泡的生理结构，对于肺部的疾病机理研究和治疗具有极大推动作用。

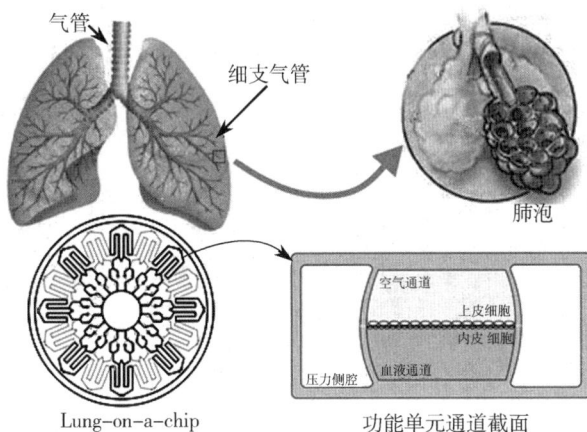

图 7 – 14　肺器官芯片（Lung – on – a – chip）示意图

思考题

1. 简述生物芯片的主要种类、特点和应用领域。
2. 利用基因芯片分析基因表达谱，主要优点和存在的问题是什么？
3. 简述蛋白质芯片的基本原理和制作方法。
4. 如何利用生物芯片研究人类基因功能、筛选药物、检测疾病？
5. 与半导体芯片技术相比较，为什么微流控芯片技术的集成没有遵循类似的"摩尔定律"？

6. 计算在层流条件下，室温时无限长圆形等截面微流管内最大平均流速（m/s），假设截面半径为10μm，微流体为纯水。

7. 某光刻机具备紫外（365nm）与深紫外（248nm）两种曝光光源。若只考虑光源对光刻分辨率的影响，利用该光刻机可获得的微流管最精细宽度尺寸？

Chapter 8　Three Dimensional Printing Technology in Biomedical Engineering

摘要 （Abstract）

　　三维打印作为一门新兴技术，正被广泛应用于各个科学研究领域，尤其在生物医学工程领域（如组织工程、再生医学、肿瘤诊疗等），具有很大的应用前景。本章将介绍生物医药三维打印技术的原理、方法以及其在打印生物材料、组织器官、细胞、药物等方面的应用，并概括了生物医药三维打印技术的最新进展及其发展趋势。通过本章学习，学生应该理解掌握生物医药三维打印技术的基本原理及在生物医学工程中的一些应用，了解生物医药三维打印技术的发展前景。

3D printing technology have been widely used in various areas and its applications in biomedical engineering （such as tissue engineering， regenerative medicine and tumortheranostic） held great potential in solving complex problems in fundamental researches and clinical therapies. In this chapter， the principle， methods and practical applications of 3D printing of biomaterials， tissue， cells and drugs are summarized respectively. The recent advanced and developing trends of 3D printing technology applied in biomedical engineering are also demonstrated. Authors hope that the basic knowledge of 3D printing in biomedical engineering should be acquired by students at the end of the course.

学习目标

1. **掌握** 生物材料、组织细胞和药物三维打印的常见技术及其原理；组织细胞三维打印的设计核心思路。
2. **熟悉** 三维打印技术和传统的工业加工方法的差异；生物材料三维打印常见技术的工艺流程、适用材料和优缺点；用于组织细胞三维打印的天然与合成材料；药物的三维打印制备方法及常见结构。
3. **了解** 生物材料、细胞组织和药物三维打印技术的应用方向和发展前景。

第一节　生物医药三维打印技术概述
Section 1　Introduction

　　15 世纪出现的雕版印刷术及后续工业化改进为快速印刷复制文件和图像以及传播信息提供了巨大便利，在过去的几十年中，印刷技术从传统的二维平面打印拓展到三维结构打印。根据美国材料与试验协会（ASTM）的定义，三维打印（3D Printing）是指通过构建计算机三维数字模型，再通过软件对模型进行分层并使用数控成型系统将金属粉末、陶瓷粉末、高分子聚合物、细胞组织等材料进行逐层堆积黏结，最终叠加成型，形成实体产品的制造方法。三维打印技术又称为"增材制造"（Additive Manufacturing，AM），以区别于传统的通过切削、激光熔融、蚀刻等方法去除多余材料的加工方法。由于三维打印技术可以制造几何形状复杂的实体且具有制造速度快、节省原材料、加工精度高等优点被广泛地应用于服装、汽车、航空航天、建筑、武器制造等传统工业领域。此外，随着现有的标准化加工技术难以满足生物医药行业的个性化、精准化需求，而精度高、小批量和复杂形状个性化定制正是三维打印技术的优势所在，故三维打印技术在生物医药行业率先获得了应用上的突破。

　　三维打印技术在生物医药领域的应用方向主要包括体外医疗器械的制造、植入假体和组织工程支架的构建、细胞组织结构的制造和定制化药物的合成，如图 8 - 1 所示。其中，体外医疗器械制造，如假肢、矫形器、手术模型等可采用传统工业材料进行三维打印制造。

　　对于植入式假体和组织工程支架的三维打印，区别于传统工业用三维打印，需要同时兼顾材料的理化特性、生物相容性和打印体的宏观/微观特征（即在宏观特征上需要满足个体的解剖结构特点、在微观结构上则需要提供适合细胞的生长环境）。

　　组织细胞的三维打印现阶段的应用主要集中于三方面：①为再生医学、组织工程、干细胞和癌症等生命科学和基础医学研究领域提供新的研究工具。②为构建和修复组织器官提供新的临床医学技术，推动外科修复整形、再生医学和移植医学的发展。③应用于药物筛选技术和药物控释技术，在药物开发领域具有广泛前景。

　　药物的三维打印被业内誉为"个性化医疗的下一站"，其技术优势主要在于：①传统制剂药物成分均匀分布，而三维打印药物分布浓度可控从而实现精准用药。②传统药剂规格单一，而三维打印药剂规格可控可调，从而实现个性化给药。③传统药剂形状受限，而三维打印药物模型可实现任意复杂结构制剂。④传统制药成本高、所需空间大，而三维打印制药成本低、空间小。⑤传统制药基于减材制造，工序多、浪费材料，而三维打印只需使用一台打印机即可完成全部工序，且几乎没有材料浪费。

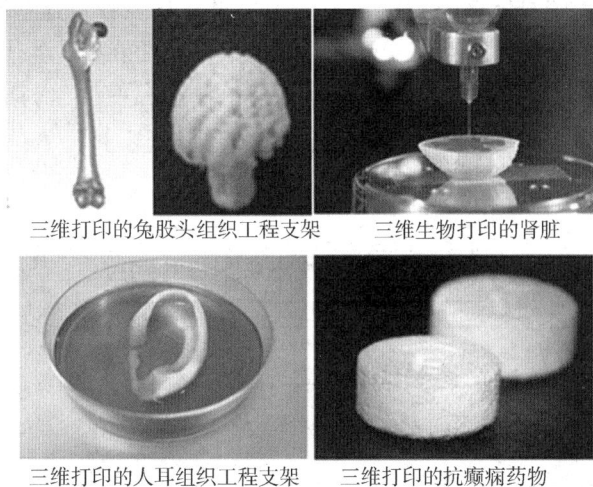

三维打印的兔股头组织工程支架　　　三维生物打印的肾脏

三维打印的人耳组织工程支架　　　三维打印的抗癫痫药物

图 8-1　三维打印技术在生物医药领域的应用

　　本章将从生物材料三维打印、组织细胞三维打印和药物合成三维打印三方面介绍三维打印在生物医药领域的应用。

第二节　生物材料三维打印技术
Section 2　3D Printing Technology of Biomaterials

　　在组织工程研究中，支架的宏观和微观结构对于细胞的浸润、增殖、细胞外基质的产生、诱导细胞行为的生化分子以及组织间的连接特性起到了至关重要的作用。其中，宏观结构要求符合病人的具体解剖结构和组织功能特性，而微观结构则反映了组织的内部结构，如孔隙率、细胞的分布、孔隙间的连接等情况。如何兼顾组织工程支架的上述特性对材料的选择和三维构建技术提出了艰巨的挑战。传统的制造方法如气体发泡法、熔模浇注法、冷冻干燥法、静电纺丝法等虽然能够较好的控制微观结构如孔隙率等，但是对于复杂造型的宏观特征或者复合微观特征（如孔道间的连接）却力不从心，只能靠模具铸造或者手工塑性的方式进行处理。三维打印技术为这一问题提供了良好的解决方案，其增材制造的加工方法，可以兼顾组织工程支架的宏观和微观特征。近年来，国内外研究人员使用多种生物医学材料进行组织工程宏观和微观结构的三维打印，其自由的构型能力以及独特的材料沉积方法可有效地在加工中控制组织工程的三要素，即支架、细胞和生长信息。

　　生物材料的三维打印流程一般包括 4 个步骤，如图 8-2 所示。

　　按照上述流程，复杂的三维特征，如内孔隙、悬臂、凹槽和窄沟回可以降维成简单的低维特征，如圆周、直线和点。由于不受刀具轨迹的限制，这类增材制造方法相比于传统的机加工方法可以加工更为复杂的形状。这些技术可以将数字化的医学影像数据和 CAD 模型进行有效地整合。快速原型技术和个体化医学影像数据的结合，可以精确地针对特定病人的身体结构制造无菌的组织工程移植物。这些技术可根据最优化模型，制造出多功能支架，满足特定的空间结构、机械性能和营养代谢需求。

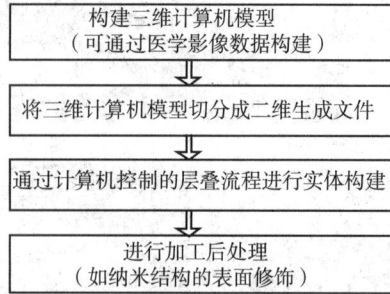

构建三维计算机模型
（可通过医学影像数据构建）

↓

将三维计算机模型切分成二维生成文件

↓

通过计算机控制的层叠流程进行实体构建

↓

进行加工后处理
（如纳米结构的表面修饰）

图 8 - 2　生物材料三维打印流程

本节将介绍 4 种适用于生物材料构建的三维打印技术（图 8 - 3），分别为三维粉末粘结技术（Three Dimensional Printing，3DP）、熔融沉积成型技术（Fused Deposition Modelling，FDM）、立体光固化技术（Stereolithography，SLA）和选择性激光烧结/熔融技术（Selective Laser Sintering/Melting，SLS/M）。并对其原理、在生物材料打印中的应用以及相关的研究进展情况进行探讨。

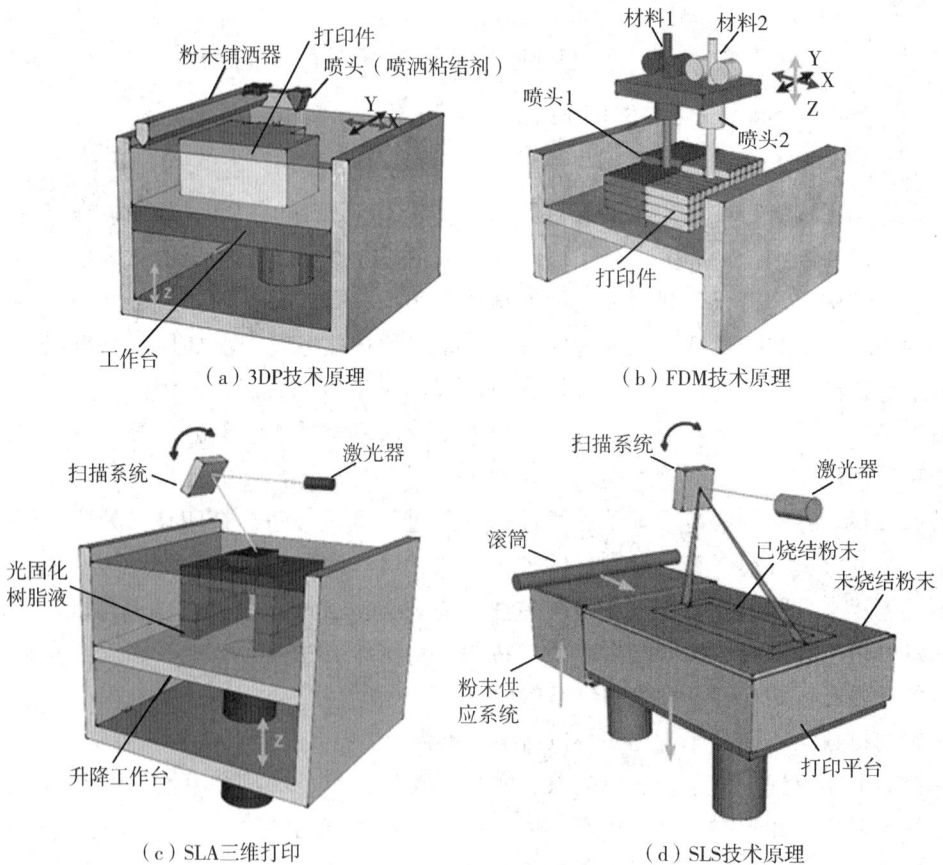

（a）3DP技术原理

（b）FDM技术原理

（c）SLA三维打印

（d）SLS技术原理

图 8 - 3　四种主要的生物材料打印技术原理示意

一、三维粉末粘结技术 ［Three Dimensional Printing（3DP）Technology］

（一）三维粉末粘结技术的工作原理（Principles of 3DP）

三维粉末粘结技术又称为三维印刷技术，由美国麻省理工学院的萨克斯（EM Sachs）等于 1993 年发明。其原理是使用喷墨打印的方式将液态粘合剂喷洒致材料粉末层，从而将粉末材料进行粘结，该技术在形式上最切合"三维打印"的概念。

3DP 技术一般流程如图 8 - 3（a）所示。首先将一层材料粉末通过粉末铺洒器均匀地铺洒在活塞上方的工作台面上；接着将喷头按照模型要求在 X - Y 方向进行进给，将液态粘合剂按照预设模式喷洒至粉末层，从而粘结粉末；然后通过活塞使工作台和打印件沿 Z 方向下移，并铺洒下一层粉末；重复下降—铺洒粉末—粘结这一流程，直至整个打印件加工完毕，最后去除未粘结的粉末即可获取加工好的打印件。

（二）三维粉末粘结技术的应用（Application of 3DP）

3DP 技术可通过使用特定的打印头喷出预定义体积的粘合剂，从而对局部结构进行控制，微细结构则可通过控制加工过程中的具体打印参数进行调整。此外，使用微管道可以有效地增加支架内部的细胞接种面积，增加有效的接种密度和均质性。图案化的表面化学物质可控制不同种类细胞的空间分布。然而，该技术受限于喷头稳定性和特征分辨率的相互制约，即喷头尺寸的减小有利于制造更精细的图案特征，但是也更容易造成材料凝结阻塞喷头。现阶段的一维精度（即打印线的最小宽度）可达到 $100\mu m$，三维特征精度（即打印层的最小厚度）约为 $300\mu m$。

3DP 技术按照是否直接打印目标器件，可以分为直接 3DP 技术和间接 3DP 技术。直接 3DP 技术顾名思义，即直接通过 3DP 技术打印目标生物器件，而间接 3DP 技术则需要首先通过 3DP 技术打印模具，然后将生物材料置于模具空腔内完成铸造。

直接 3DP 技术的优点包括：①可以很容易地获得复杂的支架结构，如内部的管道或悬挂特征，因为这些特征可以被其周围没有凝结的粉末很好地支撑；②可以直接控制微观结构（如孔大小）和宏观结构（整体形状）。使用致孔剂粉末的打印体在溶浸后具有高孔隙连通性，孔隙均质性和孔径一致性；③和间接 3DP 技术不同，直接 3DP 技术没有宏观形状限制且不用脱模。局限性主要包括：①有机溶剂会溶解多数喷头的高分子材料。为了克服这一局限性，研究人员将聚合物溶液通过特定形状的模板直接注入致孔剂颗粒（如 NaCl）中，然而使用模板的缺点在于无法制造复杂形状或微小结构。现今虽然已有具有有机溶液相容性的高精度打印头，但是这些打印头大多只针对少数高分子溶剂进行了优化。②直接 3DP 技术的层厚度必须大于致孔剂颗粒尺寸，然而小于 $150\mu m$ 则无法保证层连接性和局部强度。为了克服这一问题，需要构建更大尺寸的孔径。③使用直接 3DP 技术，如果致孔剂在成型前混入材料粉末则易导致成孔尺寸受限。当使用可降解高分子材料时，支架外形复杂度同样受限，而且这些可降解高分子聚合物同样需要有机溶剂作为粘合剂，由于有机溶剂会溶解大多数商用液滴控制的喷头组件，研究报道多使用特别定制的 3DP 打印机，并配有带模板的高精度喷头。但是该方法并不适用于复杂的结构。

直接 3DP 的典型应用实例如：金（Kim）等通过 3DP 技术结合粒子溶出法制造了多孔的可供细胞生长的支架。此外，还可通过控制环境温度将温度敏感材料，如药物和生物因子融入支架中。莱姆（Lam）等使用蒸馏水打印制作了淀粉基支架，证明了在制造过程中使用生物因子和活细胞的可行性。

间接 3DP 技术中，用于制作模具的材料通常为使用水溶性粘合剂的商用石膏粉末，如半水硫酸钙石膏粉。模具打印完成后，使用溶于溶剂并加入致孔剂的生物可降解聚合物（如溶于三氯甲烷并混合了 NaCl 的聚乳酸—乙醇酸共聚物）悬浮液进行铸造。间接 3DP 技术克服了大多数直接 3DP 技术的局限性，由于使用水溶性粘合剂，大多数消费级打印机喷头均可使用，且无需特制模板；由于在打印完成后的模具腔体中加入致孔剂，致孔剂的大小也不受限制，故致孔剂的加入不影响打印的精度和层连接性。此外，由于和打印时的粉末材料性质无关，高分子材料和致孔剂组合选择灵活性也更强。间接 3DP 技术适用于制造较小的高长宽比物体，如小肠绒毛，以及大尺寸、多孔支架（如孔径为 300 ~ 500μm 的颧骨支架）。间接 3DP 技术的局限性在于①较难达到致孔剂在复杂特征中的高密度配置。②由于脱模的复杂性导致形状特征设计受限。③致孔剂掺杂不完全，容易造成微观结构缺损和宏观结构的均质性下降。

间接 3DP 技术的典型应用实例如：研究人员曾使用间接 3DP 技术和聚乳酸/乙醇酸共聚物（PLGA）制成了完全相连孔道的作为骨替代物的多孔支架。他们通过病人的影像学信息，制成了特定解剖结构的 PLGA 支架，如图 8 - 4 所示。这一技术也被应用于构建混合组织（颞下颌关节 TMJ）再生的双相支架。

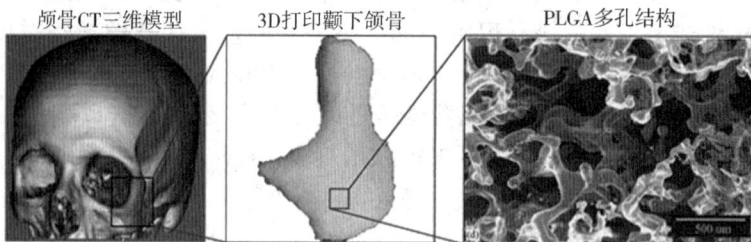

颅骨CT三维模型　　　3D打印颞下颌骨　　　PLGA多孔结构

图 8 - 4　3DP 技术构建的颞下颌关节多孔 PLGA 支架

综上所述，3DP 技术的核心优势在于室温条件下具有广泛的材料适应性，且由于使用粉末状材料可以提供良好的支撑，故而适用于打印悬臂等复杂的内部结构。其主要局限性包括：①使用有机溶剂作为粘合剂容易对商用打印喷头造成损伤；②去除微小弯曲孔道中的未凝结粉末较为困难。

（三）三维粉末粘结技术的研究进展 （Recent Advances）

应用于直接 3DP 技术的生物材料包括，使用有机溶剂作为粘合剂的聚己内酯（PCL）、聚乳酸—乙醇酸共聚物（PLGA）或聚乳酸（PLA）、聚磷酸钙、聚乙烯醇（PVA）、羟基磷灰石（HA）和磷酸三钙（TCP）、掺杂 SrO 和 MgO 的 TCP；使用水作为粘合剂的天然高分子粉末，如淀粉、葡聚糖和明胶；使用水基粘合剂的 HA 和硅灰石玻璃陶瓷、使用混合胶原粘合剂的磷酸钙、磷镁石粉末 [$Mg_3(PO_4)_2$]。用于间接 3DP 的生物材料包括使用聚己内酯（PCL）和壳聚糖填充的凝胶。

使用 3DP 技术构建的离体组织工程支架现已应用于多种细胞的培养，包括牛软骨细胞、巨噬细胞株 RAW264.7、人成骨细胞、成髓细胞前体 C2C12、骨髓间充质干细胞等。此外，研究人员还使用 3DP 技术进行了兔颅骨、兔胫骨、兔股骨、猪上颌骨、大鼠股骨和小鼠股骨等骨组织工程的在体实验，并获得了良好的移植效果。

二、熔融沉积成型技术 [Fused Deposition Modeling（FDM）Technology]

（一）熔融沉积成型技术的工作原理（Principles of FDM）

熔融沉积成型技术是由 Stratasys 公司的创始人斯科特8 克朗普A(Scott1Crump) 于 1988 年发明的快速成型技术。FDM 的基本原理是将熔融的热塑性材料从加热喷头的微孔中挤压出来，从而沉积成特定的形状。FDM 的加工过程较为简单，如图 8 - 3（b）所示，首先通过预建软件将三维 CAD 文件进行分层，计算出喷头路径以及需要的支撑材料位置；然后将热塑性材料加热成半液态，并通过挤压通道形成极小的珠状体进行沉积。FDM 技术可使用多个喷头同时打印多种材料，通过分层沉积的方式将不同层材料融合在一起构成目标物体。例如，使用其中一个喷头用于沉积热塑性材料，另一个喷头用于沉积用于支撑悬臂结构的临时材料。最后在全部打印完成后，需进行后处理，通过折断或溶解剂将支撑材料去除。由于 FDM 技术可以使用多个喷头喷涂多种材料，理论上在三个维度上并不存在材料成分的限制。

（二）熔融沉积成型技术的应用（Application of FDM）

FDM 技术需要材料具有良好的导热性和流变性，实践中通常采用熔点较低的热塑性材料，如 PVC、尼龙、ABS 和熔模铸造用蜡。在生物医学的应用中通常选用 PCL，因为其熔点较低约为 60℃，玻璃化温度（非晶态高分子材料由高弹态向玻璃态转变的温度）低（-60℃）。PLGA 也曾应用于基于 FDM 技术的细胞支架制造，但是较高的玻璃化温度（40 ~ 60℃）使得处理 PLGA 更具挑战，需要较高的熔融挤出温度（110℃ ~ 140℃）才能满足良好的流动性和层间的融合。除提高熔融挤出温度外，也可以使用具有生物相容性的流动改性剂。

FDM 可控制的变量包括栅格厚度、栅格间距、栅格角度和层厚度（由挤出头直径确定），从而使得支架的孔径、形态和连通性得到控制。挤出的熔融液体温度必须足够高，从而和之前的挤出材料相融合，融合后还需要快速凝固以控制特征的尺寸精度。通过控制挤出头在 x - y 方向的运动，从而控制生物相容性材料支架的孔洞形状和通道尺寸。

FDM 的核心优势在于其沉积式构建方式和较好的机械强度可以完成高孔隙率物体的构建。FDM 所面临的挑战在于如何兼顾热塑性材料的成型需要其具有较高的黏性，而材料的顺利挤出则要求其黏性不能太高的潜在矛盾，这些材料的性质限制了生物支架的外形复杂度，而现阶段工业应用的 FDM 材料虽然具有较好的热塑性和流变性，但是却缺乏生物相容性。此外，FDM 技术的另一缺点在于，由于工作温度较高，无法将活细胞和温度敏感性较高的生物因子融入打印的过程中。

（三）熔融沉积成型技术的研究进展（Recent Advances）

FDM 技术通常使用熔点较低的生物相容性高分子材料。用于细胞支架制造的 FDM 材料包括 PCL/生物活性玻璃复合材料、左旋丙交酯/己内酯、渗透胶原的 PLGA、混合了庆大霉素的 PCL - TCP、PCL - TCP、PLGA - TCP、PLGA - PCL、明胶包裹的 PCL、PCL、PMMA、PLA 等。

使用 FDM 技术构建的离体组织工程支架已经应用于猪软骨细胞、小鼠前成骨细胞和骨髓间充质干细胞的培养。还有应用于小鼠的伤口恢复、人颅面缺损的恢复、软骨组织工程、抗生素转运系统的相关研究。

随着 FDM 技术可使用的材料细丝品种越来越多，逐渐缩小了和传统注塑工艺可使用的热塑性材料的差距，将精密注塑机构融合进 FDM 三维打印技术，有可能将 FDM 技术从加工速度较慢的原型构建技术升级为可行的快速制造技术，如德国 ARBURG 公司在 2013 年推出的 Freeformer FDM 成型系统，该系统可使用传统注塑机中采用的热塑性材料颗粒而无需使用特制的 FDM 细丝。

三、立体光固化技术 ［Sterolithography（SLA）Technology］

（一）立体光固化技术的工作原理（Principle of SLA）

立体光固化技术是最早发明的快速成型技术，可追溯到 20 世纪 80 年代后期。SLA 使用氦镉激光束在二维平面内选择性地固化光固化树脂，形成特定图案，完成一个层面的固化，然后再垂直移动工作台固化另一层面，依次层层叠加最终构成三维实体。SLA 技术的一般工艺过程，如图 8-3（c）所示：首先，通过软件将三维 CAD 模型进行分层处理，设计扫描路径，产生的数据用于控制激光的扫描系统和工作台的运动。接着，激光器产生的激光束通过计算机控制的扫描器按照预定路径照射液态光固化树脂表面，使得当前层的液态树脂固化，生成打印件的一个层面。然后，工作台沿 z 方向下降一个层高，并覆盖新的液态树脂进行第二层激光扫描固化，将第二固化层和前一固化层紧密粘结。重复上述过程直到整个三维打印件加工完毕。最后，将未固化的液体树脂排掉，然后进行紫外线照射后处理，固化未完全固化的特征结构，对打印件进行加固。由于将激光束照射至特定位置的方法速度较慢，上述流程不适用于大型物体的构建，故也可以采用掩模光照法替代扫描光照法对当前打印层进行整体固化。

（二）立体光固化技术的应用（Application of SLA）

在 SLA 技术的应用过程中，固化反应动力学特性至关重要，决定了固化时间和聚合物层厚。固化反应动力学特性可以通过控制光源强度、扫描速度、固化物单体和光引发剂的化学特性来加以控制。此外，在实际应用中还可以在树脂中混合光吸收剂控制聚合深度。

SLA 材料分子需要光固化特性的基团从而完成光固化，典型的常用材料如丙烯酸树脂和环氧树脂。在组织工程应用中，只有极少数的生物可降解材料和生物相容性材料具有良好的光固化结构稳定性。使用 SLA 技术构建三维生物支架的最常用材料为聚富马酸丙二醇酯（PPF），曾被应用于重建家兔颅骨缺损。PPF 在使用过程中需要活性稀释剂如富马酸二乙酯或乙烯基吡咯烷酮，使其在制造过程中获得合适的黏度，但是这些稀释剂会产生不可降解的产物。

SLA 技术的优点在于可构建复杂的外形特征和内部结构、未固化树脂材料易清除、特征分辨率高（约为 $1.2\mu m$）。SLA 技术的主要局限性在于缺乏具有生物相容性的光固化树脂材料、光引发剂和自由基会产生细胞毒性、未反应单体和残余光引发剂较难定位、在水平方向无法构建具有多种材料的混合单层、光固化树脂的力学性能较弱，无法构建硬组织修复器件、在构建无支撑结构（如悬臂、梁等）需要在 CAD 模型中加入临时支撑结构，而构建完成后，完全地清除这些支撑结构较为困难。

现阶段的临床应用中，SLA 技术通常用于手术前解剖模型的构建，或者作为模具成型进行间接医疗器件构建，如钛合金牙科植入物的构建。

(三) 立体光固化技术的研究进展 (Recent Advances)

近年来，科研人员合成了多种含有脂肪族聚酯的生物可降解聚合物，对产生的大分子单体进行丙烯酸化后，使其具有了光固化特性。例如，新型合成大分子单体 PCL 片段（三臂羟基封端）、使用丙烯酸和甲基丙烯酸进行终末修饰从而具有光交联性质的多聚乳酸（PLLA）、PPF－DEF、结合了加载 BMP－2 的 PLGA 微球的 PPF－DEF 等。PPF－DEF 或结合了 HA 的 PPF－DEF 曾被用来进行 $<5\mu m$ 精度的 SLA 打印，但是由于聚合物收缩导致了打印件塌缩。多聚三亚甲基碳酸酯被用来制造具有弹性的刚度在 22 ~156kPa 的打印件，并将其应用于软骨组织工程。

使用 SLA 技术构建的离体组织工程支架已经应用于小鼠前成骨细胞、人脐静脉内皮细胞、大鼠骨髓细胞、MC3T3－E1 前成骨细胞、人骨髓间充质干细胞的培养。此外，SLA 技术还被应用于骨组织工程，在体实验表明基于 SLA 技术的打印件可有效地促进颅骨缺损大鼠的骨组织再生。对于软骨组织工程，研究人员进行了牛软骨细胞的离体实验，细胞接种和培养实验表明使用 SLA 打印的多孔结构支架相比于使用盐浸法制作的 PLLA 和 PFF－DEF 支架更有利于细胞的生长。此外，还有使用 PEG－DA 对 NIH/3T3 细胞进行封装并使用 SLA 进行打印的相关报道。

除研发了更多的具有生物相容性的光固化材料外，SLA 有代表性的技术进展还包括：①研究者发明了一种在一次 SLA 打印中使用多种树脂材料的方法。他们在支架的不同部位使用图案化的聚乙二醇二甲基丙烯酸酯（PEG－DMA）和聚乙二醇二丙烯酸酯（PEG－DA）、荧光标记葡聚糖、荧光标记的生物活性 PEG 和生物活性 PEG 材料进行 SLA 打印。当更换材料时，将已打印的部分支架从树脂槽中移出，并使用纯净水冲洗干净，然后将新的树脂材料加入到材料容器中。更换材料后，需要在支架中进行坐标重定位，以对齐打印层。②研究者发明了一种使用动态掩模的 SLA 技术打印 PPF 光固化树脂的方法，可以达到高达 $2\mu m$ 的横向分辨率以及 $1\mu m$ 的纵向分辨率。虽然，使用这一技术构建的微观结构已经达到了极高的精度，但是还存在制造孔径结构和防止结构塌缩较为困难的问题。

四、选择性激光烧结/熔融技术 [Selective laser sintering/Melting (SLS/M) Technology]

(一) 选择性激光烧结/熔融技术的工作原理 (Principles of SLS/M)

选择性激光烧结/熔融（Selective Laser Sintering/Melting，SLS/M）技术是由美国德州大学团队于 1989 年发明的。和 3DP 技术类似，SLS 技术也是通过将二维薄层材料粉末凝结成型，不同点在于 SLS 使用 CO_2 激光进行烧结，通过激光束按特定二维图形进行扫描将聚合物粉末加热至玻璃化温度从而发生粘结。SLS 技术的工艺流程如图 8－3 (d) 所示。在开始加工之前，先将充有氮气的工作室升温，并将温度保持在粉末的熔点以下。成型时，粉末供应系统使材料粉末上升，铺粉滚筒移动，在打印平台上铺一层粉末材料。接着，在计算机控制下激光扫描系统按照当前层的规划打印路径对材料粉末进行扫描烧结，在烧结过程中位于最外层的分子扩散，使得邻近颗粒形成烧结颈，从而形成一层固体轮廓。当前层烧结后，承载物件的打印平台下降一个截面层高度，使用滚筒将新一层粉末平铺其上，进行下一层烧结并和前一层发生连接。如此循环，形成三维的原型零件。经过冷却，即可从粉末缸中取出零件并去除松散的粉末，最后进行热处理从而达到目标机械强度。

（二）选择性激光烧结/熔融技术的应用（Application of SLS/M）

SLS 技术和 SLA 技术、FDM 技术的不同点在于无需构建临时支撑结构，因为未固化的粉末颗粒即可达到悬臂结构的支撑作用。此外，由于烧结过程中并不完全熔融粉末颗粒，原有颗粒的孔洞结构得以保留。

SLS 技术可使用多种单一或混合材料进行打印，虽然对于大多数材料来说，固相烧结的温度为 50% ~ 99% 的熔点温度，但是要进行完全熔融达到充分致密的整体结构则需要采用高能激光束或电子束将颗粒加热到熔点以上的温度。在实际打印过程中，单一成分的粉末因为仅有一个熔点，故而达到完全熔融较易实现。但如果要实现混合材料的打印，如合金，在同一温度下的熔融液体的流动性、表面张力、激光 – 材料间的作用特性会有一定差别，故而较难实现。

SLS 的特征精度由材料粉末的粒径、激光聚焦直径和粉床导热性决定。实际应用中粉末粒径一般不小于 10μm，以防止烧结速度过快导致边缘造型的精确性下降。对于生物材料而言，现阶段 SLS 的特征精度等级在 400 ~ 500μm 左右。SLS 一般使用的生物材料为 PCL 和混合聚合物材料的生物陶瓷。其中，使用生物陶瓷材料进行 SLS 打印时，由于生物陶瓷的玻璃化温度和熔点极高，需要在粉末中预先添加快速连接的聚合物材料，如聚醚醚酮（PEEK）。快速连接聚合物在陶瓷粉末融化前率先融化并将陶瓷颗粒连接在一起。研究人员曾使用混合了 PEEK 的 HA 制作了磷酸钙骨骼植入物。在打印完成去除残余粉末后，对打印件进行了再次烧结后处理，打印件强度虽有加强，但造成了部分结构的塌缩。此外，也可以通过喷雾干燥或物理混合的方法将 HA 包裹上水溶性乙烯醇，该混合材料曾应用于颅面和关节缺损等场合。比利时 3D Systems 公司于 2012 年使用 SLM 技术构建了世界第一个个体订制的钛合金下颌骨假体，并成功进行了植入手术，如图 8 –5 所示。

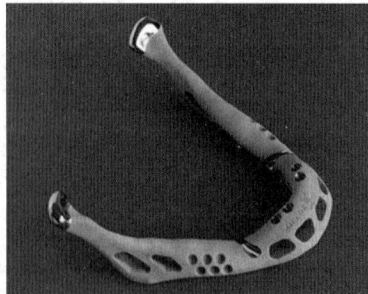

图 8 – 5　世界首个使用 SLM 技术个体订制的包裹 HA 的钛合金下颌骨假体

在骨组织工程领域，研究人员使用 SLS 技术按照 CT 数据构建的猪下颌踝状突的计算机模型制作了 PCL 多孔支架，并获得了良好的在体骨组织再生效果，证明了 SLS 技术可以通过医学影像数据构建外形结构符合特定解剖特征的内部多孔支架。最近 FDA 批准了使用 SLS 技术和医用级 PEEK 定制颅颌面植入物。

SLS/M 技术的核心优势在于，可以直接构建可辅助骨生长且具有高承载和高强度力学性能的金属植入物。而对于非承载场合，SLS 技术可在不使用有机溶剂的条件下构建聚合物打印件。此外，SLS 技术较 SLA 技术在垂直方向构建多材料打印件的能力更强，但是难以在水平方向构建多材料打印件。该技术的主要缺点为较高温度下可以融合却不分解的材料较为有限、后处理过程中需要去除嵌入细节中的多余粉末、激光照射中热量的传导会错误地烧结邻近颗粒从而导致精度下降。最后，SLS 技术由于颗粒大小的限制（太小的颗粒会导致粉末错误粘连）故而无法构建微小孔结构。

（三）选择性激光烧结/熔融技术的研究进展（Recent Advances）

SLS 技术常用的生物材料包括：PCL、HA、使用胶原包裹的 β-TCP、Ca-P/聚羟基丁酸戊酯（PHBV）、CHAp/左旋聚乳酸（PLLA）、聚乙烯醇（PVA）。对于生物分子的包装，有研究人员使用 Ca-P/PHBV 包裹牛血清白蛋白（BSA）微颗粒进行了 SLS 打印。

使用 SLS 技术构建的离体组织工程支架已经应用于心脏组织工程的 C2C12 成肌细胞、SaOS-2 细胞、人骨髓基质细胞、人骨原细胞、猪脂肪干细胞、人成骨肉瘤 MG-63 细胞。

近年来，研究人员降低了 SLS 打印件的硬度并且获得了更高的打印分辨率。SLS 技术构建的 PCL 支架的硬度从先前报道的 14.9~113.4MPa 降低至 300~400kPa。降低的硬度使得 SLS 有应用于软组织工程（如心脏组织）的可能性。此外，研究人员还通过 CAD/CAM 构建多种多面体以控制孔隙率从而制造功能梯度支架（支架的不同部位硬度不同），并通过控制 PCL 支架的孔隙率来控制打印件的硬度、使用有限元分析设计微观结构从而预测 SLS 打印支架的力学性能。

五、生物材料三维打印技术的展望（Future Direction of Biomaterials 3D Printing）

生物材料三维打印技术的发展目标为，在不牺牲生物器件形状、强度和功能的前提下不断提高打印精度。解剖结构和组织微观结构的尺度大约在百微米级（如小肠绒毛的直径约为 500μm）。氧气转运到细胞的扩散损耗模型表明，细胞可以生存的组织工程支架微观特征的最大直径不超过 400μm。对于 SLS 技术和 3DP 技术来说，为了制造微观特征，需要粉末颗粒在制作过程中能够紧密结合。通过在 SLS 技术中增强激光能量或在 3DP 技术中使用更多粘合剂来增加打印结构强度的方法势必将更多的粉末颗粒粘合在一起，从而增加特征尺寸，故而在不增加特征尺寸的情况下保持结构的高强度，对于上述两种技术而言难度较大。将来需要将 SLS 和 3DP 的精度降低到 400~500μm 以下。此外，未凝结的材料粉末很难从微腔道中排出。将来需要研发一种可用传统高压空气法即可有效排出的粉末材料，一种可行的方法是制造球形的粉末颗粒使其在细小的空间中也容易移动。

对于 SLA 技术而言，虽然该技术可以达到极高的分辨率，但是可用的生物可降解、生物相容性的树脂材料较为有限。虽然已有部分生物可降解的大分子单体用于 SLA 技术的相关研究，但是这些材料却均暂未获得 FDA 认证。对比之下，FDM、SLS 和 3DP 技术均可以使用诸如无需化学修饰的 PLGA、PLLA 和 PCL 等高分子材料，故而可以加快以上述三种技术制造的生物医学器件的临床应用认证过程。

在过去的五年内对于宏观和微米尺度的三维打印技术已得到了飞跃式的发展，将来的三维打印研究也应关注纳米结构的打印技术（如纳米尺度的生物活性分子）。由于现有三维打印技术的工艺环境较为严苛（如加热温度较高、需使用有机溶剂等），生物活性分子通常不直接参与打印件的构建。虽然现阶段可以在后处理过程中使用生物活性分子对打印件进行包被，但是在实际应用中还需要生物活性分子（如生长因子）的持续释放，这就要求生物活性分子的空间分布可控，因此需要研发将生物活性分子直接融入支架打印过程的方法，以达到持续释放的目的。

本节主要针对应用于生物材料的四种主要三维打印技术进行了介绍，主要分析了相关技术的原理、应用特点和发展方向。诸如降解动力学和材料副产物等生物材料三维打印研究中的重要问题还有待进行深入的详细探讨，降解动力学问题是一个移动边界的扩散反应问题，持续性地释放酸性降解产物会导致酸中毒从而对接种的细胞和周围组织的细胞造成伤害，此外，即使不使用生物可降解材料也会导致组织工程支架内的氧含量下降并导致酸中毒。对于该问题感兴趣的读者可以查阅相关文献资料。

第三节　组织细胞三维打印技术
Section 3　3D Bioprinting Technology of Tissue and Cells

在三维生物打印技术中，通过层层精确控制支架材料、生化分子和活细胞在空间中的分布，将这些结构功能单元进行有机结合，以构建一个复杂的三维体系。三维生物打印的设计思路主要包括自上而下的仿生法（biomimicry），自下而上的自组装法（autonomous self – assembly）和结合两种设计思路的迷你组织结构单元法（mini – tissue building blocks）三种。

基于仿生的材料设计被广泛地应用于众多的研究领域。将该方法应用于三维生物打印技术，有利于将细胞和细胞外基质的组成部分，通过一定的方式构建具有独特结构功能的产物。为了实现这个设计思路，在微米尺度上重建生物组织是不可或缺的。与之相关的基础研究的深入对其发展尤为重要，这些信息来源于工程技术、成像、生物材料、细胞生物学和生物物理及医学。

重建生物组织及器官的另外一种方法是借鉴胚胎器官的构建思路。在细胞构建组装的早期阶段，细胞自行分泌构建细胞外基质所需的蛋白，相关信号通路所需的信号分子，通过自组装的方式产生具有特定生理功能的微结构。利用自组装进行三维打印的思路通过细胞自发融合形成多细胞球来模拟组织的形成过程。自组装法依赖细胞作为组织形成发展的源动力，控制形成组织的组成、定位、功能和结构特点。这个构建思路依赖于研究者对于胚胎组织发展及形成过程的深入理解。

迷你组织结构单元法与上述两种设计策略均有关联。该思路中，器官和组织由尺寸更小的功能化的结构单元组成，通常选择组织器官最小的功能与结构单元，例如肾脏中的肾元。通过合理的仿生设计或自组装的方法，亦或同时结合两种方法可以构建迷你组织结构单元。通常有两种常用的策略：第一，利用自组装获得的多细胞球作为结构单元，根据设计进一步构建更大尺度的组织结构；第二，利用基于高分辨率影像精确构建的组织结构单元通过自组装形成更大尺度的组织结构。

三维生物打印技术的一个重要挑战在于如何将原本用于打印熔融塑料和金属的传统三维打印技术进行改造使其可以打印敏感的生物材料或者细胞。而更大的挑战在于如何设计一个具有类似于细胞外基质微结构和功能的材料及多种表型的细胞的系统以实现模拟生物组织的目的。这就需要该领域的科研工作者对需要模拟的对象有一个准确的认识，目前这一认识主要是通过影像数据采集和计算机重建来获得的。

构建具有复杂异质结构和功能的组织及器官需要对它们的结构和组成有十分透彻的了解。医学成像技术是组织工程研究者用来获取细胞、组织、器官及生物体三维结构和功能必不可少的工具，最常用的技术包括计算机断层成像技术（computed tomography，CT）及核磁共振成像技术（magnetic resonance Imaging，MRI）。一旦通过成像技术获得了组织器官的原始图像数据，可以通过先建立二维的断层图像，再通过计算机辅助设计和制造系统及数学建模系统进行三维重建。当建模完成以后，利用模型打印组织器官结构的过程即将三维重建结构反转为二维空间信息再进行逐层构建的过程。这些三维重建信息为三维打印机提供了构建层与层之间相关信息的构建指南。此外，不同的打印技术也会影响构建组织或器官模型的设计，例如有些打印系统利用连续的流体材料进行三维结构的构建，另一些系统则是间断地在空间中的不同位置打印不同的材料。因此，设计打印结构的时候必须要考虑所用打印技术的特性。

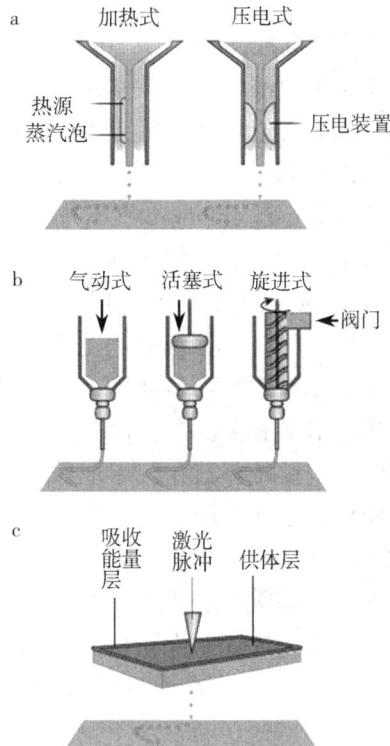

图8-6　三种常用的三维生物打印方法：a. 喷墨法，b. 微挤塑法，c. 激光辅助法

现阶段用于构建三维打印生物材料的主要方法有喷墨法，微挤塑法及激光辅助印刷法。这些技术的成型原理直接决定了采用该技术进行生物打印的核心技术指标，即表面分辨率、细胞活性和可用于相应技术的生物材料。

本章中我们将学习常见的三维生物打印技术，三维生物打印技术的材料和细胞的特性以及发展前景等方面的知识。

一、喷墨式三维生物打印技术（Inkjet Bioprinting）

（一）喷墨式三维生物打印技术的原理（Principles of Inkjet Bioprinting）

喷墨式打印技术被广泛应用于各种生物和非生物的三维打印当中，其基本原理为将一定体积的液体通过打印头滴在预设的特定位置上。最早的三维喷墨打印机是由商用的普通喷墨打印机改造制成的。传统的墨水由生物材料替代，而传统的纸则变为一个用于控制 Z 轴位置的机械平台（将打印技术从二维提高到三维）。现在，基于喷墨打印技术的生物三维打印机可以以更高的精度和效率打印定制的生物材料，通过利用热或者声波的力学效应将液滴滴在基底上，逐渐构筑三维结构。

基于热效应的喷墨打印机的基本原理是通过电加热喷头形成的压力脉冲将小液滴从喷头中喷出。其局部加热温度可达 $200℃$ 到 $300℃$，但这一温度不会对生物活性分子（如 DNA）或者预先打印的细胞产生明显影响，短时间（约两微秒）的加热可以使喷头处的整体温度仅升高 $4℃ \sim 10℃$，不会对细胞的活性产生明显的负面影响。基于热效应的喷墨打印机的优势在于打印速度快，成本低及适应性好。但是将细胞和生物材料暴露在热源和压力下、液滴缺乏取向、不规则的液滴形状、喷头堵塞及细胞包裹不理想都限制了这种喷墨打印机在生物三维打印中的应用。

另一些喷墨打印机则是靠喷头内部的压电晶体释放出的声波震动按照一定间隔产生打印用的液滴，其原理是经典的压电效应。也有一些打印机利用的是超声波在气液界面的声波辐射来产生打印用的液滴。调节超声波的脉冲频率、时间和强度可以调节形成的液滴尺寸和打印速率等参数。基于声学效应的喷墨打印机形成的液滴尺寸均匀性和取向性较好，同时可以避免让细胞和材料接触热源或压力源。此外，可以通过无喷头打印系统避免喷头施加于细胞上的剪切力。这种方法可以有效地提高细胞活性，同时避免喷头堵塞。但是也有研究者担心基于压电效应的喷墨打印机的工作频率（$15kHz \sim 25kHz$）是否会对细胞膜造成损伤。当然该方法也有其局限性，该方法对打印材料的黏度有一定的要求（理想情况下应该小于 10cP）。

喷墨打印技术普遍存在的局限性是要求在打印过程中材料处于液态，可以形成墨水液滴，而在打印后又需要固化成型并保持其结构和功能特性。虽然可以在打印后利用化学，pH 或者光固化的方法将打印的材料固定成型，但是这些固定方法将会延缓打印的进程，同时对化学交联细胞外基质的组分产生影响，从而导致这些材料的物化性质发生变化。此外，很多常用的交联剂有细胞毒性，将会对细胞的活性产生负面影响。喷墨打印技术的另外一个缺陷是无法打印含有较高细胞浓度的材料。通常使用喷墨打印技术只能打印含有低浓度细胞的材料（通常小于 10^8 cells/ml）以避免堵塞喷头，同时有研究表明高浓度细胞还会抑制某些水凝胶的交联。

即使存在这些缺陷，喷墨生物打印机仍然具有诸多优势，如低成本、高分辨率、高速及对生物材料的普适性。另一个突出的优势是喷墨生物打印机可以通过控制液滴中含有细胞的浓度或液滴的尺寸来形成细胞、材料和生长因子在三维尺度上的梯度分布。因为喷墨打印技术的这些特点，可以通过改造传统的二维打印机用于三维打印研究，而商用的三维喷墨打印机也因为这些技术特性具有良好的性价比，这项技术的广泛应用有助于改进其现存的缺陷。目前已有研究组报道利用喷墨生物三维打印技术制备了单液滴中仅含 1～2 个细胞，形成约 $50\mu m$ 线状图案的基底。在这些工作的基础上喷墨三维生物打印技术将进一步扩展其材料适用范围，以制备具有更精细结构的系统。

（二）喷墨式生物打印技术的应用（Applications of Inkjet Bioprinting）

目前喷墨生物打印技术最值得一提的应用成果包括原位打印皮肤和软骨。高打印速度使得其可以直接将细胞和材料打印在皮肤或软骨损伤的部位。这些应用需要材料可以直接被具有较好生物相容性的方法直接原位固化（如酶促反应或紫外引发交联）。这个方法通过将成骨细胞或者干细胞均匀地打印在损伤的部位并保持良好的细胞活性以促进新组织的形成。这些研究显示喷墨打印技术在再生医学方面具有良好的应用前景。

此外，有研究者将喷墨打印技术和静电纺丝技术相结合从而进行软骨修复。这种复合技术可以有效地制备具有较好力学性能和结构的薄层以支持细胞的生长。还有研究者利用喷墨打印技术制备含有细胞的骨修复材料，在体外熟化后植入小鼠体内，结果显示该材料可以形成高度矿化的组织。

二、微挤塑式三维生物打印技术（Microextrusion Bioprinting）

（一）微挤塑式三维生物打印技术的原理（Principles of Microextrusion Bioprinting）

目前最常用性价比最高的三维生物打印技术是微挤塑法。微挤塑式三维生物打印机通常由温度可控的材料打印头，计量分配器、可以在三维空间中准确定位的移动平台，用于指示打印/固化材料的光源，用于指示平台空间运动的摄像头及压电增湿器六部分组成，其中有一些系统安装有多个打印头以实现同时打印多种材料。目前有 30000 多台各种型号的微挤塑式三维生物打印机被销往全球各地，众多学术研究机构开始使用这些机器进行组织和器官重建方面的研究。产业化的打印机虽然价格不菲但物有所值，高分辨率、打印速度、空间可控性及材料普适性使其受到广泛的青睐。

微挤塑式打印机利用机械控制的打印头，通过把材料挤压分布在一个基底上实现打印。材料形成的小球依照设计通过打印分布在二维平面上固化成型，平台或者打印头可以在 Z 轴方向上移动，此前打印固化后的一层材料成为后续打印的基底层。一系列特性各异的材料均可以被用于微挤塑法进行打印，例如水凝胶，具有良好生物相容性的共聚物及多细胞球。微挤塑式打印机常用的打印方式有气动式和机械（活塞或旋进）式系统。相比气动式系统机械式系统可以更好的控制材料流体，因为气动式系统中存在压缩气体体积变化引起的滞后。旋进系统更适合打印具有高黏度的材料，气动式系统在这方面的表现也不错。气动系统具有简单的驱动部件，且其驱动力仅受系统气压系统负载能力的限制。而机械式系统具有更小但结构更复杂的部件，通常以牺牲驱动力来获取更高的空间分辨率。

微挤塑法可用的材料十分广泛，适用材料的黏度范围可以从 $30mPa/s$ 增大到 10^7 mPa/s。其中黏度较高的材料通常被用于打印后作为系统的结构支撑部分，而黏度较低的材料则作为界面于细胞进行相互作用以保持细胞的活性和功能。研究者通常会选用具有热致交联或剪切稀化特性的材料进行微挤塑法三维打印。很多具有良好生物相容性的材料可以在室温下流动并与其他组分进行混合，且可以在体温条件下固化。相反，有些在体温条件下呈现流体状态但是在室温下固化的材料同样可以被用于微挤塑法进行三维生物打印。具有剪切稀化特性的材料经常被用于微挤塑法进行三维生物打印。这种非牛顿流体材料的黏度会随着剪切力增大而明显减小。在喷头处的高剪切力可以使得材料呈现出流体的性质而被打印在基底上，继而因为剪切力变小其黏度再次急剧增大。微挤塑法可以实现高分辨率的复杂结构和多种细胞构成的特殊图案的打印。

微挤塑法的最大优势在于可以打印含有较高密度细胞的材料。实现接近体内细胞密度的组织工程打印是三维生物打印领域的目标之一。有研究组利用挤塑法单纯使用细胞打印构建三维组织结构。打印的多细胞球可以通过自组装的形式自发的形成合适的三维结构。多细胞球形成的组织结构可以较好地模拟细胞外基质的结构和功能特点。依靠组装结构单元的黏弹性，多细胞球可以相互融合，形成一个具有相互作用的超结构。利用多细胞球进行自组装的方法可以加速组织的器官化同时可以直接形成复杂的结构。该方法可以有效地在体外三维打印组织中构建血管网络和功能化的结构。

微挤塑法的缺陷之一是细胞活性较低（相比喷墨打印法而言），其细胞存活率为 $40\% \sim 86\%$。挤塑压力越大，管口越小，细胞死亡率越高。该现象是由于流体内部压力增大造成的。降低打印流体内的压力比增大打印头直径对降低细胞死亡率更有效。虽然可以通过降低压力和增大打印头直径换取细胞活力，但是也会相应地牺牲打印分辨率和打印速度。保持较好的细胞活性对于三维生物打印技术而言意义尤为重大，虽然有不少研究者证明细胞经过他们的系统打印后仍然存活，但是仅仅是存活并不足以解决问题，还要证明这些细胞仍然能在系统中各司其职发挥应有的作用。

提高打印分辨率和速度也是研究者关心的要点之一。用于非生物应用的微挤塑三维打印机可以在 $10\mu m/s$ 和 $50\mu m/s$ 的线速度下保持 $5\mu m$ 和 $200\mu m$ 的分辨率。将材料换成生物相容性较好的材料以后，能否在保证细胞存活率的前提下保持这样的分辨率和打印速度，目前仍未可知。通过改进喷头和控制系统以加快打印速度或实现同时打印多种材料也是目前的发展方向之一。

（二）微挤塑式三维生物打印技术的应用（Applications of Microextrusion Bioprinting）

微挤塑三维打印技术目前被用于制备多种器官类型，包括动脉阀、分支血管网络（图8-7）、体外药代动力学模型及肿瘤模型。虽然制备高分辨率的复杂结构其时间代价较高，但是其适用范围已经拓展到可以打印适用于微流控芯片的微组织。

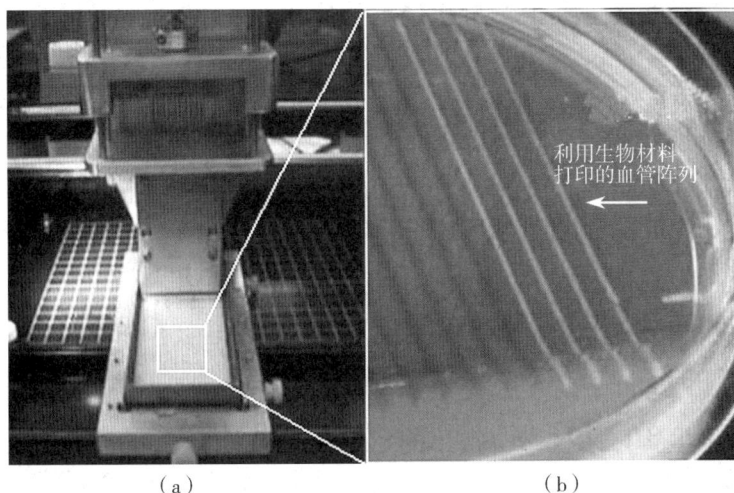

（a）　　　　　　　　　　（b）

图 8 – 7　微挤塑法打印血管网络示意图
（a）仪器实物图；（b）打印血管实物图

三、激光辅助式三维生物打印技术（Laser – assisted Bioprinting）

（一）激光辅助式三维生物打印技术的原理（Principles of Laser – assisted Bioprinting）

激光辅助三维生物打印技术利用激光诱导向前转移的原理实现打印。这种技术最早被用于打印金属材料，现在也逐渐被用于打印多肽，DNA 和细胞。虽然该技术的普及程度远低于喷墨打印技术或微挤塑打印技术，激光辅助三维打印技术被越来越多地用于组织和器官重建。典型的激光辅助三维打印机包括一个脉冲激光源，一个聚焦系统，一个通常由涂有吸收激光层（常用金或钛）的玻璃制成的供体"丝带"，一层在溶液中准备好的生物材料或细胞及一个对着"丝带"的接收基底。打印机通过将激光脉冲聚焦在丝带的吸收层上以产生高压气泡将含有细胞的材料推向接收基底。

激光辅助打印法的分辨率取决于很多因素，包括激光源本身、表面张力、材料的浸润性、丝带和接收基质之间的空气、生物材料层的厚度和黏度。因为激光辅助打印法不需要喷头，堵塞喷头这一个困扰其他打印方法的难题被很好避免了。激光辅助打印法适用于黏度 $<300\text{mPa/s}$ 的材料，并可以在不影响细胞活性的情况下进行打印。激光辅助打印法可以利用脉冲频率 5 kHz 的激光结合 1600mm/s 的速度实现 10^8 cell/ml 的打印效率。

除去这些优势，激光辅助打印法的高精度依赖材料的快速凝胶化，从而实现高形状自由度，但这样必然造成相对低的流动速率。每种不同细胞和材料需要与之相适应的"丝带"，这十分耗时耗力，特别是当多种材料和细胞需要被共同打印的时候。此外由于激光会蒸发金属吸收层，从而导致最终产品上的金属残留。研究者们试图通过选用非金属的吸收层或者干脆舍弃吸收层的方法来解决这个问题。这些系统本身非常昂贵，但是随着三维打印技术的发展，成本会逐渐降低。

（二）激光辅助式三维生物打印技术的应用（Applications of Laser – assisted Bioprinting）

目前已有研究者利用激光辅助打印法打印了由细胞构成的皮肤组织并将其应用于临床，但是目前尚不清楚该系统是否可以应用于更大尺度的组织打印。有研究者直接在小鼠颅骨缺损处（3mm 直径，600μm 深度）原位打印了纳米羟基磷灰石。此外激光辅助打印技术已经被用于制造医疗器械和辅助导板。在未来，有可能直接利用病人本身的细胞进行原位三维打印，以促进组织结构的形成并降低免疫排异反应。

四、三维生物打印技术中常用的材料和细胞（Materials and Cells of 3D Bioprinting）

（一）三维生物打印技术中常用的材料及其特性（Commonly used Materials and Properties）

起初，三维打印技术主要被用于制造金属、陶瓷及热塑性材料，其过程中通常涉及使用有机溶剂，高温及化学交联剂这些非生物相容的因素。因此三维生物打印技术要克服的难点之一是选择的材料既要有良好的生物相容性，又要能满足组织器官重建所需的力学性能和界面性质。

目前在再生医学研究领域常用于组织修复的材料可以分为两大类：天然材料（如海藻酸钠，明胶，胶原，壳聚糖，纤连蛋白及透明质酸等，通常从生物体中提取获得）和合成材料（如聚乳酸，聚乙二醇等）。天然材料与合成材料相比，其优势在于更好的界面性质，合成材料的优势则在于可控的性质及较好的力学性能，但是降解过程中产生的有毒副产物和降解过程中带来的不可控的结构变化也是目前亟待解决的问题。此外，通过设计可以获得具有良好的亲水性和吸附蛋白能力的合成材料。

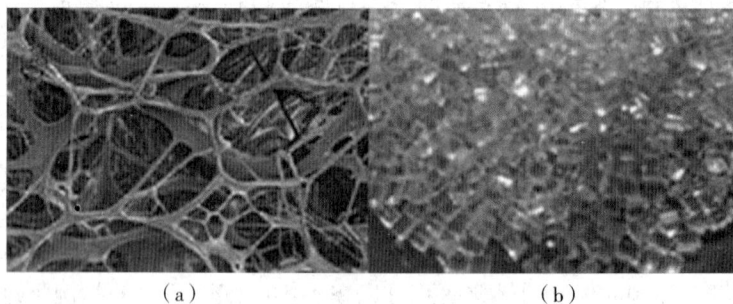

（a）　　　　　　　　　　　　　（b）

图 8 - 8　常用于细胞组织打印的生物材料。
（a）天然材料；（b）合成材料

随着可用于生物医学应用的材料日渐增多，被用于三维生物打印的材料也在不断扩大范围。这些材料需要满足以下条件：拥有具有良好生物相容性的交联机制、打印后的材料可以用于长期植入、有合适的溶胀特性和短期稳定性。短期稳定性具体包括维持机械性能，从而保证组织的孔道和网络结构不会坍塌。对于用于体内的打印材料，这些材料需要具备能被细胞重构的能力和合适的理化性能。最重要的是，材料必须要支持细胞黏附、增值和其他相关的生理功能。下面将分别讨论材料的可打印性、生物相容性、降解特性与产物、结构与机械性能及材料仿生。

对于三维生物打印技术所用的材料需要具备可以在空间中进行精确定位并固化的性能。对于某些三维生物打印技术，例如喷墨打印法需要材料有合适的黏度，而微挤塑法则需要材料满足特殊的交联机制或者具有剪切稀化特性。三维打印机的一些机械参数也会影响细胞被打印的速度和形成的结构精细度。不同的打印方式固化材料的方式也有差异，如喷墨打印机是边打印边固化，而微挤塑式打印机则是利用材料的高黏度先成型后整体固化。

对材料的选择还要考虑到在打印过程中是否会影响到负载细胞的活性。热喷墨打印和激光辅助打印技术均会在打印过程中对负载细胞的材料进行局部加热，这就要求材料具有较低的热导性或缓冲能力来维持细胞在打印前后的活性。根据目前研究结果的报道，利用喷墨打印技术可以使打印后的细胞存活率达到85%，激光辅助打印可以达到90%，而微挤塑打印技术通常在40%～80%。

随着组织工程和再生医学的发展，对材料生物相容性的要求已经不再是简单的生物惰性，而是需要材料具有特定的促进作用。这要求材料具有特定的生理特性或者具有特别的功能，例如和植入环境周围的器官或免疫系统有一定的相互作用、支持促进特定的细胞功能、实现分子和机械信号转导系统以促进移植的成功。

通过支架降解，可以将负载的细胞释放出来并自发分泌蛋白并进行组装。材料的降解过程和产物必须经过一定的设计。首先要控制材料的降解速率，最好能和细胞自行分泌蛋白重建细胞外基质的过程同步。这是一个重大的挑战，因为材料本身和细胞外基质本身存在差异。降解产物也是必须要考虑的重要因素之一，这些产物必须要没有生物毒性且可以被人体较快地通过代谢排出体外或直接分解。毒性代谢产物不但包括蛋白或者小分子这类实体物质也包括异常 pH、温度等影响细胞正常生理活动的变化。例如有些高分子聚合物的降解产物是其单体或低聚物（如丙烯酰胺或乳酸），这些物质会引发炎症。材料的溶胀和收缩性质也是三维打印技术关注的要点之一。过渡溶胀会导致材料吸收大量环境中的水分而导致网络中的孔道因膨胀而闭合，阻止细胞的迁移和养分的交换。而且当三维打印材料是由多种材料组分复合而成时则更需要注意这一点，因为材料不同的膨胀和收缩性能会导致整体结构的破坏。

材料的结构和机械性能对维持材料在体内的功能具有十分重要的意义。材料的机械性能必须根据需要精心筛选，其结构需要根据使用目的（如用于皮肤或肝脏或成骨）进行特别设计。研究者目前通常利用牺牲材料复合的方式克服该限制，该材料可以在一定时间内提供所需的结构和机械性能。这种牺牲材料可以在打印的时候使用以保证结构内部形成足够的交联结构，或者直接和打印结构进行复合直到内化材料足以实现其功能，但是在该方法的应用中研究者需要注意的是，牺牲材料本身不能产生排异反应或形成有毒降解产物。

近些年，材料仿生的重要性获得了三维打印技术研究者的广泛关注。将具有仿生功效的材料和组分引入生物三维打印技术中，可以有效地促进内源性和外源性细胞的黏附、迁移、增殖和其他正常生理功能。研究显示材料的界面特性将会影响材料的黏附及形貌，根据细胞外基质的界面特性进行仿生设计可以控制细胞的增殖和分化。在材料的表面修饰与细胞表面黏附蛋白相关的配体可以有效促进细胞在材料表面的黏附和增殖。材料表面的微结构（如沟槽，网格等）也会影响细胞的在材料表面的行为。利用三维打印技术构建的三维结构会对细胞的形貌和分化产生显著性的影响。同样，材料界面上纳米尺度的结构也会影响细胞的黏附、取向、细胞表面相关蛋白的表达和细胞骨架的结构。

（二）三维生物打印技术常用的细胞及其特性（Commonly used cells and Properties）

选择合适的细胞对于利用三维生物打印技术进行组织/器官重建意义尤为重要。通常组织/器官中含有大量不同类型和功能的细胞，除了组织本身的细胞，大部分组织都含有提供支撑结构的或者屏障功能的细胞，包括血管网络或为干细胞提供分化环境的结构。目前打印细胞的方式通常有两种：根据仿生设计按照一定结构打印不同种类的细胞以期实现模拟组织的结构功能；打印干细胞通过增殖分化以自组装的形式自发形成需要的组织结构。所选的细胞通常需要具有较好的活力并可以在体内发挥其最大的功效。

细胞的增殖能力对于三维生物打印技术的影响是研究者需要关注的问题之一。增殖能力太弱会导致植入结构缺乏活力，而增殖能力太强则会导致过度增生或凋亡。因此合适的细胞增殖速率和时间轴对于是三维生物打印尤为重要。刚植入时细胞的增殖速度可以较快，但是在一段时间后增殖速度应当适当放慢以避免引起过度增殖。目前的解决方式是通过在体系中引入小分子在前期促进细胞的增殖，而后期不添加这些材料以减缓细胞的增殖速率。

对于任何的植入材料，为了避免排异通常会采用自体细胞移植或者抑制免疫行为的策略。自体细胞通常来源于组织切片或自体干细胞分化等手段。但是如果病人本身已经罹患某些疾病或者存在某些基因表达异常，可能就无法使用外科手术或提取细胞的方法获得自体细胞。同时有很多细胞很难被分离和培养。这些细胞的生命周期是限制三维生物打印技术的因素之一。干细胞是一个很好的选择，但是如何在未打印前维持其干性同时在打印后成功诱导其分化为需要的细胞也是一个巨大的难题。目前间充质干细胞是一个较好的选择，而在不久的将来其他干细胞也会被广泛地应用在三维生物打印领域。

被用于三维打印的细胞需要足够坚韧以克服打印过程中的压力，温度及 pH 变化。目前的研究中通常选择存活能力较强的成纤维细胞或转化细胞系，虽然这些细胞都可以被用做建立模型，但是要解决更困难的问题满足实际的应用需求还需要打印易受剪切压力等因素影响的细胞（如干细胞等）。随着细胞培养技术的发展，该问题应该在不久的将来能得到妥善解决。

五、组织细胞三维打印技术的展望（Future Direction of 3D Bioprinting）

作为一个新兴的研究领域，三维生物打印技术具有良好的发展前景。虽然目前还处于起步阶段，但已经有不少研究者制备的材料已经符合体内植入的要求。技术方面的挑战在于使用生物相容性较好的材料快速精确的打印材料。当我们从传统技术转向三维生物打印技术时我们需要更多的技术和材料方面的突破。如果需要打印临床所需的材料，打印速度必须进一步提高。解决这个问题的一个方法是通过打印小尺寸的结构单元根据实际需要进行组装。进一步商业化推广这些技术有助于构建新的生物打印生产线。

目前三维生物打印中所用的材料通常是根据其生物相容性和能否被固化等因素挑选。因为这个原因，目前三维生物打印相关的研究报道中通常都使用胶原蛋白、透明质酸、海藻酸钠及改性聚合物等材料。适用于三维生物打印技术的材料需要满足以下要求：较好的生物相容性、可打印性、不影响细胞活性的同时还能形成特定的三维结构支持细胞的正常生理活动。由于细胞外基质本身复杂的结构和功能，这些材料在经过三维打印后还必须具有类似的结构和功能。根据这一情况，单一材料无法实现这个目的，因此有研究者提出利用复合智能材料的响应行为来实现这个功能。这些材料可以根据所处的体内环境改变其结构和功能以实现更好地模拟细胞外基质这一目的。

三维生物打印技术构建的结构不但可以用于组织工程，还可以被广泛地应用于药物研发、化学分析、生物学和毒理学研究及其他一系列的基础研究。随着研究者们不断改进这项技术让它从传统的二维平面打印推进到三维空间打印生物材料和细胞，并赋予打印材料更复杂的结构和功能。在不久的将来，这项技术将会在临床上得到广泛的应用。

第四节　药物合成三维打印技术
Section 4　3D Drug Printing Technology

三维打印技术具备多种材料精确成形和局部微细控制、原料无浪费等特点，近年来被逐渐应用于医药领域，如医学模型制造、临床修复治疗和药物研发试验等，且在各个方面都取得了一系列突破性的研究成果。自 2013 年起，三维打印在全球医药市场的应用规模以每年 15.4% 的复合增长率增长。相比于药物分子的三维打印技术，目前三维药物制剂的打印技术要成熟许多。

2013 年，土耳其和印度的两位工业设计师提出用药品三维打印机实现"按需制药"的设想，即通过三维打印技术和制药技术结合，医生将药方信息转换为二进制的条形码，医生或者病人在 3D 打印机上按需打印，需要多少量则打印多少。这种设想改变了传统模式，传统药物产品规格单一，并且保质期都在两年左右，而通过三维打印技术打破了这些界限，创建出复杂的药物、个性化的药物、可以现吃现打印的药物。解决了医生和病人互动难的问题，提高了依从性和有效性；减少了药物副作用；减少由于药品库存而引发的一系列药品发潮变质、过期等问题，提高药品的利用率。而且，三维打印药品最重要的突破是能够进一步实现为病人量身定做药品的梦想。

2015 年 8 月初，Aprecia 公司宣布美国食品药品监督管理局（FDA）已经批准了该公司的 3D 打印药物 Spritam（左乙拉西坦）速溶片上市，该药物用于治疗癫痫，是全球首个上市的三维打印药物制剂。

在美国，受到活动性癫痫病的困扰的人数超过 300 万，有超过 14% 是儿童患者。其中相当一部分患者具有一定程度的吞咽性障碍，常发生呕药、卡药等情形，使用传统片剂进行给药，使患者用药痛苦，且影响药效的发挥。同时也存在儿童对口服药片具有畏惧和排斥的心理，不愿意按时服药，用药依从性受影响。而3D打印药物Spritam（左乙拉西坦）速溶片只需要一口水就能快速溶解，大大提高了口服药品的舒适度，尤其是对于一些需要一次性服用大剂量药物的患者来说，该制剂可以极大地减轻他们服药的痛苦。Aprecia公司的药片上市，极大地鼓励了三维打印技术在制药领域的应用。

一、药物三维打印技术原理与特点（Principles and Feature of 3D Drug Printing）

（一）药物三维打印技术原理（Principles of 3D Drug Printing）

药物三维打印首先根据所需要制成的剂型利用建模软件计，设计出数字三维模型文件，之后根据数字模型利用切图软件转换成打印机可以识别的代码，将数字模型打印成药物。

三维打印的设计过程是：先通过计算机软件建立数字模型，使用软件为三维打印导出标准格式文件，导出的文件为网状图，具有三维容量。设计软件和打印机之间协作的标准文件格式是STL文件格式。一个STL文件使用三角面来近似模拟物体的表面。三角面越小其生成的表面分辨率越高。之后将三维模型文件分割成数百个数字横截面，每一个横截面相当于模型的一层。

打印机通过读取文件中的横截面信息，用液体状或丝状的材料将这些截面逐层地打印出来，再将各层截面以各种方式粘合起来从而制造出药物。这种技术的特点在于其几乎可以造出任何形状的药物。打印机打出的截面的厚度（Z方向）以及平面方向（X－Y方向）的分辨率是以dpi（像素每英寸）或者微米来计算的。一般的厚度为$100\mu m$，即0.1mm，打印出来的"墨水滴"的直径通常为$50\sim100\mu m$。

（二）药物三维打印技术特点（Feature of 3D Drug Printing）

采用药物三维打印技术与传统制备方法相比，具有显著的优点：①能够实现多种材料精确成型和局部微细控制；②成形速度快；③操作简单、方便；④原料无浪费。通过三维打印技术可以控制药物的几何外形、表面组成和特征、局部材料成分与组成、药物浓度的梯度或离散分布、多药在同一药剂中的准确定位等因素，从而使所制备的药物能够准确地控制释放的速率、起释时间、释药周期、释药量及体内释药位置等，并且使其内部结构均匀，药物高度分散，载药量准确、提高药物的疗效、减少毒副作用、增加病人顺从性。如图8-9所示，相比于三维打印技术快速成型，传统制造技术通过压片机的填充、压片、推片等过程确定了每一片药的大小、形状和剂量等，然后进行大规模的生产，如需制备复杂剂型时工艺过程繁杂、需要的设备种类多、生产耗时。尤其是从实验室研究规模扩大到工业生产规模，由于众多设备的不同、配药配料情况的改变，常导致药物释放特征的改变，并且对于不同规模上生产制备，常常没有工程模型和扩大因子可使用，更多的是依靠经验和不断试验，使其存在着诸多缺点。

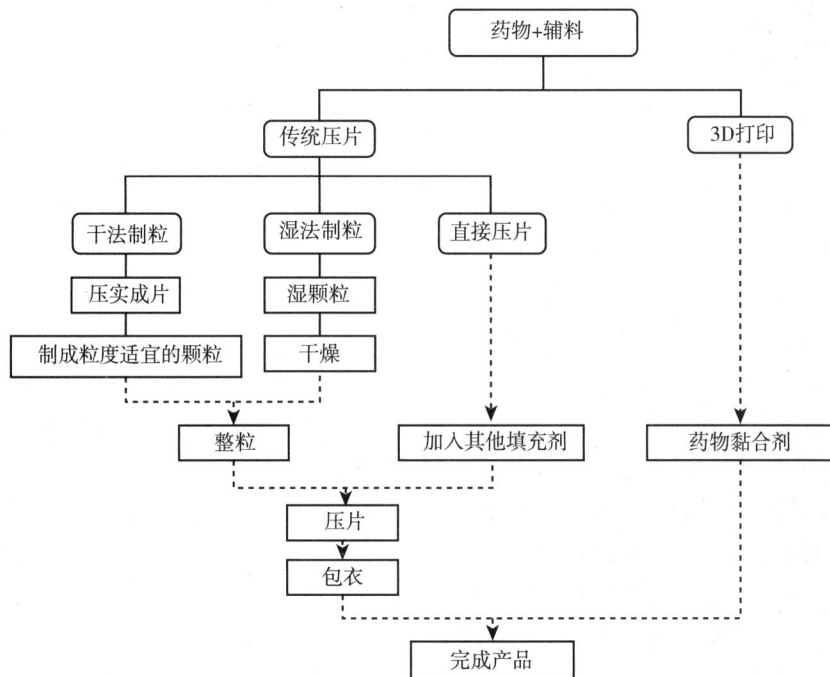

图 8-9　不同制药方法流程比较

表 8-1　三维打印药物与传统药物特点对比

	传统方式	3D Printing
药物浓度	均匀分布	分布可控
规格	单一	可调
内部构造	无	可设计复杂内构
工艺	复杂	简单
利用率	易变质	现用现配
个性化	-	可实现
依从性	-	提高
准确性	良好	精确

　　在药物制剂领域，传统药品工业化生产提高了生产效率，但也带来了生产过剩的问题，相关数据显示，我国每年因药品过期造成的药品浪费就超过 1500 万千克。药物三维打印为患者精确给药，即精确给药剂量和给药数量，由此使药物生产数量与患者使用量关联，减少甚至取消库存药物，使产量更精准，减少浪费。另外它是一种低成本、短生产周期、可设计以及批量化的生产技术，传统口服药在刚服用一段时间时血液中的药物浓度会有一个高峰，随后就会下降，三维打印采取逐层打印、层层叠加的原理，可以方便的打印出特殊外型或复杂内部结构的药物，可以通过特殊的药片结构控制药粉/药剂的释放过程，使人体内的药物吸收过程更为合理。并且对于有特殊要求的患者，药物三维打印可精确控制剂量和形状，定量制作不同剂量、控释的特殊制剂，

以满足患者的需要。在儿童用药中，往往存在儿童不愿意吃药，依从性差。三维打印制药可以根据孩子的喜好，将药物定制成他们喜爱的卡通形状和味道，提高儿童用药依从性。

药物三维打印技术在中药药物制备中也有着有别于传统药物的优势。中药是指在中医药学基本理论指导下用以防治疾病的特殊物质，千百年来为我国劳动人民的健康做出了不可磨灭的贡献。同病不同治是中医治疗疾病的灵魂，但是工业化生产出来的中成药难以实现个体化给药，而采用三维打印中药制剂不仅可以解决传统中药制剂存在的问题。而且制备工艺简单、可实现中医辨证施治，一人一方的最佳治疗效果。

临床中医师依据中医药理论辨证用药，根据患者的不同体质、不同临床表现而确定不同处方，但传统中药制剂存在煎煮不方便、稳定性差，携带、服用、储存不方便等问题；若制成片剂或丸剂，需加入大量辅料，不仅服用剂量大，而且药物溶出困难，影响疗效。而采用三维打印中药制剂，通过计算机 CAD 模型控制，依据实体模型离散层面的数字信息将粘合剂喷射到中药粉末上，使中药粉末层层叠加，打印出疏松多孔的片剂。因无须加入大量辅料、造粒、干燥、加压、滚圆等工艺，不仅可以解决上述传统中药制剂的问题，而且可实现中药的个体化给药。另外为了达到平衡阴阳、赔补五脏、扶正祛邪、调和气血等功效，某些患者的处方中常含有各种贵重药材。如阿胶、龟甲胶、鹿角胶等，然而这些胶剂的使用剂量通常较小，却需要砸块、粉碎、烊化等操作，因此，医院药房对于这些胶剂的准确分剂量非常困难，结果剂量常常不够准确、盘点时这些贵重药材常常亏损。而采用该技术将经过处理后的贵重药材根据分装剂量要求，按照设计好的三维数字模型打印成适宜的立体形状，使原本不易分剂量和使用贵重药材的问题迎刃而解。

挥发油及一些具芳香性气味的中药，如麝香、牛黄、冰片、川芎、苏合香等，在治疗心脑血管系统、中枢神经系统、呼吸系统、胃肠道系统等疾病上发挥着重要的作用。川芎被喻为"血中之气药"，具有活血行气、祛风止痛的功效，而挥发油是其重要的活性成分。但其中的藁本内酯和丁基苯酞等成分很不稳定、易分解，随贮存时间的增加，颜色加深，含量逐渐下降，药理作用明显下降甚至消失。因此，改善挥发油稳定性的研究倍受关注，对保证和提升中药挥发性成分制剂的质量具有重要意义。传统处理挥发性成分最常见方法为喷洒法和吸附法，即将挥发油直接喷洒在原、辅料或半成品中，或使用载体吸附物吸附挥发油再制成各种剂型。这类方法简便易行，成本低，但药物易挥发损失，剂量不精确、不能长时间储存。此外，目前也有采用包合技术以及微囊化技术来提高挥发油的稳定性，但是包合技术操作步骤多，辅料比例大；微囊化技术的挥发油的保留率过低，大多在制备过程中损失。挥发油的剂量不能得到保证。通过三维打印技术可以将中药挥发油封装于打印喷头中，根据设定好的程序和三维图形，直接打印于片剂中心，减少了药物的挥发。增加了药物的稳定性、保证了疗效，而且制备工艺简单，还能起到掩盖不良气味的作用。

三维打印技术可以制备个性化的药品，根据患者的病情进行定制，减少患者的服药次数进而提高药物依从性。个性化的产品可以同时满足患者的生理和心理需求，制作让患者更能接受的药物外观和口味，提高用药舒适度。利用该技术制药和传统制药之间并非相互排斥，而是相辅相成的关系。传统制药经过长时间的实践，已经渐趋成熟，在产业化、规模化方面有着得天独厚的优势，在一些普通病症的用药上面，传统药品还是主流的选择。三维打印制药作为一种新兴的技术，能在一些特殊的治疗上达到传统药品无法比拟的效果。

二、药物三维打印技术（Technology of 3D Drug Printing）

（一）熔融沉积成型技术［Fused Depositon Modeling（FDM）Technology］

熔融沉积成型（Fused Deposition Modeling，FDM），也被称为熔丝制造（Fused Filament Fabrication，FFF）。该工艺属于"丝材挤出热熔成型"这一大类。通俗来讲就是利用高温将材料融化成液态，通过打印头挤出后固化，最后在立体空间上排列成立体事物，而且无须激光系统，因而价格低廉，详见第一节。但是不同于生物材料打印的是需要在热塑性材料当中增加有效药物成分，这就对药物的理化性质有着极高的要求。该技术的优点有：①操作环境干净、安全，可在办公室环境下进行，没有产生毒气和化学污染的危险；②无须激光器等贵重元器件，工艺简单、干净、不产生垃圾；③原材料以卷轴丝的形式提供，易于搬用和快速更换。该技术的缺点有：①成型后表面粗糙，需配合后续抛光处理，目前不适合高精度的应用。②速度较慢，因为它的喷头是机械的；③因为通过打印头挤出固化，所以形状相对受限；④在打印过程中插入打印头的线材会迅速融化，通过打印头挤出瞬间凝结。并且打印头温度较高，所以对线材也有一定要求，使得FDM在药物打印领域的应用大大受限。

利用熔融沉积成型技术主要可以制备以下制剂：①可生产个性化剂量药物或单位剂量控释型药物，主要原料荧光素和聚乙烯醇；②生产新型能实现脉冲释放的膨胀或易腐蚀胶囊壳，主要原料对乙酰氨基酚、羟丙基纤维素（HPC）和聚乙二醇1500；③制备缓释药物，主要原料5-氨基水杨酸（5-ASA）或4-氨基水杨酸（4-ASA）和PVA；④可生产缓释片并控制缓释片的剂量，主要原料聚乙烯醇。

（二）三维粉末粘结技术［Three Dimensional Printing（3DP）Technology］

三维打印粘结成型（Three Dimensional Printing，3DP）工艺属于"液体喷印成型"。3DP工艺的材料粉末不是通过烧结连接起来的，而是通过喷头用粘接剂将粉材的截面黏合印刷。但是用粘接剂粘接的片剂强度较低，还须后处理。该工艺类似于传统的2D喷墨打印机，是最为贴合"3D打印"概念的成型技术之一。与2D平面打印机在打印头下送纸不同，三维打印机是在一层粉末的上方移动打印头，并打印横截面数据，详见第一节。

相比较于熔融沉积成型技术，利用三维粉末粘结技术打印片剂与传统压片机压片方式更相似，但是比起传统磨具压片更加开放、个性化。可完成传统压片机制备片剂的同时也能打印出传统片剂无法达到的效果。该技术优点有：①无须激光器等高成本元器件；②成型速度快，耗材很便宜；③成型过程不需要支撑，多余粉末较易去除；④能直接打印彩色，无须后期上色。该技术缺点有：①粉末黏结导致表面手感稍较为粗糙；②印刷结构通常需要额外的干燥步骤来消除残留溶剂并提高强度；③由于印刷、封闭机械阻力较差，全流程必须进行消除多余粉末积累。

利用三维粉末粘结技术主要可以制备以下制剂：①新型可吸入的控释制剂，主要原料为亚甲基蓝和茜素黄或者聚己内酯和聚氧化依烯；②新型复合口腔缓释片，主要原料为马来酸氯苯那敏，荧光素钠或者聚乙烯吡咯烷酮；③制备核心结构松散的快速崩解片剂，主要原料为对乙酰氨基酚和甲基蓝和乳糖、PVP K30，甘露醇和胶体硅二氧化物；④制备控释片剂，主要原料有对乙酰氨基酚和羟丙基甲基纤维素（HPMC）、乙基纤维素、丙烯酸树脂、硬脂酸和月桂醇硫酸钠；⑤其他复杂的口服药片如：速释 - 缓释片剂，易崩解片剂，肠道双脉冲片，双脉冲片；⑥速释 - 缓释片：原料药和微晶纤维素（MCC）、丙烯酸树脂和丙烯酸树脂 RL；⑦崩解片：原料药和微晶纤维素（MCC）乳糖，丙烯酸树脂 L100 和聚乙烯吡咯烷酮 SR；⑧肠双脉片：原料药和丙烯酸树脂 L，微晶纤维素，喷雾干燥乳糖；⑨双脉冲片：原料药和丙烯酸树脂 E，丙烯酸树脂 L，微晶纤维素，喷雾干燥乳糖。

（三）多头喷射技术（PolyJet Technology）

多头喷射技术是由以色列 Objet 公司（现已并入 Stratasys 公司）发明并申请专利的。该工艺属于"液体喷印成型"和"液体树脂光固化成型"这两大类的结合体。打印过程像喷墨打印机一样一层一层地喷树脂，同时用紫外线灯快速固化，树脂分为支撑材料和模型材料，产品做成后可轻易地冲洗掉支撑材料产品。样品精度最高可达到 $16\mu m$。

（四）常用的打印模型（Commonly 3D Printing Models）

模型的建立对打印出的药物是否符合标准规范十分重要，根据不同药物的理化性质以及后期所预想达到的药效学目的可以建立有针对性的模型。以下介绍四种打印模型为现阶段较有特点且有代表性的模型结构，如表 8 - 2 所示（仅供参考。当然仁者见仁智者见智，针对所需要达到的不同要求），未来也可根据不同要求，在此基础上进行更改或自行设计模型。

表 8 - 2　药物结构及其优势

形状	优势	图片
简单的圆盘结构	这种结构首先可以制备与传统片剂类似的结构，但是相较于传统工艺可以使药物分布可控，并且高度分散。除此之外也可以通过结构的改变使内部疏松多孔释放速率更快	
内含多孔空心形结构	这种结构主要制备复方制剂，向空心中放入多种不同的药物，一次储存病人一天的药量，便于服药，服用后药丸就会定时智能释放所需的药品和药量	

续表

形状	优势	图片
甜甜圈形结构	这种结构可以解决传统药物服用后在人体释放速率随着时间的变化而变化的问题，可以通过计算其表面积使其释放速率恒定达到零级释放	
复合形结构	这种结构可以将速释药物、控释药物以及缓释药物等置于同一片剂之中，通过计算机模拟计算可以控制其同时释放，并且可以在预定的时间达到最大的释放量，并且可以维持在一定的时间内	

三、药物三维打印技术的应用（Application of 3D Drug Printing）

利用三维打印技术制备药物已经投入应用。国外研究人员用该技术以马来酸氯苯那敏为模型药物制备快速释放片、分离片、肠溶片和双脉冲片，可使药品在胃中无降解，到肠中才释放。我国余灯广等人采用该项技术以双氯芬酸钠为模型药物，使其浓度梯度可控，轴向能够阻止药物释放，径向药物呈梯度分布，14%的药物能按零级释放。2015年8月5日，首款由Aprecia制药公司采用三维打印技术制备的抗癫痫药物Spritam（左乙拉西坦，levetiracetam）速溶片得到美国食品药品监督管理局（FDA）上市批准，并将于2016年正式售卖。这说明在世界上这项技术已经得到了认可。接下来将具体讨论一些国内外不同药物三维打印技术的实例。

（一）抗癫痫口腔崩解片（Anti-epileptic Orally Disintegration Tablets）

癫痫是大脑神经元突发性异常放电，导致短暂的大脑功能障碍的一种慢性疾病。其可见于各个年龄段，并且儿童癫痫发病率较成人高，进入老年期后由于脑血管病、老年痴呆和神经系统退行性病变增多癫痫发病率也较成人呈上升态势。但儿童和老年人吞咽相对困难，并且因为药物剂量过大、加药过快等还会出现相关的不良反应。这些都是传统抗癫痫药的弊端。

由Aprecia制药公司采用三维打印技术制备获得FDA批准上市药物Spritam解决了传统的种种问题。该药物主要用于治疗患有癫痫症的儿童和成人。通过三维打印制药生产出来的药片内部具有丰富的孔洞，有极高的内表面积，故能在短时间内迅速被少量的水融化。这样的特性给具有吞咽性障碍的患者带来了福音，极大地减轻患者服药的痛苦。该药物共有四种规格最大规格一片的载药量达到了1000mg，这也是优于传统药物的一个方面。如果一个药物的有效成分（API）大于1g，按照传统制剂技术很难做成一个药片或胶囊，而如果水溶性低则更难（阿斯利康的Olaparib最初剂型每日要服16个胶囊），而很多中枢神经的药物剂量都很大，这些药片过大或过多的情况都会给患者或家属造成不便。新型的速溶片则可以解决上面的问题。

（二）速效救心口腔崩解剂（Suxiao Jiuxin Orally Disintegration Tablets）

与美国已经上市的新药相似，广东药科大学在2015年末利用三维打印技术制备了一种速效救心口腔崩解剂。相较于传统工艺制备的药物主要成分为川芎和冰片两味中药，在正常情况下一次需服用4～6丸，急性发病时需要服用10～15丸。该制剂的优点是避免了传统制备滴丸的过程中加热而使遇热不稳定的冰片等药效成分散失，制备得到的崩解片药物释放速度快，常规服用一次仅需一片，急性发作时需要服用2～3片，药物有效成分含量复合要求，尤其适用于冠心病、心绞痛等急性发作。该打印过程及各项参数如下。

三维打印参数：

喷涂半径：2.5mm～10mm

喷涂层高：0.1mm～0.5mm

喷涂层数：10nl～50nl

喷涂速率：4nl×12Hz

所述喷涂速率为喷涂液滴量×喷涂频率

所述粘结剂为乙醇溶液、淀粉溶液、甲基纤维素水溶液或羧甲基纤维素钠水溶液；所述乙醇溶液中，乙醇的体积百分数为10%～85%，所述乙醇溶液为仅含乙醇的水溶液，或加有聚维酮、聚乙二醇、羟丙基甲基纤维素或羟丙基纤维素的乙醇水溶液。

处方：

川芎提取物　79.5%

冰片　15.5%

辅料　5%

崩解剂为干淀粉、海藻酸钠、海藻酸、微晶纤维素、羧甲基淀粉钠、低取代羟丙基纤维素、羧甲基纤维素钠或交联聚乙烯吡咯烷酮，矫味剂为蔗糖或香精。

打印流程：

（1）预先设置好三维打印成型参数。

（2）将川芎提取物、冰片和辅料按照配比混匀成粉末。

（3）将上一步所得的粉末输送到三维打印平台上进行铺粉，由三维打印系统的打印喷头在X-Y轴方向移动，按照喷涂半径截面轮廓喷出粘结剂，将粉末粘结成层状片；同时，在Z轴方向上，通过轴体运动将打印平台整体下降所述喷涂层高，反复打印，直至达到喷涂层数，打印结束后，取出片剂，清扫周围残留粉末即得所述速效救心口腔崩解剂。

具体工艺过程为：

（1）上一层粘结完毕后，成型缸下降一个层层厚的距离，约为0.013～0.1mm，供粉缸上升一高度，推出若干粉末，并被铺粉辊推到成型缸，铺平并被压实；

（2）喷头在计算机控制下，按下一建造截面的成形数据有选择地喷射粘结剂建造层面；

（3）铺粉辊铺粉时多余的粉末被集粉装置收集。

如此周而复始地送粉、铺粉和喷射粘结剂，最终完成一个三维粉体的粘结。未被喷射粘结剂的地方为干粉，在成形过程中起支撑作用，且成形结束后，比较容易去除。

（三）抗糖尿病缓释片 （Sustained Release Tablets for Anti – diabetes）

据世界卫生组织统计，目前全球大约有 2.5 亿糖尿病患者，预计 2025 年将增加到 3.8 亿人次。但是现阶段非胰岛素依赖型糖尿病患者因为所服用药物的药物机制以及血药浓度等问题的限制存在长期用药，且每日服药的情况，用药频率过高会对患者造成不便，且大大增加了药物的不良反应，带来了其他的并发症。为此沈阳药科大学科研团队在 2014 年开始研究三维打印抗糖尿病药物。在 2016 年年初制备出格列吡嗪缓释片，通过 3DP 打印技术，喷墨后进行铺粉，减少了辅料的使用，增加了药物活性成分。同时根据打印方式使药片更符合零级释放，起到控释的效果，减少患者用药频率。

（四）抗心脏病联合肾衰的复方制剂 （Combination Medicines for Resistance Heart Disease and Renal Failure）

心脏病与肾衰竭和带有危险因素的疾病如高血压、血脂异常、血小板能力之间有联系。因此，患有一个或多个疾病如高血压、肥胖和糖尿病的 55 岁以上患者希望可以通过联合用药的方法降低胆固醇、降血压以及抗血小板。但是利用传统工艺达到联合用药的疗效相对复杂，首先需要考虑药物之间的相互作用是否会产生不良反应，其次对于需要联合用药的患者而言由于一次需要服用几种药物一日需要服用一次或多次使得患者的依从性降低。如果要将多种药物利用传统工艺制成复方制剂，则需要考虑许多潜在的问题，包括制备出的制剂是否是医务人员和患者接受的新剂型、配方问题、额外的成本、能否实现监管批准确保其成为一线治疗。而这些问题现在都可以利用药物三维打印技术解决。

国外的研究人员利用 FDM 制造多活性固体剂型即所谓的复方制剂。这种治疗心血管的药物融合了速释成分阿司匹林和氢氯噻嗪以及其他三种可持续释放的成分，包括普伐他汀，阿替洛尔和雷米普利。这五个药物独立控制且区分开来互不影响，同时可以看到阿司匹林和氢氯噻嗪两个释放曲线。并且在 30 分钟两种速释药物就可以达到 90% 以上的药物释放，且至少可以持续 12 小时，而控释药物也可以保持释放速率接近常数，在 12 小时左右达到 65% –85% 的药物释放并可以一直持续。这种多药融合的复方制剂表明，复杂的药物治疗方案可以融合在单一个性化的片剂中，潜在改善当前病人每日需分别服用许多药片的状态，增加了患者的依从性。与此同时，解决了传统工艺配方的问题又节约了成本，大大简化了工艺流程还能为每一个病人定制专门的适量的复方制剂。

四、药物三维打印的展望 （Future Direction of 3D Drug Printing）

三维打印药物的优势在于个性化制备复杂结构。它不仅可以实现剂量、外观、口感等的个性化定制，也可拥有特殊的微观结构，有助于改善药物的释放行为，从而提高疗效并降低副作用。而它最重要的突破是实现能根据病人的个人情况定制药品。

三维打印药物在未来有着广泛的需求和应用前景。比如，三维打印技术具有个性化形状或口感的药物有助于解决儿童或精神病患者对抗用药的问题；可用于发展新型缓控释制剂或者新型复方制剂；有助于精确控制低剂量药物的剂量等。从源头开始创造一个结构合理的药物，制造者将有能力做一些与医药相关的重要事情。而药物三维打印技术并不是孤立存在的。它与传统制药是相辅相成的，两者呈互补关系。

影响三维打印制药的最大因素是药品的监管问题。现在药物三维技术渐趋成熟，医疗上运用这项技术获得成功的案例数不胜数。但是在制药领域，最难的是如何严格把控和监管打印药品原料。同时，三维打印制药作为一种基于数字化信息的技术，也将会对制药人才提出更高的要求，未来从事这方面的制药师不仅需要精通制药，也需要过硬的三维打印操作技术。

值得一提的是，三维打印制药与中国传统中药按每个人身体特点开药方的原则是相符合的，未来，在中药上采用三维打印技术将会成为一个新的发展反向。通过近几年全球药物三维打印技术的发展来看，在药物制剂的三维打印方面取得的进展较快，尤其是已有公司已经将制造药物的成本降低到接近一美分/片。与传统的高速挤压制作药片相比，已经使该公司具备了一定的竞争能力，并为尽早实现三维成形技术制备可控释放药片的商品化奠定了基础。但目前全球在打印设备的研发和药物全合成的研究方面还远远不能达到药物打印的远景，因此今后还需要在三维药物打印设备开发上进行大量的研究，以便制备出完善的三维药物打印机，让三维药物打印技术真正进入百姓日常生活，造福人类。

思考题

1. 三维打印技术和传统的工业加工方法有什么不同？其优势在于什么？
2. 三维打印在生物医药领域有哪些应用方向？
3. 生物材料的三维打印有哪些常见技术？各自的原理和工艺流程是怎样的？
4. 直接3DP技术和间接3DP技术有什么区别，各自的优缺点有哪些？
5. 使用SLS技术进行生物陶瓷类材料打印应该如何对材料进行处理？
6. SLA技术现阶段存在的主要缺陷是什么？有什么合理的解决方案？
7. 三维生物打印技术的设计思路有哪些？各有什么特点？
8. 三维生物打印技术所需的技术支持有哪些？不同的造影方法有何优缺点？
9. 喷墨打印技术和微挤塑打印技术的优势和缺陷各有哪些？
10. 三维生物打印技术常用材料的特性有哪些？
11. 三维生物打印技术所用的细胞具有哪些特点？

深度学习技术概述

Chapter 9　Overview of Deep Learning Technology

摘要（**Abstract**）

深度学习自 2006 年之后开始受到学术界广泛关注，到今天已经成为互联网大数据和人工智能的一个热潮。本章将介绍深度学习的基本含义，深度学习常用模型、方法，深度学习框架，以及深度学习应用实例尤其在医疗卫生领域的应用。通过本章的学习，学生应该理解掌握深度学习的基本思想，了解深度学习的方法以及其发展前景。

From 2006, deep learning, has been popular in the research community, and has become a huge wave of technology trend for big data and artificial intelligence. In this chapter, we will introduce the basic meaning of deep learning, the models and methods of deep learning, the framework of deep learning, and the application of deep learning, especially in the field of medical and health. Through the study of this chapter, students should understand the basic ideas of deep learning, understand the depth of learning methods and its development prospects.

学习目标

1. **掌握**　深度学习的基本思想。
2. **熟悉**　深度学习常用模型、方法及学习框架。
3. **了解**　深度学习的应用以及发展前景。

第一节　什么是深度学习

Section 1　What is The Deep Learning

一、人工智能与深度学习（Artificial Intelligence and Deep Learning）

要了解什么是深度学习（Deep learning），我们就要先了解什么是人工智能（Artificial Intelligence）；人工智能它是研究、开发用于模拟、延伸和扩展人的智能的理论、方法、技术及应用系统的一门新的技术科学，人工智能就像长生不老和星际漫游一样，是人类最美好的梦想之一。虽然计算机技术已经取得了长足的进步，但是到目前为止，还没有一台电脑能产生"自我"的意识。是的，在人类和大量现成数据的帮助下，电脑可以十分强大，但是离开了这两者，它甚至都不能分辨一只猫和狗的区别。

图灵（计算机和人工智能的鼻祖，分别对应于其著名的"图灵机"和"图灵测试"）在 1950 年的论文里，提出图灵试验的设想，即：隔墙对话，你将不知道与你谈话的，是人还是电脑。这无疑给计算机，尤其是人工智能，预设了一个很高的期望值。但是半个世纪过去了，人工智能的进展，远远没有达到图灵试验的标准。这不仅让多年翘首以待的人们心灰意冷，认为人工智能是忽悠，相关领域是"伪科学"。

但是自 2006 年以来，机器学习领域，取得了突破性的进展。图灵试验，至少不是那么可望而不可即了。至于技术手段，不仅仅依赖于云计算对大数据的并行处理能力，而且依赖于算法。这个算法就是"Deep Learning"。借助于"Deep Learning"算法，人类终于找到了一把处理"抽象概念"的金钥匙。

2012 年 6 月，《纽约时报》披露了 Google 的人工智能项目，内部代号为 Google Brain。这个项目是由著名的斯坦福大学的机器学习教授 Andrew Ng 和在大规模计算机系统方面的世界顶尖专家 Jeff Dean 共同主导，用 16000 个 CPU Core 的并行计算平台训练一种称为"深度神经网络"（DNN，Deep Neural Networks）的机器学习模型，内部共有 10 亿个节点。当然，这一网络自然是不能跟人类的神经网络相提并论的。要知道，人脑中可是有 150 多亿个神经元，互相连接的节点也就是突触数更是如银河沙数。

项目负责人之一 Andrew 称"我们没有像通常做的那样自己框定边界，而是直接把海量数据投放到算法中，让数据自己说话，系统会自动从数据中学习。"另外一名负责人 Jeff 则说"我们在训练的时候从来不会告诉机器说'什么样的才是一只猫。'系统其实是自己发明或者领悟了'猫'的概念。"

二、深度学习产生的背景（Background of Deep Learning）

2012 年 11 月，微软在中国天津的一次活动上公开演示了一个全自动的同声传译系统，讲演者用英文演讲，后台的计算机一气呵成自动完成语音识别、英中机器翻译和中文语音合成，效果非常流畅。据报道，后面支撑的关键技术也是 DNN，或者深度学习（DL，Deep Learning）。

2013 年 1 月，在百度年会上，创始人兼 CEO 李彦宏高调宣布要成立百度研究院，其中第一个成立的就是"深度学习研究所"（IDL，Institue of Deep Learning）。

为什么拥有大数据的互联网公司争相投入大量资源研发深度学习技术。那什么是"Deep Learning"？为什么有"Deep Learning"？它是怎么来的？又能干什么呢？目前存在哪些困难呢？要了解这些，我们就要先来了解下人工智能技术的核心——机器学习的背景。

机器学习（Machine Learning，ML）是一门多领域交叉学科，涉及概率论、统计学、逼近论、凸分析、算法复杂度理论等多门学科。专门研究计算机怎样模拟或实现人类的学习行为，以获取新的知识或技能，重新组织已有的知识结构使之不断改善自身的性能。

机器能否像人类一样能具有学习能力呢？1959 年美国的塞缪尔（Samuel）设计了一个下棋程序，这个程序具有学习能力，它可以在不断的对弈中改善自己的棋艺。4 年后，这个程序战胜了设计者本人。又过了 3 年，这个程序战胜了美国一个保持 8 年之久的常胜不败的冠军。这个程序向人们展示了机器学习的能力，提出了许多令人深思的社会问题与哲学问题。机器学习随后发展了几十年，但还是存在很多没有良好解决的问题，例如图像识别、语音识别、自然语言理解、天气预测、基因表达、内容推荐等。

目前我们通过机器学习去解决这些问题的思路都是这样的（以视觉感知为例子，图 9 - 1）：

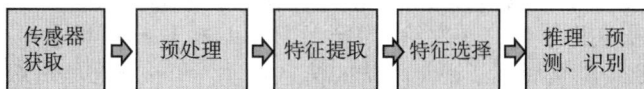

图 9 - 1 视觉感知处理过程

从开始的通过传感器（例如 CMOS 摄像头）来获得数据。然后经过预处理、特征提取、特征选择，再到推理、预测或者识别。最后一个部分，也就是机器学习的部分，绝大部分的工作是在这方面做的，也存在很多的论文和研究。

而中间的三部分，概括起来就是特征表达。良好的特征表达，对最终算法的准确性起了非常关键的作用，而且系统主要的计算和测试工作都耗在这一大部分。但，这块实际中一般都是人工完成的。靠人工提取特征。

到目前为止，已经出现了不少优秀的特征提取算法，例如 SIFI 的出现，是局部图像特征描述子研究领域一项里程碑式的工作。由于 SIFT 对尺度、旋转以及一定视角和光照变化等图像变化都具有不变性，并且 SIFT 具有很强的可区分性，的确让很多问题的解决变为可能，但它也不是万能的（图 9 - 2）。

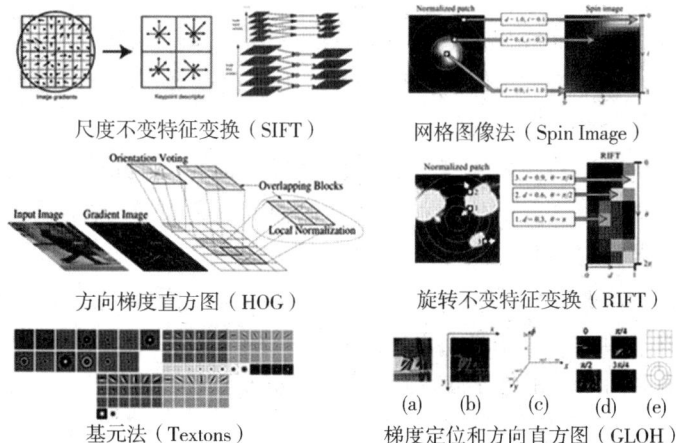

尺度不变特征变换（SIFT）　　　　网格图像法（Spin Image）

方向梯度直方图（HOG）　　　　旋转不变特征变换（RIFT）

(a)　(b)　(c)　(d)　(e)

基元法（Textons）　　　　梯度定位和方向直方图（GLOH）

图 9 - 2 各种图像特征提取算法

然而，手工地选取特征是一件启发式、非常费力的方法，需要非常专业的知识，能不能选取好很大程度上靠经验和运气，而且它的调节需要大量的时间。既然手工选取特征不太好，那么能不能自动地学习一些特征呢？答案是就是深度学习"Deep Learning"，深度学习的另一个名称叫无监管特征学习（Unsupervised Feature Learning），顾名思义就是不要人参与特征的选取过程。

三、深度学习与人脑（Deep Learning and Brain）

深度学习究竟是如何学习的呢？怎么知道哪些特征好哪些不好呢？我们了解到深度学习是机器学习发展到一定程度的产物，而机器学习是一门专门研究计算机怎样模拟或实现人类的学习行为的学科。那我们要解决深度学习如何工作的问题首先就需要认识人的视觉系统是如何工作的。近几十年以来，认知神经科学、生物学等学科的发展，让我们对自己这个神秘的而又神奇的大脑不再那么的陌生。也给人工智能的发展推波助澜。

1981 年的诺贝尔医学奖，颁发给了 David Hubel 和 TorstenWiesel，以及 Roger Sperry。前两位的主要贡献是展现了视觉系统的信息处理：可视皮层是分级的（图 9 - 3）。

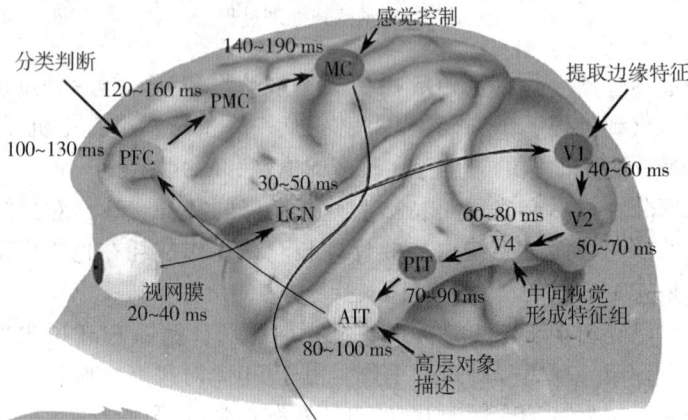

图 9 - 3　视觉系统信息传导图

1958 年，DavidHubel 和 Torsten Wiesel 在约翰斯·霍普金斯大学，研究瞳孔区域与大脑皮层神经元的对应关系。他们在猫的后脑头骨上，开了一个 3mm 的小洞，向洞里插入电极，测量神经元的活跃程度。

然后，他们在小猫的眼前，展现各种形状、各种亮度的物体。并且，在展现每一件物体时，还改变物体放置的位置和角度。他们期望通过这个办法，让小猫瞳孔感受不同类型、不同强弱的刺激。

之所以做这个试验，目的是去证明一个猜测。位于后脑皮层的不同视觉神经元，与瞳孔所受刺激之间，存在某种对应关系。一旦瞳孔受到某一种刺激，后脑皮层的某一部分神经元就会活跃。最终 David Hubel 和 Torsten Wiesel 发现了一种被称为"方向选择性细胞（Orientation Selective Cell）"的神经元细胞。当瞳孔发现了眼前的物体的边缘，而且这个边缘指向某个方向时，这种神经元细胞就会活跃。

这个发现激发了人们对于神经系统的进一步思考。神经 - 中枢 - 大脑的工作过程，或许是一个不断迭代、不断抽象的过程。

例如，从瞳孔摄入原始信号像素（Pixels）开始；接着做初步处理，大脑皮层某些细胞发现边缘和方向；然后抽象，大脑判定眼前的物体的形状是圆形的；然后进一步抽象，大脑判定该物体是只气球（图 9 - 4）。

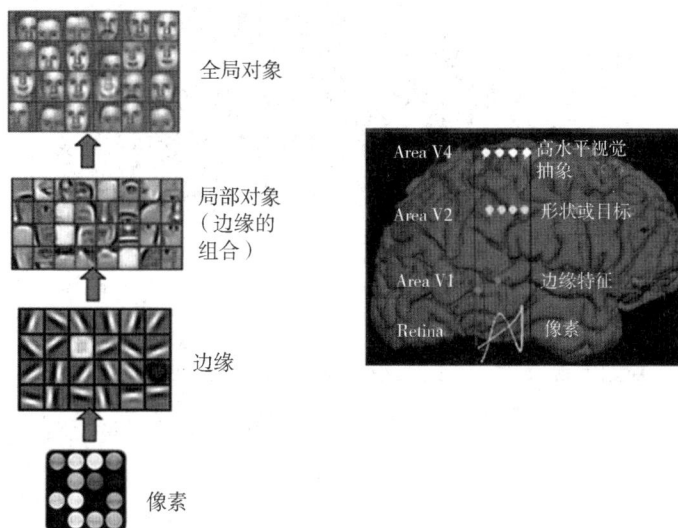

图9-4　视觉神经识别物体过程

总的来说，人视觉系统的信息处理是分级的。从低级的 V1 区提取边缘特征，再到 V2 区的形状或者目标的部分等，再到更高层，整个目标、目标的行为等。也就是说高层的特征是低层特征的组合，从低层到高层的特征表示越来越抽象，越来越能表现语义或者意图。而抽象层面越高，存在的可能猜测就越少，就越利于分类。例如，单词集合和句子的对应是多对一的，句子和语义的对应又是多对一的，语义和意图的对应还是多对一的，这是个层级体系。而 Deep learning 的 deep 简单理解就可以表示为抽象层面存在多少层，也就是多深。

第二节　深度学习基本含义

Section 2　The Basic Meaning of Deep Learning

一、特征的含义（Meaning of Characteristics）

Deep learning 是如何借鉴人脑识别物体过程的呢？如何对这个过程建模？

因为要学习的是特征的表达，所以，我们首先了解一下什么是特征，或者说关于层级特征。

学习算法在一个什么粒度上的特征表示，才有能发挥作用？就一个图片来说，像素级的特征根本没有价值。例如下面的摩托车，从像素级别，根本得不到任何信息，其无法进行摩托车和非摩托车的区分。而如果特征是一个具有结构性（或者说有含义）的时候，比如是否具有车把手（handle），是否具有车轮（wheel），就很容易把摩托车和非摩托车区分，学习算法才能发挥作用（图9-5、图9-6）。

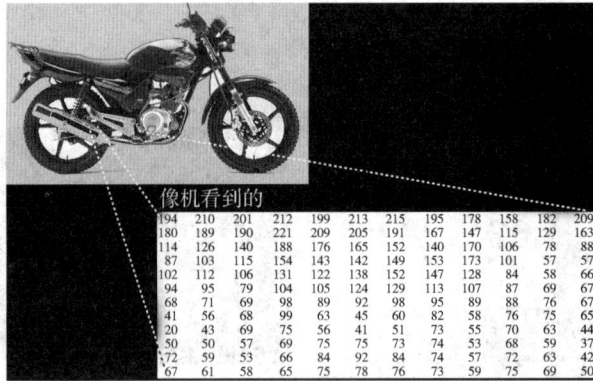

图 9 - 5　摩托车图像素表示

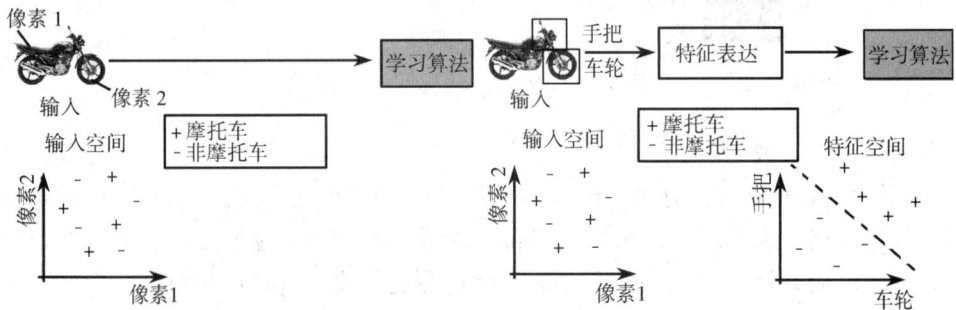

图 9 - 6　摩托车的特征表示

既然像素级的特征表示方法没有作用，那怎样的表示才有用呢？

1995 年前后，Bruno Olshausen 和 David Field 两位学者任职康奈尔大学，他们试图同时用生理学和计算机的手段研究视觉问题。

他们收集了很多黑白风景照片，从这些照片中，提取出 400 个小碎片，每个照片碎片的尺寸均为 16x16 像素，不妨把这 400 个碎片标记为 S [i]，i = 0，..399。接下来，再从这些黑白风景照片中，随机提取另一个碎片，尺寸也是 16x16 像素，不妨把这个碎片标记为 T。

他们提出的问题是，如何从这 400 个碎片中，选取一组碎片，S [k]，通过叠加的办法，合成出一个新的碎片，而这个新的碎片，应当与随机选择的目标碎片 T，尽可能相似，同时，S [k] 的数量尽可能少。用数学的语言来描述，就是：

Sum_ k (a [k] * S [k]) 尽量逼近 T，其中 a [k] 是在叠加碎片 S [k] 时的权重系数。

为解决这个问题，Bruno Olshausen 和 David Field 发明了一个算法，稀疏编码（Sparse Coding）。

稀疏编码是一个重复迭代的过程，每次迭代分两步：

1）选择一组 S [k]，然后调整 a [k]，使得 Sum_ k (a [k] * S [k]) 最接近 T。

2）固定住 a［k］，在 400 个碎片中，选择其他更合适的碎片 S'［k］，替代原先的 S［k］，使得 Sum_ k（a［k］ * S'［k］）最接近 T。

经过几次迭代后，最佳的 S［k］和 a［k］组合，被遴选出来了。令人惊奇的是，被选中的 S［k］，基本上都是照片上不同物体的边缘线，这些线段形状相似，区别在于方向。

Bruno Olshausen 和 David Field 的算法结果，与 David Hubel 和 Torsten Wiesel 的生理发现不谋而合！也就是说，复杂图形，往往由一些基本结构组成。

比如图 9 - 7：一个图可以通过用 64 种正交的基本结构（edges），也可以说是正交基本线性表示。比如样例的 x 可以用 1 ~ 64 个 edges 中的三个按照 0.8，0.3，0.5 的权重调和而成。而其他基本 edge 没有贡献，因此系数均为 0。3 个非 0 的稀疏相对于 64 个基来说是稀疏的。

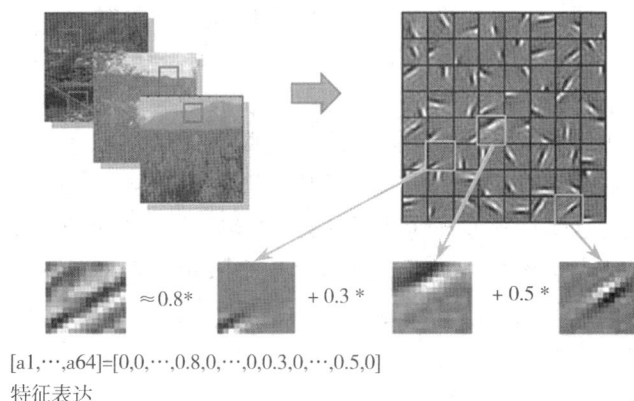

$$[a1,\cdots,a64]=[0,0,\cdots,0.8,0,\cdots,0,0.3,0,\cdots,0.5,0]$$
特征表达

图 9 - 7　图像的稀疏表示

此外，科学家们还发现，不仅图像存在这个规律，声音也存在。他们从未标注的声音中发现了 20 种基本的声音结构，其余的声音可以由这 20 种基本结构合成。

块的图形可以由基本 edge 构成，更结构化，更复杂的，具有概念性的图形就需要更高层次的特征表示，比如 V2，V4。因此 V1 看像素级是像素级。V2 看 V1 是像素级，这个是层次递进的，高层表达由底层表达的组合而成，也就是说低层作为高层的基（图 9 - 8）。

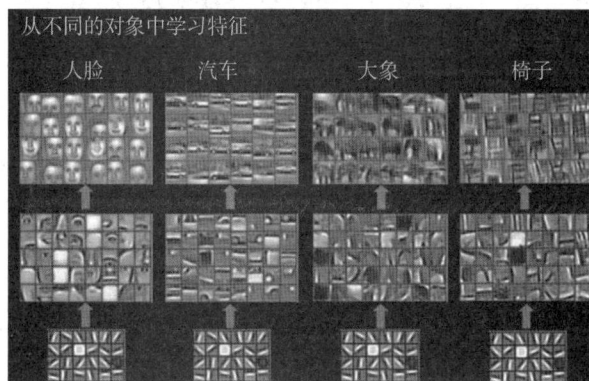

图 9 - 8　不同图像的基表示

任何一种方法，特征越多，给出的参考信息就越多，准确性会得到提升。但特征多意味着计算复杂，探索的空间大，可以用来训练的数据在每个特征上就会稀疏，都会带来各种问题，并不一定特征越多越好。

通过上文得到一个结论就是 Deep learning 需要多层来获得更抽象的特征表达。那么多少层才合适呢？用什么架构来建模呢？怎么进行非监督训练呢？

二、深度学习的基本思想（The Basic Idea of Deep Learning）

假设我们有一个系统 S，它有 n 层（S1，…Sn），它的输入是 I，输出是 O，形象地表示为：I = > S1 = > S2 = >…. = >Sn = >O，如果输出 O 等于输入 I，即输入 I 经过这个系统变化之后没有任何的信息损失，在实际应用中，这种情况是不可能发生的。信息处理不会增加信息，大部分处理会丢失信息。这意味着输入 I 经过每一层 Si 都没有任何的信息损失，即在任何一层 Si，它都是原有信息（即输入 I）的另外一种表示。在深度学习过程中，我们需要自动地学习特征，假设我们有一堆输入 I（如一堆图像或者文本），假设我们设计了一个系统 S（有 n 层），我们通过调整系统中参数，使得它的输出仍然是输入 I，那么我们就可以自动地获取得到输入 I 的一系列层次特征，即 S1，…，Sn。对于深度学习而言，其思想就是对堆叠多个层，也就是说这一层的输出作为下一层的输入。通过这种方式，就可以实现对输入信息进行分级表达。

此外，前面是假设输出严格地等于输入，这个限制太严格，我们可以略微地放松这个限制，例如我们只要使得输入与输出的差别尽可能地小即可，这个放松会导致另外一类不同的深度学习方法。

上述就是深度学习的基本思想。

三、浅层学习和深度学习（Shallow Learning and Deep Learning）

20 世纪 80 年代末期，用于人工神经网络的反向传播算法（也叫 Back Propagation 算法或者 BP 算法）的发明，给机器学习带来了希望，掀起了基于统计模型的机器学习热潮。这个热潮一直持续到今天。人们发现，利用 BP 算法可以让一个人工神经网络模型从大量训练样本中学习统计规律，从而对未知事件做预测。这种基于统计的机器学习方法比起过去基于人工规则的系统，在很多方面显出优越性。这个时候的人工神经网络，虽也被称作多层感知机（Multi - layer Perceptron），但实际是只含有一层隐层节点的浅层模型。

20 世纪 90 年代，各种各样的浅层机器学习模型相继被提出，例如支撑向量机（SVM，Support Vector Machines）、Boosting、最大熵方法（如 LR，Logistic Regression）等。这些模型的结构基本上可以看成带有一层隐层节点（如 SVM、Boosting），或没有隐层节点（如 LR）。这些模型无论是在理论分析还是应用中都获得了巨大的成功。相比之下，由于理论分析的难度大，训练方法又需要很多经验和技巧，这个时期浅层人工神经网络反而相对沉寂。

2006 年，加拿大多伦多大学教授、机器学习领域的泰斗 Geoffrey Hinton 和他的学生 Ruslan Salakhutdinov 在国际顶级学术期刊《科学》上发表了一篇文章，开启了深度学习在学术界和工业界的浪潮。这篇文章有两个主要观点：①多隐层的人工神经网络具有优异的特征学习能力，学习得到的特征对数据有更本质的刻画，从而有利于可视化或分类；②深度神经网络在训练上的难度，可以通过"逐层初始化"（layer – wise pre – training）来有效克服，在这篇文章中，逐层初始化是通过无监督学习实现的。

当前多数分类、回归等学习方法为浅层结构算法，其局限性在于有限样本和计算单元情况下对复杂函数的表示能力有限，针对复杂分类问题其泛化能力受到一定制约。深度学习可通过学习一种深层非线性网络结构，实现复杂函数逼近，表征输入数据分布式表示，并展现了强大的从少数样本集中学习数据集本质特征的能力。多层的好处是可以用较少的参数表示复杂的函数。

深度学习的实质，是通过构建具有很多隐层的机器学习模型和海量的训练数据，来学习更有用的特征，从而最终提升分类或预测的准确性。因此，"深度模型"是手段，"特征学习"是目的。区别于传统的浅层学习，深度学习的不同在于：①强调了模型结构的深度，通常有5层、6层，甚至10多层的隐层节点；②明确突出了特征学习的重要性，也就是说，通过逐层特征变换，将样本在原空间的特征表示变换到一个新特征空间，从而使分类或预测更加容易。与人工规则构造特征的方法相比，利用大数据来学习特征，更能够刻画数据的丰富内在信息。

四、深度学习和神经网络（Deep Learning and Neural Networks）

深度学习是机器学习研究中的一个新的领域，其动机在于建立、模拟人脑进行分析学习的神经网络，它模仿人脑的机制来解释数据，例如图像、声音和文本。深度学习是无监督学习的一种。

深度学习的概念源于人工神经网络的研究。含多隐层的多层感知器就是一种深度学习结构。深度学习通过组合低层特征形成更加抽象的高层表示属性类别或特征，以发现数据的分布式特征表示。

深度学习本身算是机器学习的一个分支，简单可以理解为神经网络的发展。20世纪80年代前，神经网络曾经是机器学习领域关注度非常高的一个方向，但是后来却慢慢淡出了，原因包括以下几个方面：

（1）比较容易过拟合，参数比较难调节。

（2）训练速度比较慢，在层次比较少（小于等于3）的情况下效果并不比其他方法更优。

所以中间有大约20多年的时间，神经网络被关注很少，这段时间基本上是SVM和boosting算法的天下。但是Hinton坚持了下来，并最终和其他人一起如Bengio、Yann等，提出了一个实际可行的深度学习框架。

深度学习与传统的神经网络之间有相同的地方也有很多不同。

二者的相同在于深度学习采用了神经网络相似的分层结构（图9-9），系统由包括输入层、隐层（多层）、输出层组成的多层网络，只有相邻层节点之间有连接，同一层以及跨层节点之间相互无连接，每一层可以看作是一个逻辑回归模型；这种分层结构，是比较接近人类大脑的结构的。

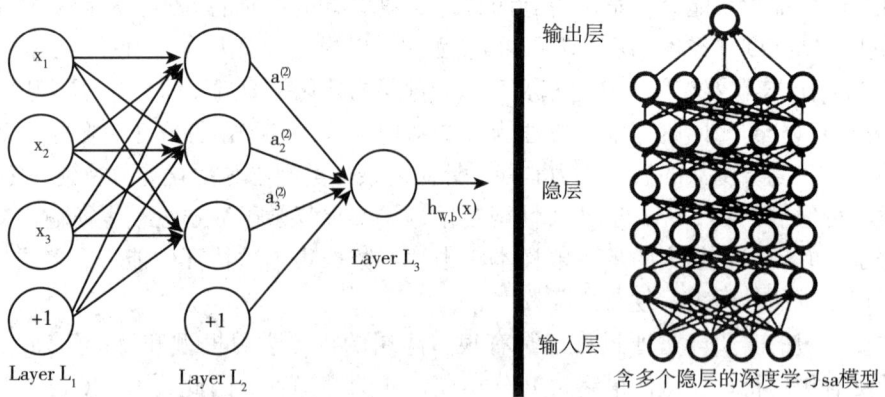

输出层

隐层

输入层

含多个隐层的深度学习sa模型

图9-9　神经网络与深度学习模型

而为了克服神经网络训练中的问题，深度学习采用了与神经网络很不同的训练机制。传统神经网络中，采用的是采用 BP 算法（back propagation）即反向传播方式进行，也就是采用迭代的算法来训练整个网络，随机设定初值，计算当前网络的输出，然后根据当前输出和标签之间的残差去改变前面各层的参数，直到收敛（整体是一个梯度下降法）。而深度学习整体上是一个逐层的训练机制。这样做的原因是因为，如果采用反向传播的机制，对于一个多层深度学习（7 层以上），残差传播到最前面的层已经变得太小，会出现所谓的梯度扩散现象。

第三节　深度学习常用技术
Section 3　Deep Learning Technology

一、深度学习过程（Deep Learning Process）

BP 算法作为传统训练多层网络的典型算法，实际上对仅含几层网络，该训练方法就已经很不理想。深度结构（涉及多个非线性处理单元层）非凸目标代价函数中普遍存在的局部最小是训练困难的主要来源。BP 算法存在的主要问题有：

（1）梯度越来越稀疏：从顶层越往下，误差校正信号越来越小；

（2）收敛到局部最小值：尤其是从远离最优区域开始的时候（随机值初始化会导致这种情况的发生）；

（3）一般，我们只能用有标签的数据来训练：但大部分的数据是没标签的，而大脑可以从没有标签的数据中学习；

深度学习训练过程具体如下：

（1）使用自下上升非监督学习，即从底层开始，一层一层的往顶层训练。

采用无标定数据（有标定数据也可）分层训练各层参数，这一步可以看作是一个无监督训练过程，是和传统神经网络区别最大的部分，这个过程可以看作是特征学习过程：具体的，先用无标定数据训练第一层，训练时先学习第一层的参数（这一层可以看作是得到一个使得输出和输入差别最小的三层神经网络的隐层），由于模型 capacity 的限制以及稀疏性约束，使得得到的模型能够学习到数据本身的结构，从而得到比输入更具有表示能力的特征；在学习得到第 n－1 层后，将 n－1 层的输出作为第 n 层的输入，训练第 n 层，由此分别得到各层的参数；

（2）自顶向下的监督学习，即通过带标签的数据去训练，误差自顶向下传输，对网络进行微调：基于第一步得到的各层参数进一步调整多层模型的参数，这一步是一个有监督训练过程；第一步类似神经网络的随机初始化初值过程，由于深度学习的第一步不是随机初始化，而是通过学习输入数据的结构得到的，因而这个初值更接近全局最优，从而能够取得更好的效果；所以深度学习效果好很大程度上归功于第一步的特征学习过程。

二、常用模型和方法（Commonly Used Models and Methods）

典型的深度学习模型有卷积神经网络（Convolutional Neural Network）、深度信任网络模型（Deep Directed Belief Networks）和堆栈自编码网络（Stacked Auto－Encoder Network）模型等，下面将对这些模型进行简单介绍。

（一）卷积神经网络模型（Convolutional Neural Network Model）

在无监督预训练出现之前，训练深度神经网络通常非常困难，而其中一个特例是卷积神经网络。卷积神经网络受视觉系统的结构启发而产生。第一个卷积神经网络计算模型是在 Fukushima 的神经认知机中提出的，基于神经元之间的局部连接和分层组织图像转换，将有相同参数的神经元应用于前一层神经网络的不同位置，得到一种平移不变神经网络结构形式。后来，LeCun 等人在该思想的基础上，用误差梯度设计并训练卷积神经网络，在一些模式识别任务上得到优越的性能。至今，基于卷积神经网络的模式识别系统是最好的实现系统之一，尤其在手写体字符识别任务上表现出非凡的性能（图 9－10）。

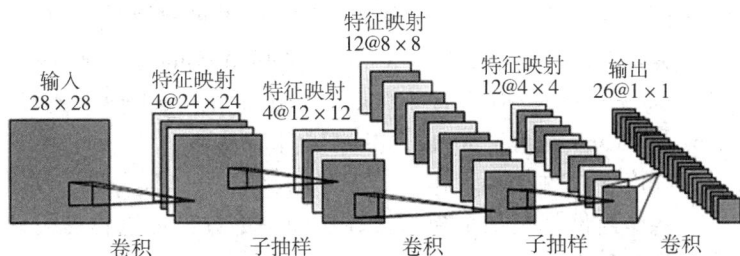

图 9－10　用于手写体字符识别的卷积神经网络

图 9－10 是一个用于手写体字符识别的卷积神经网络，由一个输入层、四个隐层和一个输出层组成。

（二）深度信任网络模型（Deep Belief Network）

深度信任网络模型（DBN）可以解释为贝叶斯概率生成模型，由多层随机隐变量组成，上面的两层具有无向对称连接，下面的层得到来自上一层的自顶向下的有向连接，最底层单元的状态为可见输入数据向量。DBN 由若干结构单元堆栈组成，如图所示，结构单元通常为受限玻尔兹曼机（Restricted Boltzmann Machine，RBM）。堆栈中每个 RBM 单元的可视层神经元数量等于前一 RBM 单元的隐层神经元数量。根据深度学习机制，采用输入样例训练第一层 RBM 单元，并利用其输出训练第二层 RBM 模型，将 RBM 模型进行堆栈通过增加层来改善模型性能。在无监督预训练过程中，DBN 编码输入到顶层 RBM 后解码顶层的状态到最底层的单元实现输入的重构（图 9 - 11）。

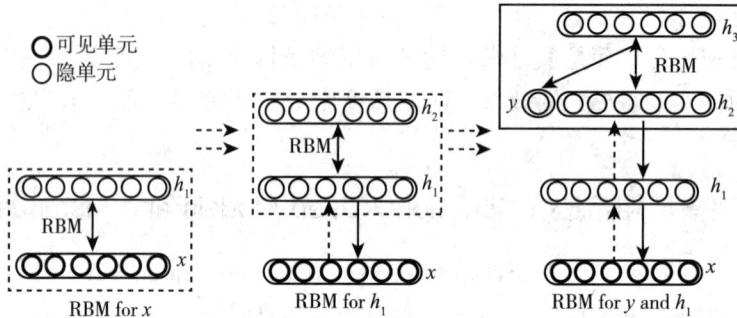

图 9 - 11　DBN 的生成过程

（三）堆栈自编码网络模型（Stack Self Coding Network Model）

堆栈自编码网络的结构与 DBN 类似，由若干结构单元堆栈组成，不同之处在于其结构单元为自编码模型（auto - encoder）而不是 RBM。

自编码模型是一个两层的神经网络，第一层称为编码层，第二层称为解码层。

堆栈自编码网络的结构单元除了上述的自编码模型之外，还可以使用自编码模型的一些变形，如降噪自编码模型和收缩自编码模型等。

三、深度学习框架（Deep Learning Framework）

当前深度学习在各个领域大放异彩，深度学习的框架也如雨后春笋般地涌现。不同的设计思想、不同的实现语言、不同的使用范围、不同的擅长领域以及是否是多卡、是否是分布式，成为这些框架各自的特性。如谷歌的 tensorflow，Nervana 的 Neon，IBM 的 SystemML，Apache 的 singa，微软的 CNTK，facebook 的 torchnet，还有 caffe，torch，mxnet，theano，以及 theano 的衍生 Keras，Blocks，和 Lasagna。

那什么是什么深度学习框架呢？作一个简单的比喻，一套深度学习框架就是这个品牌的一套积木，各个组件就是某个模型或算法的一部分，可以自己设计如何使用积木去堆砌符合数据集的积木。

深度学习框架的出现降低了入门的门槛，你不需要从复杂的神经网络开始编代码，你可以依据需要，使用已有的模型，模型的参数由你自己选择。

下面我们重点介绍几个常用的学系框架。

（一）Caffe

Caffe 框架于 2014 年提出，有较高的使用性。尤其是它的网络结构使用文本形式进行编辑，不需要对具体代码有非常深刻的了解，便可以构建自己的网络模型，也可以对目前前沿的网络模型进行分析和改进。Caffe 框架也同样使用了 GPU 并行计算的技术，配合 CUDA 能够进行高效的运算。在 CPU 和 GPU 之间切换只需要在配置文档中更改一条语句即可。Catfe 框架为使用者提供了多个卷积神经网络的模型如 LeNet－5、AlexNet 等，以及一些示例，使用者可以对这些模型直接进行分析，并不需要自己构造模型。同样对于基本的数据集，如 CIFAR－10 数据集都有多个训练配置文档，有快速训练模型和完整训练模型。

　　Caffe 深度学习框架用于两种语言的接口分别是 Python 和 Matlab，目前的许多深度学习领域最前沿的研究成果都是使用 Caffe 的接口进行应用和分析。Caffe 的官方网站上也提供了使用 Python 如何查看每一层特征提取的结果。

　　Caffe 深度学习框架是一个完全开源的框架，对于非商业用途如深度学习研究人员提供免费的代码，同样在 GitHub 上有专门的 Caffe 深度学习论坛，可供研究人员对 Caffe 的改进、应用等提供讨论。

　　Caffe 提供了深度构架的接口。代码由纯净高效的 C++ 语言编写，使用了 GPU 计算的 CUDA，代码几乎完整，能够很好的支持 Python/Numpy 和 Matlab。Caffe 坚持软件工程的最优方法，提供了正确、严格的实验单元测试以及快速的开发速率。也能很好的适用于科研，它具有精细的模块化编码和纯净独立的网络定义（经常是深度学习研究中的新部分）在实际应用中实现。

　　在 Caffe 中，多媒体科学家和开发者参照工具包之外的模型编写，开发出了尖端深度学习算法扩展工具包。快速 CUDA 编码和 GPU 计算能够很好的适用于产业化的需求，并且仅仅在一个 K40 或者 Titan GPU 上能够每天处理超过 4 千万张图片。同样的模型可以不同的硬件上使用 CPU 或 GPU 模式，在不同的平台间无接缝转换进一步发展和部署，Caffe 甚至可以在云上运行。

　　Caffe 深度学习框架的特性：Caffe 提供了一个用于训练、测试、微调和开发模型的完整工具包，而且它拥有完善文档的例子用于这些工作。同样的，它也是一个对于研究人员和其他开发者进入尖端机器学习的理想起点，这使得它在短时间内就能用于产业开发。

（二）TensorFlow

　　TensorFlow 是一个理想的 RNN（递归神经网络）API 和实现，TensorFlow 使用了向量运算的符号图方法，使得新网络的指定变得相当容易，但 TensorFlow 并不支持双向 RNN 和 3D 卷积，同时公共版本的图定义也不支持循环和条件控制，这使得 RNN 的实现并不理想，因为必须要使用 Python 循环且无法进行图编译优化。

　　TensorFlow 是一个采用数据流图，用于数值计算的开源软件库。它通过构建有向图来描述所要执行的操作，可以灵活的使用设备中的 CPU 或者 GPU 展开计算。TensorFlow 提供了构建神经网络的接口，因此便于构建 BP 神经网络，简化编程任务。与传统平台构建的识别模型相比，提高了效率。

　　TensorFlow 使用灵活，无论是个人 PC 还是大规模 GPU 计算集群，TensorFlow 都能够灵活的在这些平台运行，使用 TensorFlow 表示的计算也可以在这些平台上方便地移植。目前，TensorFlow 已经被应用于机器学习系统，以及和计算机科学相关的领域，例如计算机视觉、语言识别、信息检索、机器人、地理信息抽取、自然语言理解和计算药物发现等。TensorFlow 灵活的特性也可以用来表示很多的算法，比如推断算法和深度神经网络的训练等。

TensorFlow 采用数据流计算，其表达的数据流计算由一个有向图表示，这个图由一个节点集合组成。在一幅 TensorFlow 图中，每个节点有一个或者多个输入和零个或者多个输出，表示一种操作的实例化。图中的叶子节点通常为常量或者变量，非叶子结点为一种操作，箭头代表的是张量（常量、变量以及节点计算出的结果均可视为张量）的流动方向。

（三）Theano

Theano 在 2008 年诞生于蒙特利尔理工学院，Theano 派生出了大量深度学习 Python 软件包，最著名的包括 Blocks 和 Keras。Theano 支持大部分先进的网络，现在的很多研究想法都来源于 Theano，它引领了符号图在编程网络中使用的趋势。Theano 的符号 API 支持循环控制，让 RNN 的实现更加容易且高效。

Theano 是一个 Python 库，用来定义、优化和高效地解决多维数组数据对应数学表达式的模拟估计问题。

（四）Torch

Torch 诞生已经有十年之久，但是真正起势得益于 Facebook 开源了大量 Torch 的深度学习模块和扩展。Torch 对卷积网络的支持非常好。在 TensorFlow 和 Theano 中时域卷积可以通过 conv2d 来实现，但这样做有点取巧；Torch 通过时域卷积的本地接口使得它的使用非常直观。Torch 通过很多非官方的扩展支持大量的 RNN，同时网络的定义方法也有很多种。但 Torch 本质上是以图层的方式定义网络的，这种粗粒度的方式使得它对新图层类型的扩展缺乏足够的支持。与 Caffe 相比，在 Torch 中定义新图层非常容易，不需要使用 C++ 编程，图层和网络定义方式之间的区别最小。Torch 的灵活性介于 Caffe 和 Theano 之间。它替我们封装好了网络模块，同时又允许我们对模块进行扩展。

Torch 运行在 LuaJIT 上，与 C++、C# 以及 Java 等工业语言相比速度非常快，用户能够编写任意类型的计算，不需要担心性能，唯一的问题就是 Lua 并不是主流的语言。Torch 的模型运行需要 LuaJIT 的支持，虽然这样做对性能的影响并不大，但却对集成造成了很大的障碍，使得它的吸引力不如 Caffe/CNTK/TensorFlow 等直接支持 C++ 的框架。

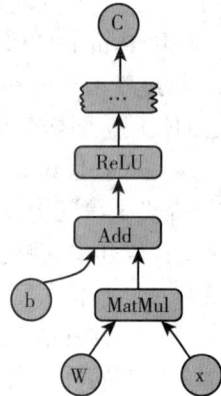

图 9-12　TensorFlow 计算图

第四节　深度学习应用实例

Section 4　Examples of Deep Learning Applications

深度学习虽然是一门前言的科学技术，但是它在很多领域已投入实际使用并发挥了积极作用。本节我们将结合阿尔法围棋以及深度学习在医疗卫生领域的应用介绍深度学习具体作用。

一、阿尔法围棋（AlphaGo）

阿尔法围棋（AlphaGo）是一款围棋基于深度学习的人工智能程序，由谷歌（Google）旗下 DeepMind 公司的戴密斯·哈萨比斯、大卫·席尔瓦、黄士杰和与他们的团队开发。这个程序在 2016 年 3 月与围棋世界冠军、职业九段选手李世石进行人机大战，并以 4:1 的总比分获胜。不少职业围棋手认为，阿尔法围棋的棋力已经达到甚至超过围棋职业九段水平，在世界职业围棋排名中，其等级分曾经超过排名人类第一的棋手柯洁。

（一）AlphaGo 的主要机制（The Main Mechanism of AlphaGo）

在架构上，AlphaGo 可以说是拥有两个大脑，两个神经网络结构几乎相同的两个独立网络：策略网络与评价网络（图 9-13），这两个网络基本上是个 13 层的卷积神经网络所构成，卷积核大小为 5*5，所以基本上与存取固定长宽像素的图像识别神经网络一样，只不过我们将矩阵的输入值换成了棋盘上各个坐标点的落子状况。

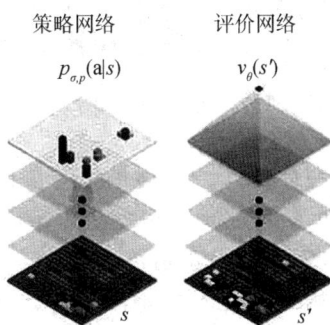

策略网络　　　评价网络

$p_{\sigma,\rho}(a|s)$　　　$v_\theta(s')$

s　　　s'

图 9-13　策略网络与评价网络

第一个大脑（策略网络）基本上就是一个单纯的监督式学习，用来判断对手最可能的落子位置。他的做法是大量的输入这个世界上职业棋手的棋谱，用来预测对手最有可能的落子位置。在这个网络中，完全不用去思考"赢"这件事，只需要能够预测对手的落子即可。目前 AlphaGo 预测对手落子位置的正确率是 57%。我们可能认为 AlphaGo 的弱点是否应该就在策略网络，一方面是预测准确率不高，再者是如果下了之前他没看过的棋局是不是就有机会可以赢过他。可惜并不是，因为 AlphaGo 的策略网络有做了两个层面增强，第一个层面是利用了名为增强策略网络 [reinforced-learning（RL）policy network] 的技术，他先使用部分样本训练出一个基础版本的策略网络，以及使用完整样本建立出来的进阶版策略网络，然后让两个网络对弈，后者进阶版策略网络等于是站在基础版前的"高手"，因此可以让基础网络可以快速的获得高手可能落子的位置数据，进而又产生一个增强版，这个增强版又变成原有进阶版的高手，以此循环修正，就可以不断的提升对于对手（高手）落子的预测。第二个层面则是现在的策略网络不再需要在 19*19 的方格中找出最可能落子位置，改良过的策略网络可以先透过卷积核排除掉一些区域不去进行计算，然后再根据剩余区域找出最可能位置，虽然这可能降低 AlphaGo 策略网络的威力，但是这种机制却能让 AlphaGo 计算速度提升 1000 倍以上。也正因为 Alpha Go 一直是根据整体局势来猜测对手的可能落子选择，也因此人类要的小心机像是刻意下几步希望扰乱计算机的落子位置，其实都是没有意义的（图9－14）。

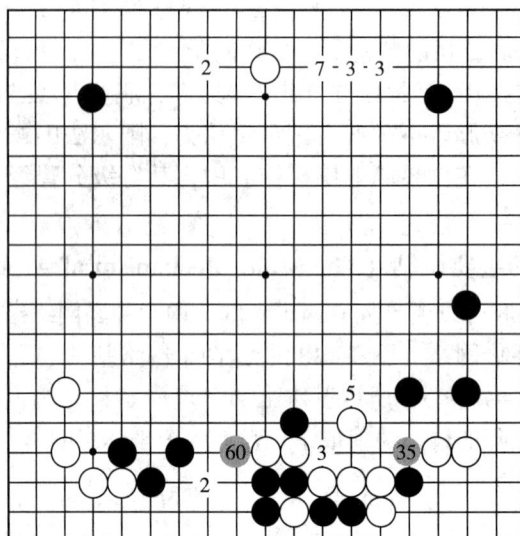

图9－14　策略网络

第二个大脑是评价网络。在评价网络中则是关注在目前局势的状况下，每个落子位置的最后胜率，而非是短期的攻城略地。也就是说策略网络是分类问题（对方会下在哪），评价网络是评估问题（我下在这的胜率是多少）。评价网络并不是一个精确解的评价机制，因为如果要算出精确解可能会耗费极大量的计算能力，因此它只是一个近似解的网络，而且透过卷积神经网络的方式来计算出卷积核范围的平均胜率（这个做法的目的主要是要将评价函数平滑化，同时避免过度学习的问题），最终答案他会留到最后的蒙利卡罗搜索树中解决。当然，这里提到的胜率会跟向下预测的步数会有关，向下预测的步数越多，计算就越庞大，AlphaGo目前有能力自己判断需要展开的预测步数。但是如何能确保过去的样本能够正确反映胜率，而且不受到对弈双方实力的事前判断（可能下在某处会赢不是因为下在这该赢，而是这个人比较厉害）。因此，这个部分它们是透过两台AlphaGo对弈的方式来解决，因为两台AlphaGo的实力可以当作是相同的，那么最后的输赢一定跟原来的两人实力无关，而是跟下的位置有关。也因此评价网络并不是透过这世界上已知的棋谱作为训练，因为人类对弈会受到双方实力的影响，透过两台对弈的方式，他在与欧洲棋王对弈时，所使用的训练组样本只有3000万个棋谱，但是在与李世石比赛时却已经增加到1亿。由于人类对弈动则数小时，但是AlphaGo间对弈可能就一秒完成数局，这种方式可以快速地累积出正确的评价样本。所以先前提到机器下围棋最大困难点评价机制的部分就是这样透过卷积神经网络来解决掉。

AlphaGo技术的最后环节就是蒙地卡罗搜索树，相较于以前深蓝所使用的搜索（搭配MinMax搜索算法以及Alpha－Beta修剪法），由于我们并非具有无限大的计算能力（如果是有限的排列组合，蒙地卡罗搜索树的确有可能针对所有组合进行通盘评估，但是在围棋的场景下是没有办法的，就算这样做，恐怕也会造成计算时间的大幅增加），因此不可能是适用于旧的方法，不过在前面策略网络以及评价网络中，AlphaGo 已经可以针对接下来的落子（包括对方）可能性缩小到一个可控的范围，接下来他就可以快速地运用蒙地卡罗搜索树来有限的组合中计算最佳解。

二、深度学习在医疗卫生领域的应用（Application of Deep Learning in Medical and Health Field）

目前深度学习方法在生物医学研究领域中得到越来越广泛的应用。近年已有许多研究团队尝试将深度学习方法应用在生物医学数据分析处理中，为进一步的研究工作提供了重要的指引。下面分别从疾病诊断、生物数据和药物设计三个方面，简要介绍近年来深度学习应用方面的研究进展。

（一）疾病诊断（Disease Diagnosis）

疾病诊断是深度学习在医学上的主要应用之一。它基于患者的疾病相关数据，通过深度学习模型预测异常病变或发病风险，进行疾病的辅助诊断。自动化的疾病辅助诊断能更快地处理数据，能为医师提供参考，且其判断不易受到主观因素的干扰，在减轻医师工作负担的同时提升效率和诊断准确率。自动疾病诊断包括疾病诊断、疾病分类和疾病分级等方面。2011 年，宾夕法尼亚大学 Wulsin 等使用 DBN 对脑电波波形图建模，进行人类脑部异常检测，此方法比 SVM 拥有更快的速度，从而具有更好的实时性。2014 年，Chakdar 等使用 DBN 进行基于子宫抹片检查的低级别鳞状上皮内病变（LGSIL）诊断，该方法能从抹片图像中自动提取特征进行疾病诊断。

2015 年，新加坡 Gao 等结合使用 CNN 和递归神经网络（recursive NN），基于眼部检查图像对核性白内障进行严重程度分级，深度学习方法打破了该领域之前的记录。2014 年，约翰霍普金斯大学的 Yang 等采用 SAE 模型对脑部核磁共振图像建模，进行小脑运动失调症的分类，其分类准确率可达 97%。

（二）生物数据分析中的深度学习应用（Application of Deep Learning in Biological Data Analysis）

相比医学问题，生物学中问题模型复杂，数据量更庞大。目前，深度学习技术主要被用在蛋白质结构预测、测序数据处理和表达谱数据处理三个方面。深度学习在生物数据分析中的优秀表现为探究生物序列和分子结构与疾病的关系提供了新技术。

（三）深度学习与药物设计（Depth Study and Drug Design）

深度学习算法是一种非常适合于大数据分析的机器学习算法，具有"抽象概念"处理能力。使用深度学习算法，有望改进以往药物设计与药物信息中已建立的多种机器学习模型；在药物小分子结构信息处理上，由于化学分子数量多、结构复杂，使用传统的算法处理信息时能力常有不足，而使用深度学习等算法有望改变这一局面，促进化学信息学的发展。另外，大数据分析方法对于组学和系统生物学等复杂数据具有较强的分析能力，有望促进基于系统的药物设计和药物信息研究的发展，如药物靶标鉴定和关键靶标的选择和组合等。以中药信息研究为例，中药的药理学和毒理学研究的是一个复杂问题，包括中药的复方、药材、分子成分和含量、分子代谢、中药分子和靶标之间的复杂的相互作用等，以上因素之间存在多重关联关系，这些复杂的动态和非线性特征提示深度学习等大数据分析方法可应用于上述领域。

思考题

1. 人工智能、机器学习、深度学习之间有何关系?
2. 浅层学习和深度学习之间有何异同点? 它们的优劣势各体现在哪些方面?
3. 深度学习常用的模型有哪些? 各有何特点?
4. 什么是深度学习框架? 有何作用? 常用的框架有哪些?
5. 深度学习可以应用于哪些领域? 给这些领域带来了哪些改变?

参考文献

［1］ 董秀珍，俞梦孙．生物医学工程学概论．北京：科学出版社，2013.

［2］ 谢德明．生物医学工程学进展．北京：科学出版社，2015.

［3］ F. S. Ligler, and C. A. R. Taitt, Optical biosensors：present and future （Gulf Professional Publishing, 2002）.

［4］ 张阳德．纳米生物材料学．北京：化学工业出版社，2005.

［5］ 刘欣，李刚．现代医学成像技术．北京：电子工业出版社，2013.

［6］ 胡新珉．医学物理学．北京：人民卫生出版社，2008.

［7］ 唐孝威，陈宜张，胡汛，孙达．分子影像学导论．杭州：浙江大学出版社，2005.

［8］ Givan AL. Flow Cytometry：First Principles. New York，NY：Wiley – Liss；2001 （ISBN 0 – 471 – 38224 – 8）.